住院医师规范化培训精品案例教材

总主审：王成增　　总主编：姜　勇

心血管内科

本册主编　董建增　张金盈　刘刚琼

U0247125

郑州大学出版社

图书在版编目(CIP)数据

心血管内科 / 董建增, 张金盈, 刘刚琼主编. -- 郑州 : 郑州大学出版社, 2024.3
住院医师规范化培训精品案例教材 / 姜勇总主编
ISBN 978-7-5773-0274-4

Ⅰ. ①心… Ⅱ. ①董…②张…③刘… Ⅲ. ①心脏血管疾病 - 诊疗 - 职业培训 - 教材 Ⅳ. ①R54

中国国家版本馆 CIP 数据核字(2024)第 070312 号

心血管内科

XINXUEGUAN NEIKE

项目负责人	孙保营 李海涛		封面设计	苏永生
策划编辑	陈文静		版式设计	苏永生
责任编辑	陈文静		责任监制	李瑞卿
责任校对	陈思 姜春霞			

出版发行	郑州大学出版社		地址	郑州市大学路40号(450052)
出版人	孙保营		网址	http://www.zzup.cn
经销	全国新华书店		发行电话	0371-66966070
印刷	河南文华印务有限公司			
开本	850 mm×1 168 mm 1 / 16			
印张	14.75		字数	429 千字
版次	2024 年 3 月第 1 版		印次	2024 年 3 月第 1 次印刷

书号	ISBN 978-7-5773-0274-4		定价	60.00 元

编委会名单

作者名单

主　　编　董建增　张金盈　刘刚琼

副 主 编　程冠昌　高传玉　简立国　李志娟　袁义强　赵国安

编　　委　（以姓氏笔画为序）

上官佳红（郑州大学第一附属医院）　　　　张文静（郑州大学第一附属医院）

户富栋（郑州大学第一附属医院）　　　　张欣欣（郑州大学第一附属医院）

厉　菁（郑州市第七人民医院）　　　　　张金盈（郑州大学第一附属医院）

吕凤华（新乡医学院第一附属医院）　　　陈　熙（郑州大学第一附属医院）

朱晓丹（郑州大学第一附属医院）　　　　陈志刚（新乡医学院第一附属医院）

刘　威（河南科技大学第一附属医院）　　陈莹恩（新乡医学院第一附属医院）

刘士超（郑州大学第二附属医院）　　　　郑　璐（郑州大学第一附属医院）

刘刚琼（郑州大学第一附属医院）　　　　赵国安（新乡医学院第一附属医院）

齐大屯（阜外华中心血管病医院）　　　　袁义强（郑州市第七人民医院）

杜彬彬（郑州大学第一附属医院）　　　　高　路（郑州大学第一附属医院）

李志娟（河南科技大学第一附属医院）　　高传玉（阜外华中心血管病医院）

李彦明（河南大学淮河医院）　　　　　　黄　琼（河南省胸科医院）

杨　帆（郑州大学第一附属医院）　　　　黄　镇（郑州大学第一附属医院）

杨　威（阜外华中心血管病医院）　　　　梁　翠（郑州大学第一附属医院）

肖莉丽（郑州大学第一附属医院）　　　　董建增（郑州大学第一附属医院）

何　飞（郑州大学第一附属医院）　　　　程冠昌（河南大学淮河医院）

何瑞利（河南大学淮河医院）　　　　　　简立国（郑州大学第二附属医院）

张　娟（郑州大学第二附属医院）

编写秘书　上官佳红　朱晓丹

前　言

　　住院医师规范化培训是深化医疗体制改革和医学教育改革的重大举措，是医学毕业生成长为合格临床医师的必经之路。住院医师规范化培训的目标是为各级医疗机构培养具有良好职业道德、扎实医学理论知识和临床技能，能独立、规范地承担本专业常见多发疾病诊疗工作的临床医师。住院医师需要在上级医师的指导下，学习本专业和相关专业常见病和多发病的病因、发病机制、临床表现、诊断与鉴别诊断、处理方法和临床路径，危重病症的识别与紧急处理技能，基本药物和常用药物的合理使用。

　　内科学是一门涉及面广、整体性强的临床医学，它与临床各科关系密切，更是临床各科的基础。内科专业规范化培训的目标为：培养临床医师，使其具有良好的职业道德和人际沟通能力，能够掌握正确的临床工作方法，准确采集病史，规范体格检查，正确书写病历；掌握内科常见疾病的诊疗常规和临床路径；基本掌握门、急诊常见疾病的诊断和处理；熟悉各轮转科室诊疗常规（包括诊疗技术）。其中心血管内科疾病起病急骤、进展迅速、病势凶险，自觉症状多样且明显，常导致患者不良心理反应，这就要求心血管内科医生需要具有良好的职业素养、扎实的医学功底、敏锐的观察力以及优良的心理承受能力。

　　《心血管内科》为"住院医师规范化培训精品案例教材"丛书的分册。本册教材在郑州大学第一附属医院各级领导的关心和指导下，按照《住院医师规范化培训内容与标准（2022年版）》的要求，由多位具有丰富临床教学经验的知名心血管病专家共同撰写。近年来，心血管内科发展迅速，特别是在药物治疗、干预、临床新技术应用等方面都取得了巨大的突破，提高了心血管疾病的治愈率。本书的编写以临床需求为导向，以临床经典案例为引导，以心血管内科专业的临床医学知识和技能为重点，按照临床收治患者的流程，从问诊要点、体格检查、辅助检查、诊断、鉴别诊断、治疗方案的制订、疗效观察、病情沟通要点等方面进行临床思维引导，结合病例的特点，紧扣临床指南、专家共识等对病例进行总结并提出问题、开展讨论，对知识点进行整理、回顾、强调与扩展，重点突出、内容翔实，旨在使规范化培训学员能够具备独立、规范地承担心内科常见病、多发病诊疗工作的能力。

　　因编写时间仓促，书中可能有不妥或疏漏之处，恳请同行专家、使用本教材的读者多提宝贵意见。

编者

2023 年 10 月

目 录

慢性心力衰竭(缺血性心肌病)

一、病历资料

(一)门诊接诊

1. 主诉　活动后胸闷、气短 5 年,加重 7 d。

2. 问诊重点　胸闷、气短为呼吸系统、心血管系统常见症状,66 岁男性患者存在活动后胸闷、气短,说明已存在劳力性呼吸困难、运动受限情况,问诊时应注意询问运动受限情况,例如可以爬几层楼,走平路可以走多少米,日常活动以及生活自理情况,既往有无端坐呼吸、夜间阵发性呼吸困难,其他伴随症状特点、疾病演变过程、诊治经过、治疗效果等。

3. 问诊内容

(1)诱发因素:有无感冒、受凉、劳累等诱发因素。

(2)主要症状:胸闷、气短常见于呼吸系统、循环系统慢性疾病,如慢性支气管炎、慢性心力衰竭等。心源性胸闷多为劳累后的胸闷,呼吸困难或夜间阵发性呼吸困难,患者可以从睡眠中憋醒,见于心脏病患者出现心力衰竭、肺淤血等情况。呼吸系统胸闷季节相关性明显,伴有咳嗽、咳痰,夜间阵发性呼吸困难较心力衰竭少见,改变体位,坐起后症状改善不明显。患者病程 5 年,疾病的演变过程,本次病情加重的诱因,有无受凉、过度劳累,伴随症状,同时该患者气短是否与体位有关等。

(3)伴随症状:有无心悸、出汗、恶心、濒死感、心前区压榨憋闷感。有无咳嗽、咳痰,如有则需了解痰液性质:黄痰考虑呼吸系统感染可能性大;咳白色浆液性泡沫痰,偶见痰中带血丝,夜间咳嗽多,坐起后减轻,则考虑心力衰竭;肺部感染诱发的慢性心力衰竭加重,上述两种情况均可存在;咳粉红色泡沫痰,则提示急性左心衰竭发作。有无体重增加,短期内体重明显增加、尿量减少,提示存在液体潴留,心力衰竭可能性大。

(4)诊治经过:是否用药,用何种药、具体剂量、效果如何,以利于迅速选择药物。

(5)既往史:既往有无心血管疾病。如有冠心病,心肌细胞缺血缺氧是慢性心力衰竭发生的主要病因,当出现心功能不全时,可出现胸闷、气短;如有高血压病史,长期血压控制不佳,过重的心脏后负荷导致心功能不全出现胸闷、气短;如有心脏瓣膜病,长期的心脏前、后负荷增加导致心功能不全出现胸闷、气短;如既往曾有心肌病病史,心肌纤维化及心肌损害引起心功能不全出现胸闷、气短。还有一些不常见的疾病,如甲状腺功能亢进症、肿瘤化学药物治疗(简称化疗)中曾用过心脏毒性药物(如柔红霉素)等。是否有慢性呼吸系统疾病,如慢性阻塞性肺疾病(简称慢阻肺,clinic objective primary disease,COPD)等。

(6)个人史:有无疫区、疫水接触史。有无工业毒物、粉尘及放射性物质接触史。有无吸烟、饮酒史。

(7)家族史:如原发性高血压、肥厚型心肌病等有家族遗传倾向。

问诊结果

66 岁男性,5 年前开始出现活动后胸闷、气短,活动耐力逐渐下降,无心悸、胸痛、大汗,有夜间阵发性呼吸困难,多次就诊于当地医院,给予抗血小板、稳定斑块、降压、强心、利尿、扩血管等治疗好转后出院,平素服用阿司匹林肠溶片、阿托伐他汀、呋塞米、螺内酯、美托洛尔、依那普利等药物。7 d 前受凉后,胸闷、气短明显加重,夜间需高枕卧位,伴咳嗽、咳黄色黏痰,就诊于当地诊所,给予输液治疗(具体用药不详),咳嗽、咳痰稍减轻,胸闷症状无明显好转,为求进一步治疗来诊。既往高血压病史 10 年,长期不规律口服"硝苯地平缓释片 10 mg bid",自述未规律监测血压;2 型糖尿病 5 年,规律口服"二甲双胍 1 g bid",自述血糖控制可;无结核、肝炎、慢性肾脏病等。抽烟 30 年,平均 20 支/d,已戒烟 3 年,无饮酒嗜好。

4. 思维引导　老年男性,活动后胸闷、气短 5 年,7 d 前受凉后症状明显加重伴咳嗽、咳痰。该患者有高血压、2 型糖尿病、长期抽烟史,均为冠心病危险因素。患者近 5 年于活动后胸闷、气短反复发作,活动耐量逐渐下降,有夜间阵发性呼吸困难,曾多次住院,院外长期口服抗血小板、稳定斑块、利尿、降压、抑制心肌重塑药物。7 d 前受凉后,出现胸闷、气短加重伴咳嗽、咳黄痰,曾输液治疗,咳嗽、咳痰稍好转,胸闷症状无明显减轻,出现夜间不能平卧,下肢水肿,食欲减退,尿少,为求进一步治疗来诊。慢性心力衰竭患者,因受凉后呼吸系统感染导致心力衰竭加重,查体重点为胸部和心脏,查明胸廓是否正常,呼吸音强弱,是否闻及干、湿啰音,注意心尖搏动位置、心脏大小、心律、心率、心脏杂音、有无心包摩擦音等。应注意肺部影像学、心脏彩超、血液生化等相关检查,协助诊断。

(二)体格检查

1. 重点检查内容及目的　肺部感染诱发慢性心力衰竭急性加重可能性较大,应注意肺部、心脏体格检查。肺部视诊有无胸廓畸形,叩诊有无中下肺浊音,如有考虑存在胸腔积液可能;肺部听诊是否有呼吸音减弱,干、湿啰音,干啰音提示有气道痉挛,湿啰音多为肺底湿啰音,特别是单侧卧位时,卧位侧肺部湿啰音明显增多,提示心力衰竭;若双肺闻及大量湿啰音,急性肺水肿的可能性大;心脏查体首先观察心尖搏动,如心尖搏动在正常位置外侧,有抬举感,提示心脏增大;各瓣膜听诊区是否有杂音,收缩期、舒张期或者双期杂音,杂音性质、响度,如有则需区别是原发性心脏瓣膜病导致心力衰竭,还是心脏增大导致瓣膜相对关闭不全;是否有舒张期奔马律,如有常提示存在心力衰竭;有无交替脉,即脉搏一强一弱,如有常提示存在心力衰竭。

体格检查结果

T 36.5 ℃,P 102 次/min,R 22 次/min,BP 92/70 mmHg

一般情况尚可,发育正常,营养中等,偏瘦体型,表情疲惫,神志清楚,精神差。强迫高枕卧位,查体合作。气管居中。甲状腺未触及肿大,未闻及血管杂音。胸廓双侧对称,胸壁未见静脉曲张,胸骨无叩击痛。双侧肋间隙正常,双侧呼吸运动对称,节律规整,未触及胸膜摩擦感。双肺呼吸音粗,双下肺可闻及湿啰音,无胸膜摩擦音。心界大,心尖搏动在锁骨中线外 0.5 cm,心率 102 次/min,律齐,心音低,可闻及奔马律。腹软,无压痛,肝、脾肋下未触及,移动性浊音阴性。双下肢轻度凹陷性水肿,无杵状指(趾)。余查体正常。

2. 思维引导　经上述检查有肺部湿啰音,心脏增大,舒张期奔马律及交替脉,提示心力衰竭;下肢水肿的患者不排除低蛋白血症、肾功能不全所致,进一步行实验室检查[脑钠肽(BNP)、氮基末端脑钠肽前体(NT-proBNP)、肝功能及肾功能检查等]及影像学检查,明确诊断。

(三)辅助检查

1. 主要内容及目的

(1)血常规、C反应蛋白(C-reactive protein,CRP)、超敏C反应蛋白(hypersensitive C-reactive protein,hs-CRP):进一步证实感染性疾病可能。

(2)电解质:长期口服利尿剂患者,有无电解质紊乱。

(3)肝肾功能:是否有肝肾功能损害。

(4)脑利钠肽:BNP/NT-proBNP可以帮助判断病情、评估治疗效果及预后。

(5)动脉血气分析明确是否有呼吸衰竭、酸碱平衡紊乱及肺栓塞可能。

(6)心电图:明确有无心肌缺血、心脏肥大、心律失常情况及类型。

(7)心脏超声:了解心脏大小及心脏内部结构,心肌、瓣膜、心包、各个心腔大小、心功能情况,判断病情严重程度及预后情况。

(8)胸部影像学:明确有无肺部感染、慢性肺淤血、急性肺水肿等。

(9)痰细菌培养及药敏试验:以针对敏感菌调整药物。

辅助检查结果

(1)血常规:白细胞$5.2×10^9$/L,中性粒细胞百分比80.0%,淋巴细胞百分比12.3%,单核细胞百分比5.8%,血红蛋白113 g/L,血小板$132×10^9$/L。

(2)CRP:51.2 mg/L。

(3)肝肾功能、心肌酶:未见明显异常。丙氨酸转氨酶40 U/L,天冬氨酸转氨酶23 U/L,总蛋白67.1 g/L,白蛋白39 g/L,尿素氮(BUN)7.25 mmol/L,肌酐(Cr)96.5 μmol/L。

(4)电解质:钾4.17 mmol/L,钠130 mmol/L,钙2.22 mmol/L,氯94 mmol/L。

(5)动脉血气分析:pH 7.37,$PaCO_2$ 40.4 mmHg,PaO_2 83 mmHg。

(6)NT-proBNP:10 300 ng/L。

(7)尿、粪常规:均正常。

(8)心电图:窦性心律,偶发室性期前收缩,ST-T改变。

(9)心脏超声:射血分数(EF)23%,左心室收缩功能异常(重度减低),二尖瓣、三尖瓣关闭不全(轻度),心动过速。

(10)胸部正位:心脏增大,两肺炎性病变。

(11)痰细菌培养及药敏试验:正常菌群生长。

---

2. 思维引导　根据该患者间断胸闷、气短5年,加重7 d,经血常规、心脏彩超及胸片检查支持心力衰竭诊断。患者痰细菌培养及药敏试验未见致病菌生长,可能与留取标本不规范或者院外可能已应用抗生素有关,应经验性应用抗菌药物控制肺部感染,避免病情加重,规范留取深部痰液标本,必要时可重复留取,提高检出率,指导抗生素应用。

二、治疗经过

(一)初步诊疗

(1)完善相关检查,包括凝血功能、术前快检四项、糖化血红蛋白等。

(2)持续心电监护、吸氧(3 L/min)。

（3）服用阿司匹林 100 mg qn,阿托伐他汀 20 mg qn,螺内酯 20 mg qd,呋塞米 40 mg qd,美托洛尔缓释片 23.75 mg qd,达格列净 10 mg qd。

（4）静脉应用硝酸异山梨酯注射液、去乙酰毛花苷、托拉塞米、头孢他啶。

（5）皮下注射门冬胰岛素。

治疗效果

（1）一般情况:治疗 4 d,患者仍有胸闷症状,夜间高枕卧位,睡眠差。饮食较差,小便可,大便干结。每日入水量平均 1 600 mL,每日出水量平均 1 900 mL,体重较入院时减轻约 1.1 kg。

（2）查体:心室率 89 次/min,血压 90/65 mmHg,双肺底少量湿啰音,湿啰音较前减少,余心肺、腹部查体较前未见明显变化,下肢无水肿。

（3）辅助检查:①糖化血红蛋白 6.27%;②hs-CRP 31.81 mg/L;③凝血酶原时间(PT) 13.5 s,国际标准化比值(INR) 1.21,活化部分凝血活酶时间(APTT) 39.4 s,纤维蛋白原(Fib) 514.5 mg/dL,D-二聚体 1.1 μg/mL,甲状腺功能三项未见异常;④复查 NT-proBNP 8 800 ng/L。

（4）进一步治疗:给予吸氧、扩血管、强心、利尿、抗感染对症治疗,患者咳嗽、咳痰症状明显好转。

(二)病情变化

1. 病情变化的可能原因及应对　患者仍有胸闷,夜间需高枕卧位,睡眠差,有夜间阵发性呼吸困难。考虑重度心力衰竭患者,常规药物治疗效果差,建议强化利尿并联合其他改善心力衰竭药物治疗。

2. 思维引导　慢性心力衰竭是一组临床综合征,由于任何心脏结构或功能异常导致心室充盈或射血能力受损的一组复杂临床综合征。其主要临床表现为呼吸困难和乏力,以及液体潴留。该患者慢性心力衰竭,因肺部感染导致心力衰竭急性加重。目前治疗肺部感染控制可,心力衰竭改善不明显,考虑可能存在利尿剂抵抗,加用托伐普坦强化利尿,左西孟旦强心治疗,停用去乙酰毛花苷。患者症状较前明显改善,加用沙库巴曲缬沙坦。

检查结果

（1）动脉血气分析:pH 7.37,PaCO$_2$ 35 mmHg,PaO$_2$ 90 mmHg。

（2）血常规:白细胞 7.14×10^9/L,中性粒细胞百分比 71.3%,血红蛋白 120 g/L,血小板 150×10^9/L。

（3）CRP:5.9 mg/L。

（4）电解质:钾 4.2 mmol/L,钠 141 mmol/L,氯 106.1 mmol/L。

（5）NT-proBNP:1 840 ng/L。

（6）心脏彩超:EF 27%,左心室收缩功能减低,二尖瓣、三尖瓣关闭不全(轻度)。

三、思考与讨论

患者老年男性,活动后胸闷、气短 5 年,7 d 前受凉后症状明显加重伴咳嗽、咳痰,活动耐量逐渐下降,结合心脏彩超、NT-proBNP,支持慢性心力衰竭诊断,应与慢性阻塞性肺疾病相鉴别。导致慢性心力衰竭的病因有冠心病、高血压、心脏瓣膜病、心肌病等。该患者存在高血压及冠心病的危险因素,因此导致该患者出现慢性心力衰竭的病因为缺血性心肌病可能性较大,应在心力衰竭改善后,病情稳定时进行冠脉CT血管成像(CTA)及心脏磁共振检查,协助寻找导致心力衰竭的病因,对因治疗事半功倍。

导致慢性心力衰竭急性加重的诱发因素有感染、心律失常、剧烈运动或过度疲劳、精神刺激、气候骤变、电解质紊乱及酸碱平衡失调、心肌缺血严重、高血压、失血或贫血、入液量或摄盐过多、药物因素等。该患者受凉后病情加重,感染是导致慢性心力衰竭患者急性加重的最常见诱因,在应用改善心力衰竭药物基础上,及时应用控制感染药物,避免病情进一步加重。该患者在应用常规药物之后,心力衰竭症状改善不明显,NT-proBNP降幅较小,利尿剂加量后利尿效果仍差,尿量无明显增加,体重减轻不明显,考虑存在利尿剂抵抗可能。更换其他利尿药物增强利尿效果,加用钙增敏剂强心药物左西孟旦,也可应用重组人脑利钠肽改善心力衰竭症状。

四、练习题

1. 哪些指标提示慢性心力衰竭患者病情危重、预后差?

2. 心力衰竭治疗方式有哪些? 改善预后的药物有哪些?

3. 心脏移植是否是心力衰竭的终极法宝?

五、推荐阅读

[1]陈灏珠.实用心脏病学[M].5版.上海:上海科学技术出版社,2016.

[2]中华医学会心血管病学分会心力衰竭学组,中国医师协会心力衰竭专业委员会,中华心血管病杂志编辑委员会.中国心力衰竭诊断和治疗指南2018[J].中华心血管病杂志,2018,46(10):760-789.

(赵国安 陈莹恩)

案例 2 慢性心力衰竭(扩张型心肌病)

一、病历资料

(一)门诊接诊

1. **主诉** 间断呼吸困难 1 年,再发加重 1 月余。

2. **问诊重点** 呼吸系统和循环系统疾病是引起呼吸困难的主要原因。患者 41 岁,病史已有 1 年,问诊时应注意病程中,主要症状及伴随症状特点、疾病演变过程、诊治经过、治疗效果等。

3. **问诊内容**

(1)诱发因素:包括有无引起呼吸困难的基础病因和直接诱因,如心肺疾病、肾疾病、代谢性疾病病史和有无药物、毒物摄入史及头痛、意识障碍、颅脑外伤史。

(2)主要症状:呼吸困难发生得快与慢,询问起病是突然发生、缓慢发生、渐进发生或者有无明显的时间性。有无呼吸频率、节律、深浅度、类型以及呼出气味的改变。呼吸困难与活动、体位的关系,如左心衰竭引起的呼吸困难。①吸气性呼吸困难,多见于喉、气管、大支气管的炎症、水肿、痉挛、异物、肿瘤及喉上神经、喉返神经麻痹。②呼气性呼吸困难,多见于支气管哮喘、慢性支气管炎喘息型、慢性阻塞性肺气肿等。③混合性呼吸困难,常见于重症肺炎、大片肺不张、大面积肺梗死、大量胸腔积液或气胸、间质性肺病等。④心源性呼吸困难特点是活动时出现或加重,休息时减轻或缓解,仰卧时加重,坐位时减轻。⑤呼吸深长而规则,频率快或慢,常见于尿毒症、糖尿病酮症酸中毒等。⑥重症颅脑疾病时,呼吸深而慢,常伴有呼吸节律的异常;癔症患者呼吸困难表现为呼吸浅快,可达 60 ~ 100 次/min;神经症患者常诉胸部压抑感、气短,但仔细观察并无呼吸困难表现,偶尔在一次深长吸气之后伴叹息样呼气,叹息之后自觉症状减轻。

(3)伴随症状:①发作性呼吸困难伴哮鸣音见于支气管哮喘、心源性哮喘。②伴发热见于肺炎、肺结核、肺脓肿、胸膜炎、急性扁桃体周围脓肿及败血症等。③伴胸痛见于肺炎、胸膜炎、肺脓肿、干酪样肺炎、急性心包炎等。④伴咳嗽、咳脓痰见于慢性支气管炎、阻塞性肺气肿并发感染、化脓性肺炎、肺脓肿、支气管扩张并发感染等。⑤伴咳粉红色泡沫痰见于急性左心衰竭。⑥伴昏迷多见于:颅脑疾病,如脑出血、脑膜炎;感染性疾病,如休克性肺炎、肺性脑病;代谢性疾病,如糖尿病酮症酸中毒、尿毒症;中毒,如一氧化碳中毒、苯巴比妥中毒。

(4)诊治经过:是否用药,用何种药、具体剂量、效果如何,以利于迅速选择药物。

(5)既往史:是否有高血压病、冠心病、先天性心脏病、风湿性心脏病、糖尿病、支气管哮喘、支气管扩张症、慢性阻塞性肺疾病等疾病。

(6)个人史:长期生活于高原,易患高原性心脏病;暴露于某种粉尘环境易患某些职业病如硅沉着病;一些疾病与吸烟有很大关系,如慢性阻塞性肺疾病、肺癌、冠心病等;长期大量饮酒可导致酒精性心肌病。

(7)家族史:如马方综合征、肥厚型心肌病等有家族遗传倾向的疾病。

问诊结果

　　患者为 41 岁中年男性,1 年前无明显诱因出现呼吸困难,步行 50 m 及登 2 层楼即出现,活动后加重,休息时减轻,仰卧时加重,坐位时减轻,伴咳嗽、咳痰、腹胀及双下肢水肿,痰为少量白色黏痰,不伴痰中带血、胸痛、发热等,曾在当地医院住院治疗,完善相关检查,诊断为"心功能不全"并给予输液治疗(具体检查、诊断及治疗不详),呼吸困难症状减轻后出院。院外规律服用"螺内酯片、呋塞米、贝那普利片、匹伐他汀分散片、冠心静胶囊"等药物,症状控制尚可。1 个月前上述症状再发,登 1 层楼即出现呼吸困难,暂停上述药物,就诊于某医院,胸部 CT 示前上纵隔胸腺区域占位;胸部 CT 增强扫描检查示右肺中叶肺囊肿,纵隔淋巴结肿大;心影增大。给予对症治疗(具体治疗不详),症状无明显缓解。1 周前出现痰中带血,今为求进一步诊治来医院就诊,门诊以"①呼吸困难查因;②前纵隔占位性质待查"收入院。起病以来,神志清醒,精神、食欲、睡眠欠佳,大小便正常,体重无明显下降。

　　既往史:有高血压病史 2 年余,最高血压 160/90 mmHg,平素口服"贝那普利片 1/4 片 qd",自诉血压控制可。无心脏疾病病史,无糖尿病、脑血管疾病病史,无肝炎、结核、疟疾等急、慢性传染病病史,预防接种随社会计划免疫进行,无手术、外伤及输血史,无食物、药物过敏史。

　　个人史:生于原籍,久居本地,无疫区、疫情、疫水接触史,无牧区、矿山、高氟区、低碘区居住史,无化学性物质、放射性物质、有毒物质接触史,无吸毒史,无吸烟、饮酒史,否认冶游史。

　　婚育史:已婚,20 岁结婚,爱人体健,夫妻关系和睦,有 2 子。

　　家族史:家族无类似疾病,无家族性遗传病史及传染病史。

　　4.思维引导　患者为 41 岁中年男性,1 年前无明显诱因出现呼吸困难,活动后及仰卧时加重,休息时及坐位时减轻,伴咳嗽、咳痰、腹胀及双下肢水肿,痰为少量白色黏痰,不伴痰中带血、胸痛、发热等,曾在当地医院诊断为"心功能不全"。外院胸部 CT 增强扫描检查示右肺中叶肺囊肿,纵隔淋巴结肿大;心影增大。结合既往病史,患者呼吸困难的原因考虑慢性心力衰竭可能性大,应注意与其他原因引起的呼吸困难相鉴别,具体如下。①吸气性呼吸困难:多见于喉、气管、大支气管的炎症、水肿、痉挛、异物、肿瘤及喉上神经、喉返神经麻痹。②呼气性呼吸困难:多见于支气管哮喘、慢性支气管炎喘息型、慢性阻塞性肺气肿等。③混合性呼吸困难:常见于重症肺炎、大片肺不张、大面积肺梗死、大量胸腔积液或气胸、间质性肺病等。

(二)体格检查

　　1.重点检查内容及目的　患者呼吸困难的原因考虑慢性心力衰竭可能性大。体格检查应注意肺部体征及心脏体征。如有无肺气肿体征,如桶状胸、肋间隙增宽、呼吸音减弱;肺是否有啰音,是湿啰音还是干啰音,哮鸣音提示有气道痉挛或阻塞,心力衰竭多为肺底湿啰音,若闻及局限性湿啰音,则考虑肺炎、肺结核、支气管扩张,若双肺闻及大量湿啰音,急性肺水肿的可能性大。心脏体征应注意有无心脏扩大的体征,如叩诊心脏浊音界扩大、心尖搏动移位;有无心率、心律、心音的异常,是否有震颤和心脏杂音,如果有提示心脏病的可能性大。此外,还应注意心脏以外的体征,如是否有眼睑、结膜及口唇苍白、发绀,是否有杵状指、周围血管征。

体格检查结果

T 36.4 ℃,P 82 次/min,R 23 次/min,BP 145/80 mmHg

发育正常,营养良好,神志清楚,自主体位,正常面容,查体合作。全身皮肤黏膜无黄染。结膜无充血、水肿、苍白。双侧瞳孔等大等圆,对光反射灵敏。口唇无苍白、发绀。颈动脉搏动正常。颈静脉充盈。肝颈静脉回流征阴性。甲状腺无肿大、压痛、震颤及血管杂音。胸廓对称,呼吸运动正常。肺部听诊可闻及干、湿啰音。心前区无隆起,心尖搏动向左下移位,叩诊心浊音界向左下扩大,听诊心率 83 次/min,律齐,各瓣膜听诊区未闻及杂音,无心包摩擦音。双下肢轻度凹陷性水肿。

---

2. 思维引导　经上述检查,可知患者呼吸频率偏快,血压偏高,心浊音界向左下扩大,双下肢轻度凹陷性水肿。进一步行实验室检查及影像学检查,明确诊断。

(三)辅助检查

1. 主要内容及目的

(1)血常规:排除贫血及感染性疾病。

(2)动脉血气分析:明确是否有呼吸衰竭,判断病情的严重程度。

(3)胸部 CT 平扫:明确是否有心脏扩大及肺部疾病。

(4)心电图及 24 h 动态心电图:明确是否有心肌缺血及心律失常。

(5)心脏彩超:心脏大小及心脏内部结构,排除其他心脏疾病。

(6)心肌酶、肌钙蛋白:明确是否有心肌损伤。

(7)NT-proBNP:明确是否有心力衰竭。

(8)肝功能、肾功能、电解质:评价是否有肝肾功能的损害、内环境紊乱。

(9)肿瘤标志物全套:排除肺部肿瘤。

(10)病毒全套:排除近期病毒性心肌炎。

辅助检查结果

(1)血常规:白细胞 $10.0×10^9$/L,中性粒细胞百分比 70.4%,淋巴细胞百分比 23.2%,红细胞 $4.64×10^{12}$/L,血红蛋白 140 g/L,血小板 $216×10^9$/L。

(2)动脉血气分析(未吸氧):pH 7.438,$PaCO_2$ 30.10 mmHg,PaO_2 103 mmHg。

(3)胸部 CT 平扫:①前纵隔病变,胸腺囊肿可能性大,请结合临床;②纵隔淋巴结肿大;③右肺中叶肺大疱;④心影增大;⑤双侧胸膜局限性增厚(图2-1)。

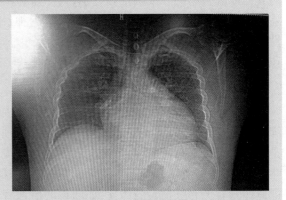

图 2-1　胸部后前位片

（4）心电图：窦性心律,部分导联 ST-T 改变(图 2-2)。

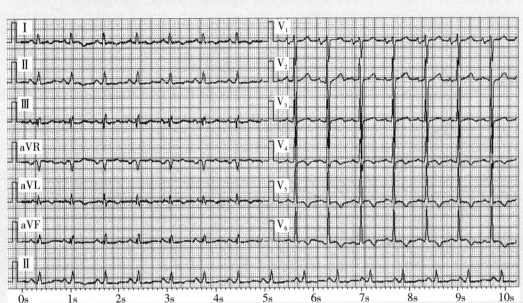

图 2-2　心电图

（5）24 h 动态心电图：①基础心率为窦性心律,全程总心率、平均心率及最低心率均高于正常；②偶发房性期前收缩；③偶发室性期前收缩；④持续性 ST-T 改变,未见明显异常的动态变化；⑤心率变异性显著低于正常范围。

（6）心脏彩超检查：左心室内径 63 mm,右心室内径 17 mm,左心房内径 43 mm,右心房内径 32 mm×45 mm,室间隔厚度 7.5 mm,左室后壁厚度 8.5 mm,升主动脉内径 32 mm,肺动脉压为 30 mmHg,EF 18%,各室壁搏动普遍减弱。扩张型心肌病样改变,二、三尖瓣中度关闭不全,左心增大,左心功能减低(收缩+舒张)。

（7）心肌酶、肌钙蛋白：肌酸激酶同功酶(creatine kinase MB,CK-MB) 3.40 μg/L,肌钙蛋白 I (cardiac troponin I,cTn I) <0.010 μg/L,均无异常。

（8）NT-proBNP：2 910 ng/L。

（9）血生化：肾功能、电解质均正常,肝功能示丙氨酸转氨酶 820 U/L、天冬氨酸转氨酶 944 U/L、谷氨酰转移酶 195 U/L、碱性磷酸酶 89 U/L、总蛋白 58.5 g/L、白蛋白 36.7 g/L、球蛋白21.8 g/L、总胆红素 7.00 μmol/L、结合胆红素 4.20 μmol/L、非结合胆红素 2.8 μmol/L。

（10）肿瘤标志物全套：均在正常范围。

（11）乙型肝炎病毒五项：乙型肝炎表面抗体弱阳性,其余四项均阴性。甲型肝炎病毒抗体 IgG 阳性,甲型肝炎病毒抗体 IgM 阴性。戊型肝炎病毒抗体 IgG、IgM 均阴性。自身免疫性肝病全套均阴性。

（12）病毒全套：均阴性。

2. 思维引导　患者为 41 岁中年男性,1 年前出现呼吸困难,活动后及仰卧时加重,休息时及坐位时减轻,既往有高血压病史 2 年余。体格检查见患者呼吸频率偏快,血压偏高,心浊音界向左下扩大,双下肢轻度凹陷性水肿。胸部 CT 增强扫描：心影增大。心脏彩超检查：扩张型心肌病样改变,左心增大,左心功能减低(收缩+舒张)。NT-proBNP 明显升高,支持患者扩张型心肌病、慢性心力衰竭的诊断。但其病因扩张型心肌病为排除性诊断,应排除冠心病等引起的心肌病变。同时患者胸部CT增强扫描显示前纵隔病变,胸腺囊肿可能性大,应明确病变性质。肝功能检查:丙氨酸转氨酶及天冬氨酸转氨酶明显升高,应明确肝功能损害的原因。

进一步辅助检查结果

(1)冠脉CTA:未见明显异常。

(2)心脏磁共振:左心增大并左心功能减低,伴室间隔肌壁间纤维化,考虑扩张型心肌病。

(3)病毒全套:阴性。

(4)肿瘤标志物全套:正常。

(5)肝炎病毒检查:乙型肝炎表面抗体弱阳性,其余四项均阴性;甲型肝炎病毒抗体IgG阳性,甲型肝炎病毒抗体IgM阴性;戊型肝炎病毒抗体IgG、IgM均阴性;自身免疫性肝病全套均阴性。

---

3. 思维引导   患者的心脏磁共振检查支持扩张型心肌病的诊断,冠脉CTA排除冠心病引起的缺血性心肌病,病毒全套均阴性排除近期病毒感染引起病毒性心肌炎的可能,既往无饮酒史排除酒精性心肌病的可能,支持患者扩张型心肌病、慢性心力衰竭的诊断。患者胸部CT增强扫描显示前纵隔病变,胸腺囊肿可能性大,肿瘤全套均正常,经呼吸内科会诊考虑为胸腺囊肿。患者乙型肝炎病毒五项乙型肝炎表面抗体弱阳性(±),甲型肝炎病毒抗体IgG阳性(+),甲型肝炎病毒抗体IgM阴性,戊型肝炎病毒抗体IgG、IgM均阴性,自身免疫性肝病全套均阴性,经消化内科会诊考虑肝功能损害原因为慢性心力衰竭导致肝淤血。

(四)初步诊断

分析上述病史、体格检查、实验室检查结果,支持以下诊断:①扩张型心肌病、慢性心力衰竭、心功能Ⅲ级;②高血压病2级,很高危;③胸腺囊肿;④心源性肝功能损害。

二、治疗经过

(一)初步治疗

(1)低流量持续吸氧(2 L/min)。

(2)硝普钠注射液12.5 mg加入250 mL 5%葡萄糖注射液中,q 8 h持续静脉滴注。

(3)呋塞米注射液:每日2次,每次40 mg静脉注射。

(4)谷胱甘肽注射液1.2 g加入100 mL 0.9%氯化钠注射液中,每日1次静脉滴注。

(5)螺内酯片:20 mg qd po。

(6)琥珀酸美托洛尔缓释片:11.875 mg qd po,逐渐增加剂量。

(7)沙库巴曲缬沙坦片:25 mg bid po,逐渐增加剂量。

(二)思维引导

因患者诊断心力衰竭,故予以低流量吸氧,硝普钠静脉滴注以减轻心脏前、后负荷,呋塞米静脉注射减轻心脏容量以缓解慢性心力衰竭症状,同时予谷胱甘肽静脉滴注保护肝功能。慢性心力衰竭的治疗除改善症状外,还要拮抗交感神经系统和肾素-血管紧张素-醛固酮系统以改善心室重塑,提高生存率,改善预后,需要应用琥珀酸美托洛尔缓释片、沙库巴曲缬沙坦片、螺内酯片长期口服。

治疗效果

（1）症状：呼吸困难、咳嗽、咳痰、腹胀及双下肢水肿明显减轻，无咯血。

（2）体格检查：T 36.4 ℃，P 70 次/min，R 18 次/min，BP 120/68 mmHg，神志清楚，肺部听诊未闻及干、湿啰音。听诊心率 70 次/min，律齐，各瓣膜听诊区未闻及杂音、心包摩擦音。双下肢无水肿。

（3）辅助检查：肝功能，丙氨酸转氨酶 92 U/L，其余各项正常。

三、思考与讨论

患者为 41 岁中年男性，1 年前无明显诱因出现呼吸困难，其特点为活动后及仰卧时加重，休息时及坐位时减轻，伴咳嗽、咳痰、腹胀及双下肢水肿等，既往有高血压病史 2 年余。体格检查见患者呼吸频率偏快，血压偏高，心浊音界向左下扩大，双下肢轻度凹陷性水肿。胸部 CT 示心影增大，心脏彩超检查示扩张型心肌病样改变，左心增大，左心功能减低（收缩+舒张），NT-proBNP 明显升高，支持患者扩张型心肌病、慢性心力衰竭的诊断。但其病因扩张型心肌病为排除性诊断，应排除冠心病等引起的心肌病变。患者的心脏磁共振检查支持扩张型心肌病的诊断，冠脉 CTA 排除冠心病引起的缺血性心肌病，病毒全套均阴性排除近期病毒感染引起病毒性心肌炎的可能，既往无饮酒史，排除酒精性心肌病的可能，支持患者扩张型心肌病、慢性心力衰竭的诊断。同时患者有肝功能损害，经查乙型肝炎病毒五项、甲型肝炎病毒抗体、戊型肝炎病毒抗体、自身免疫性肝病全套等均无明显异常，考虑肝功能损害原因为慢性心力衰竭导致肝脏淤血。

四、练习题

1. 慢性心力衰竭的症状、体征有哪些？
2. 慢性心力衰竭用哪些药物治疗？

五、推荐阅读

中华医学会心血管病学分会心力衰竭学组，中国医师协会心力衰竭专业委员会，中华心血管病杂志编辑委员会. 中国心力衰竭诊断和治疗指南 2018[J]. 中华心血管病杂志，2018，46（10）：760-789.

（董建增　何　飞）

案例 3 急性心力衰竭（高血压心脏病）

一、病历资料

（一）门诊接诊

1. 主诉 劳累性呼吸困难半年,加重伴咳嗽、咯血 1 周。

2. 问诊重点 进行性呼吸困难是急性心力衰竭[急性失代偿性心力衰竭(ADHF)、急性心力衰竭发作]最常见的症状,另外呼吸困难的机制和病因也非常多,特别伴有咳嗽、咯血,也符合呼吸系统疾病常见病如哮喘、支气管扩张、肺栓塞、肺结核、慢性阻塞性肺疾病的表现。首先需要确定符合心力衰竭导致呼吸困难有关特点,如劳累性呼吸困难、端坐呼吸、夜间阵发性呼吸困难及咳嗽。另外,咳嗽的发作时间、特点和咯血的性质也要重点询问。当然在问诊之前,快速视诊患者是否危重或濒危状态决定问诊的时机。

3. 问诊内容

(1)诱发因素:①合并急性心肌缺血或心肌梗死;②感染,特别是肺炎;③心律失常,特别是心房颤动;④高血压血压控制不佳;⑤饮食不合适(食盐过多或液体摄入过多);⑥自行停药或断药;⑦服用引起水钠潴留的药物(类固醇、非甾体抗炎药);⑧肺栓塞;⑨内分泌疾病;⑩其他急性心血管病(心内膜炎、心肌炎、主动脉夹层)。

(2)主要症状:呼吸困难需要考虑以下内容。①突发呼吸困难时活动量,爬楼梯的层数、走路的步数、症状与精力体力消耗的关系;②持续时间,数秒、数分、数小时,短于 10 s 往往不是真正的呼吸困难;③休息可否缓解,有无其他缓解方式;④吸气性呼吸困难伴有气管、喉头喘鸣提示上气道梗阻,可危及生命;⑤呼气性呼吸困难提示呼气时间延长,通常由于哮喘或慢性阻塞性肺疾病。

(3)伴随症状:与心力衰竭相关的其他非特异性症状,包括以下几个方面。①液体超负荷(水肿、夜尿、腹胀/食欲缺乏);②活动耐量异常(乏力、虚弱、精神不佳);③心脏异常表现(胸痛、心悸、直立性低血压的表现)。

(4)诊治经过、既往史、个人史和家族史:有助于了解病因、病因控制的状况、潜在的危险因素及对治疗方案的反应。

问诊结果

患者,男性,24 岁,应用电脑工作的办公室职员,入职 1 年即将转正,因呼吸困难就诊于呼吸内科门诊,后由呼吸内科专科医师建议至心血管内科门诊诊疗。以"劳累性呼吸困难半年,加重伴咳嗽、咯血 1 周"为主诉入院。入院半年前开始出现逐渐加重的劳力性气短和全身乏力,伴夜间心悸,无憋醒,当时上 3 层楼后症状比较明显。入院前 1 个月出现夜间咳嗽伴双下肢脚面水肿,未在意。入院前 1 周症状加重,上 1 层楼喘息乏力,连续 2 d 夜间咳嗽,清晨咯血,为红色泡沫样血痰,每次量约 5 mL。进一步就诊于呼吸科门诊,查胸部 CT 示右肺中叶及左肺慢性炎症、心影增大、心包积液,查心电图示窦性心动过速、左房负荷过大,查心脏超声示左心及右房增大、室壁运动普遍减弱、EF 28%、少量心包积液,建议至心内科门诊就诊。既往高血压病史 5 年,血压最高 190/120 mmHg,未规律监测及治疗。每日抽烟 20 支,从不饮酒,近期工作压力大有熬夜。父母无心脏病及高血压病史,1 弟身体健康。

4.思维引导 通过以上病史采集,首先考虑该患者呼吸困难、乏力、咳嗽以及咯血均为心力衰竭的症状群,并且随着病程进展进行性加重或新发。突然急性加重是典型的急性左心室衰竭,肺炎、血压控制不佳及压力大、熬夜可能是加重的诱因。关于心力衰竭的病因,高血压可能不是唯一的病因,还要考虑其他病因。急性加重的诱因也应进一步筛查,可能是心肌炎、急性缺血或心肌梗死、肺栓塞、漏出液增多等。需要注意的是,患者表述的呼吸困难可能会言过其实,此时首先要鉴别是否为真正的呼吸困难,以下症状可能提示并非真正的呼吸困难:焦虑的患者描述十分需要空气;叹息样呼吸;胸膜炎性疼痛、胸廓疾病引起的呼吸受限;低钙血症引起的喉头痉挛。

(二)体格检查

1.重点检查内容及目的

(1)生命体征及一般状况:判断严重程度的重要指标,重点放在评估血流动力学状态及容量状态上,血压和肢端的温度提示灌注是否良好,皮肤干燥或者潮湿提示容量是否缺少或过量,这是下一步的用药方案的决定因素。大部分患者肢端温暖、皮肤潮湿。

(2)呼吸困难:是否应用呼吸机辅助呼吸?是否有喘息或者患有哮喘?是否有发绀?有时严重的低氧血症可能不伴有明显的发绀,双肺湿啰音、哮鸣音提示急性肺水肿。

(3)液体潴留:颈静脉怒张或者肝颈静脉回流征阳性是特异性高的体征,双肺叩诊浊音可能提示胸腔积液,腹水征阳性,双下肢或低垂部位的凹陷性水肿均提示液体负荷过重。

(4)心脏体格检查:心尖搏动异常提示心脏增大,心界扩大,仔细听 S_3 奔马律,寻找瓣膜的杂音,查看周围血管征。

体格检查结果

T 36.5 ℃,P 114 次/min,R 20 次/min,BP 156/132 mmHg,SpO₂ 95%

身高 170 cm,体重 90 kg

全身皮肤潮湿,肢端温暖,口唇无发绀,颈静脉怒张。双下肺可闻及少量湿啰音,无哮鸣音。心尖搏动点位于第 5 肋间左锁骨中线外 0.5 cm,相对浊音界扩大,心律齐,可闻及 S_3 奔马律,各瓣膜听诊区未闻及病理性杂音,周围血管征阴性。腹部膨隆,肝肋下可触及,腹水征阴性,双下肢膝关节以下凹陷性水肿。

2.思维引导

(1)支持诊断的体征:颈静脉怒张、S_3 奔马律是心力衰竭特异性体征,另外支持体征还包括肺底啰音、心脏扩大、肝大、双下肢水肿。

(2)评估患者状况:患者血压仍偏高,灌注状况可,有容量过多表现,结合辅助检查,可考虑进一步应用血管扩张剂、利尿剂减轻心脏负荷,排除多余液体为主的治疗方案。

(3)急性心力衰竭的临床表现可根据外周灌注是否充分("暖"或"冷")和有无淤血("干"或"湿")来分类,这种分类法可判定预后,有利于聚焦特定治疗。该患者组合为"温暖和潮湿"型,此类占比 70% 以上,其收缩压往往正常或显著升高。少数(<20%)患者为"湿冷"型,包括大多数心源性休克和低心排血量综合征患者,相比"温暖潮湿"特征患者,这类患者的 1 年死亡风险和心脏移植需求增加。不到 10% 的急性心力衰竭患者表现为"温干"或"冷干"的特征。

（4）下一步该做哪些辅助检查？接下来还应该检测 BNP,结合之前心电图、胸部 X 射线、心脏超声,明确病因和诱因方面还可能需要心脏磁共振、冠脉 CTA 等,体格检查的结果影响辅助检查的时机与选择。

（三）辅助检查

1. 主要内容及目的

（1）心电图:①评估有无急性心肌缺血或心肌梗死及快速或缓慢心律失常,有助于急诊分诊;②心电图还可识别心力衰竭的其他易感或诱发因素,如左心室肥大、左心室高电压、QRS 波低电压,特别是 QRS 波低电压可能是浸润性心肌病的表现;③心电图的变化可以反映治疗的效果。

（2）胸片:①心力衰竭的胸部 X 射线表现为心脏扩大、肺部淤血、胸腔积液(双侧最为多见)。②胸部 X 射线检查在心力衰竭诊断中敏感性和特异性都非常高,系统评价研究显示以上表现在心力衰竭诊断中敏感性为 63%,特异性为 83%。③有助于鉴别非心源性呼吸困难,如肺炎、其他渗出性肺病或肺结核、慢性阻塞性肺疾病、肺部肿瘤等。

（3）超声心动图:①迅速无创排查心力衰竭病因,首先明确是否可能存在结构性异常。原发性瓣膜病(二尖瓣狭窄、主动脉瓣关闭不全等)、心包疾病(慢性缩窄性心包炎)、心肌梗死胸痛症状缓解后仍存在的并发症(室壁瘤、室间隔缺损、二尖瓣反流)、主动脉窦瘤破裂、之前未筛查或明确诊断的先天性心脏病(无杂音的房间隔缺损、动脉导管未闭)、右心疾病(单纯右心瓣膜病、右心室游离壁增厚)、长期高心输出量的征象。②其次检查是否存在心肌异常,急性还是慢性,急性心肌梗死早期节段性室壁异常或合并瓣膜腱索突然断裂往往需要紧急内科冠脉介入或外科手术治疗;扩张型心肌病、肥厚型心肌病、限制型心肌病及不常见的导致心律失常型右心发育不良心肌病都有不同心脏超声特点。③考虑病因之外,需要注意的主要问题是,这是收缩功能障碍还是舒张功能障碍,单纯依靠症状和体征来区分收缩性和舒张性功能障碍几乎是不可能的,这也正是影像学检查的必要性所在。几乎所有收缩功能障碍都伴有舒张功能障碍,目前《中国心力衰竭诊断和治疗指南》根据体现收缩功能的射血分数将心力衰竭分为射血分数保留(EF≥45%)的心力衰竭和射血分数下降(EF<45%)的心力衰竭,以提示心力衰竭的严重程度。需要注意的是老年人中单纯舒张功能障碍的比例要高一些(20%～60%),不能将射血分数正常的老年人轻易排除心力衰竭诊断。④超声的血流频谱及下腔静脉的宽度可以帮助了解心腔的充盈状态,指导进一步治疗。⑤随着超声三维量化技术的应用,测量心腔大小、计算射血分数、了解室壁运动的同步性有更多量化的指标,目前这些仍未广泛应用于临床,有待更多的研究和探索。

（4）BNP 或 NT-proBNP:①BNP 和 NT-proBNP 是两个与心力衰竭高度相关的标志物,反映心室充盈压升高激活心肌牵张受体产生的"湿性"尿肽反应,因此与舒张末压力升高关系最密切。②与"湿性"相对应的是"干性"尿肽反应,如心室纤维化、心肌浸润和心肌缺血,因此尿肽对排除充盈压升高很有价值,尤其对临床不明原因的呼吸困难,BNP<100 ng/L 或 NT-proBNP<300 ng/L 具有很高阴性预测值。③BNP 和 NT-proBNP 与心力衰竭患者的预后密切相关,多次测量其随时间的变化更有意义,多项研究表明尿肽具有指导心力衰竭患者长期治疗、优化治疗方案的作用,当把 BNP<125 ng/L 或 NT-proBNP<1 000 ng/L 作为治疗目标时,患者获益最多。

（5）心脏磁共振:必要时可进一步明确心脏结构,弥补心脏超声的局限,延迟强化对心肌纤维化有提示作用,不过这项检查手段对患者要求较高且费用较贵,一般在心力衰竭症状稳定后进行。

辅助检查结果

(1)心电图:窦性心动过速,提示左心房增大(图3-1)。

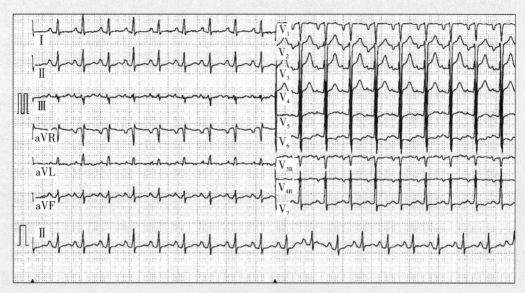

图3-1 心电图

(2)胸部影像学:心影增大(图3-2)。

(3)超声心动图:左心室增大,右心房增大;左心室壁普遍性运动减弱;心包积液;左心室收缩加舒张功能障碍,EF 28%;肺动脉高压(轻度)(图3-3)。

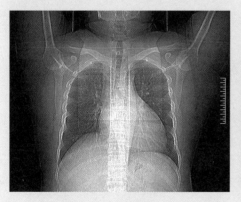

图3-2 胸部后前位片

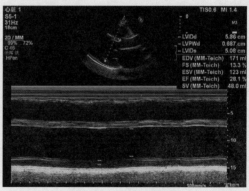

图3-3 超声心动图

(4)入院后急查 NT-proBNP 水平为 9 410 ng/L(参考值 300~450 ng/L),明显升高。

(5)其他部位超声:双肾动脉血流阻力增高,双侧肾没有缩小或弥漫性回声改变,肾上腺没有异常。

(6)心肌标志物阴性,血红蛋白 180 g/L(参考值 120~175 g/L),肌酐 123 μmol/L(参考值 20~115 μmol/L),尿酸 992 μmol/L(参考值 200~440 μmol/L),钾 3.28 mmol/L(参考值 3.5~5.5 mmol/L),血凝、D-二聚体、血钙、肝功能、空腹血糖、糖化血红蛋白、血脂、甲状腺功能正常。

2.思维引导

(1)患者心脏呈现扩张样改变,左心为主,可能是长期高血压引起离心性肥厚改变,也可能是原发性扩张型心肌病,同时可能也与肥胖相关;目前状态是射血分数下降的心力衰竭,急性失代偿期,容量负荷过高,进一步支持患者血流动力学属于"暖湿"型;血肌酐轻度升高提示急性心力衰竭导致肾前性肾功能损伤,经过治疗可能完全恢复正常,不影响应用血管紧张素转化酶抑制剂(angiotensin converting enzyme inhibitor, ACEI)/血管紧张素Ⅱ受体阻滞剂(angiotensin receptor blocker, ARB)/血管紧张素受体脑啡肽酶抑制剂(ARNI),血钾水平低易诱发心律失常,需要补充,尿酸水平高支持代谢综合征诊断,同时应注意利尿剂剂量。对于该患者而言,治疗过程中需要注意复查肾功能、电解质。另外发现血红蛋白升高,可能与睡眠呼吸暂停低通气有关,后者又可引起继发性血压升高或血压控制不佳,因而减轻体重对于该患者心力衰竭治疗至关重要,必要时还需进一步行呼吸睡眠监测。

(2)最初的评估还包括常规的实验室检查,这些检查可排除一些其他引起心力衰竭的原因或诱发因素,如重度贫血、肝肾功能衰竭、甲状腺功能亢进症、糖尿病、铁负荷过重、急性心肌梗死、感染;或对治疗方案有重要的影响,如血气分析、血钾、尿酸、肝肾功能。每个患者初步评估的范围不是一成不变的,应根据病史及评估过程中阳性结果而定。

(四)初步诊断

分析上述病史、体格检查、实验室检查及影像结果,支持以下诊断:①急性失代偿性心力衰竭;②扩张型心肌病;③高血压心脏病;④肥胖/代谢综合征;⑤急性肾损伤;⑥低钾血症;⑦考虑睡眠呼吸暂停低通气综合征。

二、治疗经过

(一)初步治疗

1.初步诊疗方案

(1)利尿剂:呋塞米 80 mg qd。

(2)血管扩张剂:硝普钠,依血压调整剂量泵入。

(3)β受体阻滞剂:比索洛尔 2.5 mg qd。

(4)ARNI:沙库巴曲缬沙坦 50 mg bid。

(5)醛固酮受体拮抗剂:螺内酯 20 mg qd。

(6)恩格列净:10 mg qd。

2.思维引导
急性心力衰竭的初始治疗目标在于稳定血流动力学、支持氧合和通气以及缓解症状,这与慢性心力衰竭(尤其是收缩功能障碍性心力衰竭)围绕降低远期病死率和改善症状的治疗目标不同。

治疗效果

(1)症状:呼吸困难症状缓解,活动耐量可上 3 层楼。体格检查:血压正常,体重减轻至 85.2 kg,心率 82 次/min,律齐,肺部啰音及液体潴留体征消失。

(2)超声心动图:扩张型心肌病样改变、左心功能下降(较前改善)(图3-4)。

(3)复查指标:NT-proBNP 1 603 ng/L;肾功能及电解质恢复正常;白蛋白偏低,进一步查 24 h 尿蛋白总量 0.210 g/L,白蛋白为主,尿本周蛋白定性阴性,符合高血压引起肾损害表现。

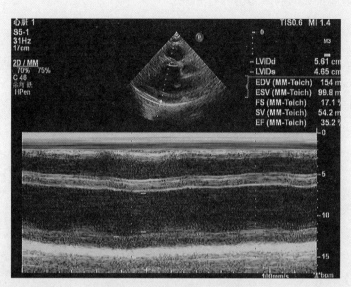

图3-4 M型超声心动图

(二)出院时诊疗方案及随访计划

1.治疗方案

(1)抗心脏重构:沙库巴曲缬沙坦 50 mg qd、比索洛尔 2.5 mg qd、螺内酯 20 mg qd。

(2)抗凝:利伐沙班 10 mg qd。

(3)利尿剂:呋塞米 40 mg qd。

(4)肾脏保护:羟苯磺酸钙 1 g bid。

2.随访内容

(1)症状和活动耐量及临床事件,监测体重、血压,定期复查心电图、超声心动图。

(2)建议患者择期行心脏磁共振检查,且进一步置入体内埋藏式除颤器(ICD)进行心脏性猝死预防。

(3)进行患者教育,注意饮食、休息、运动,坚持用药,定期随访,出现紧急情况如何处理。

三、思考与讨论 ▶▶▶

急性失代偿性心力衰竭(ADHF)患者分布中,慢性心力衰竭恶化占比最大(70%),15%～20%是首次出现心力衰竭,约5%是因为晚期或终末期心力衰竭入院。该例患者即是首次出现心力衰竭而入院的。患者可能有多种主诉、症状和体格检查异常,这种差异导致初始的鉴别诊断范围很广,因此得出正确诊断较为困难,收集心力衰竭综合征的典型症状及体征,根据病理生理和血流动力学建立联系十分重要。其次,明确心力衰竭的具体表型、潜在病因和诱因才能适当治疗 ADHF,辅助检查尤其重要。需要注意的是,诊断性检查的同时,应明确患者心肺状态并及时开始适当治疗来稳定患者病情。案例中 ADHF 并不危重,重点在于识别和追源的过程,同时了解辅助检查的意义及可靠性,当然也有危重情况,需要更多的案例进一步阐述。

四、练习题 ▶▶▶

1.急性心力衰竭常见的症状与体征有哪些?

2.急性心力衰竭患者根据血流动力学分为几种类型?最常见的类型如何治疗?

3. 急性心力衰竭最常见的病因和诱因有哪些?

五、推荐阅读 >>>

[1] MCDONAGH T A, METRA M, ADAMO M, et al. 2021 ESC guidelines for the diagnosis and treatment of acute and chronic heart failure[J]. Eur Heart J, 2021, 42(36): 3599-3726.

[2] HEIDENREICH P A, BOZKURT B, AGUILAR D, et al. 2022 AHA/ACC/HFSA guideline for the management of heart failure[J]. Circulation, 2022, 145(18): e895-e1032.

（张金盈　陈　熙）

案例 4 　急性心力衰竭（扩张型心肌病）

一、病历资料

（一）门诊接诊

1. 主诉　间断胸闷、气促 8 年,再发加重 2 d。

2. 问诊重点　胸闷、气促为循环系统常见症状,患者慢性病程近期再发加重,问诊时应注意 8 年病程中主要症状及伴随症状特点、疾病演变过程、诊治经过、治疗效果等。近期加重有无体力劳动、情绪激动、受凉等诱发因素。

3. 问诊内容

（1）诱发因素:有无体力劳动、情绪激动、受凉、腹泻等诱发因素。

（2）主要症状:胸闷、气促常见于冠心病、心力衰竭、心脏瓣膜病等心血管系统疾病;也可见于慢性阻塞性肺疾病、支气管哮喘、肺部感染、气胸等呼吸系统疾病。应询问胸闷、气促症状发作有无规律性、有无诱因、持续时间及缓解方式。根据患者病程数年,疾病的演变过程,本次疾病再发加重的特点来考虑初步的诊断。

（3）伴随症状:是否伴有胸痛,胸痛提示可能伴有冠脉病变、肺炎、胸膜炎、气胸、肺栓塞等;是否伴随呼吸困难,劳力性呼吸困难或夜间阵发性呼吸困难提示心力衰竭;是否伴随腹胀、消化功能下降等消化道症状,若有,应考虑右心衰竭或肝功能不全导致胃肠道及肝淤血,引起腹胀、食欲减退、恶心、呕吐;尿量是否正常,尿量减少应考虑心力衰竭时肾血流量减少会出现少尿或者肾功能不全、肾衰竭导致的少尿;是否有水肿,心力衰竭或肾衰竭患者由于体内钠水潴留出现水肿;若伴有晕厥、头晕等,应考虑心律失常或者神经系统病变。

（4）诊治经过:做过哪些检查,外院诊断是什么,是否用药,用何种药、具体剂量、效果如何,以利于迅速选择药物。

（5）既往史:患者既往有无冠心病,冠心病患者由于心肌缺血缺氧导致心肌细胞功能受损,易出现缺血性心力衰竭;患者是否合并高血压或瓣膜病变,高血压、主动脉瓣狭窄、二尖瓣关闭不全等患者心脏负荷过重,长期病程易导致心力衰竭发生;是否合并慢性阻塞性肺疾病,慢性阻塞性肺疾病患者长期病程导致肺源性心脏病发生;既往有无心肌炎,心肌炎进入慢性迁延期导致心肌细胞损伤、心室重塑引起心力衰竭;患者有无肥厚型、扩张型心肌病等,肥厚型、扩张型心肌病进入失代偿期会导致心功能的快速恶化。此外,当出现一个症状或体征时,不能认为是某一种病所致,有可能是多种疾病逐步进展、恶化的结果,如患者既往有高血压、心功能不全、慢性阻塞性肺疾病时可出现胸闷、气短。

（6）个人史:吸烟、饮酒史等,一些心血管疾病如冠心病、高血压与长期大量吸烟、饮酒相关。

（7）家族史:如冠心病、高血压、肥厚型心肌病、扩张型心肌病有家族遗传倾向。

问诊结果

男性患者,51岁,有糖尿病史8年,未正规治疗,无高血压、冠心病史。患者8年前受凉后出现胸闷、气促,至当地医院完善冠状动脉造影及心脏彩超等检查后,结果提示"扩张型心肌病、心力衰竭",治疗好转后出院,院外规律服用"地高辛、芪苈强心胶囊、美托洛尔、依那普利、螺内酯、呋塞米"等药物,自觉症状控制可。半年来胸闷、气促症状反复发作且多于劳累后发作,伴恶心、双下肢水肿,夜间不能平卧,多次就诊于医院。2 d来自觉胸闷较前加重,伴呼吸困难、不能平卧,为求进一步治疗入院。

4.思维引导　中年男性患者,有间断胸闷、气促症状8年,当地医院完善冠状动脉造影及心脏彩超等检查后,诊断为"扩张型心肌病、心力衰竭",院外规律口服强心、利尿等抗心力衰竭药物,症状控制尚可。近半年来胸闷、气促、腹胀症状反复发作且多于劳累后发作,呈加重趋势,逐渐出现"恶心、双下肢水肿,夜间不能平卧"心力衰竭的表现,近2 d来症状再发加重。该患者需要完善血气分析、心电图、心脏彩超、心肌标志物来评估心力衰竭程度。同时完善胸部CT等检查排除肺部疾病。

(二)体格检查

1.重点检查内容及目的　患者扩张型心肌病,在慢性心功能不全基础上急性心力衰竭发作可能性大,应注意心率、血压、呼吸等一般体征,评估病情严重程度。注意观察心浊音界大小、心尖搏动是否向左下移位、颈动脉搏动是否增强、肝是否肿大。听诊心脏有无杂音,杂音的性质及时期。肺部听诊有无啰音。腹部有无腹水征。全身水肿情况。

体格检查结果

T 36.2 ℃,R 24 次/min,P 175 次/min,BP 99/60 mmHg

神志清、精神差、端坐位,无创呼吸机辅助通气状态,颈静脉怒张,肝颈静脉回流征阳性,气管居中,浅表淋巴结不大,胸廓对称,肋间隙正常,呼吸运动增强,两肺呼吸音粗,双肺可闻及湿啰音。心界向两侧扩大,心率175 次/min,心律不齐,心脉率一致,各瓣膜听诊区未闻及杂音,无心包摩擦音。周围血管征阴性,无毛细血管搏动征,无杜氏双重杂音。双下肢水肿。

2.思维引导　患者间断胸闷、气促8年,再发加重2 d。既往彩超示扩张型心肌病;患者近半年来多于劳力后发作,且呈加重趋势,逐渐出现"双下肢水肿,夜间不能平卧"心力衰竭的表现。住院后体格检查发现神志清,精神差,心界扩大,心率175 次/min,心律不齐,血压99/60 mmHg,无创呼吸机支持下氧饱和度95%~99%,两肺呼吸音粗,可闻及干、湿啰音,四肢湿冷。结合患者病史,体征与检查结果相符。

(三)辅助检查

1.主要内容及目的

(1)血气分析:明确患者是否存在酸碱失衡及缺氧。

(2)心电图:明确患者是否存在心肌缺血、心律失常等。

(3)心肌标志物:明确是否合并心力衰竭及心肌损伤情况。

(4)常规化验:血常规、肝肾功能、血凝等,明确患者是否存在贫血、肝肾功能损害、凝血功能异常等。

(5)胸部X射线检查:了解心影的形状及大小,明确是否存在肺部病变。

(6)心脏彩超:了解心脏大小、各瓣膜的形态、心脏结构及功能。

辅助检查结果

(1)动脉血气:pH 7.41,PaCO₂ 27.0 mmHg,PaO₂ 94.0 mmHg,钠 131 mmol/L,钾 5.1 mmol/L,乳酸 5.8 mmol/L,碳酸氢根 20.6 mmol/L,碱剩余 5.5 mmol/L。

(2)血常规:白细胞 $9.99×10^9$/L,中性粒细胞百分比 82.2%,淋巴细胞百分比 10.0%,红细胞 $5.43×10^9$/L,血红蛋白 115 g/L,血小板 $121×10^9$/L。

(3)肝肾功能:丙氨酸转氨酶 1 526 U/L,天冬氨酸转氨酶 2 306 U/L,谷氨酰转肽酶 134 U/L,总蛋白 59.1 g/L,白蛋白 34.1 g/L,尿素 12.12 mmol/L,肌酐 128 μmol/L,尿酸 664 μmol/L。

(4)凝血功能:PT 34.0 s,PT 活动度 22.2%,APTT 41 s,Fib 2.2 g/L,凝血酶时间(TT) 18.9 s,D-二聚体 11.68 mg/L。

(5)传染病:全阴性。

(6)心肌损伤标志物:BNP 16 139 ng/L,cTnI 0.06 ng/mL,CK-MB <1 U/L,肌红蛋白(MYO) 25.76 ng/mL。

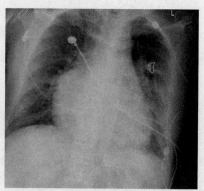

图 4-1　胸部后前位片

(7)胸片:心影增大,两肺纹理增粗(图 4-1)。

(8)心电图:心律失常,快室率心房颤动(图 4-2)。

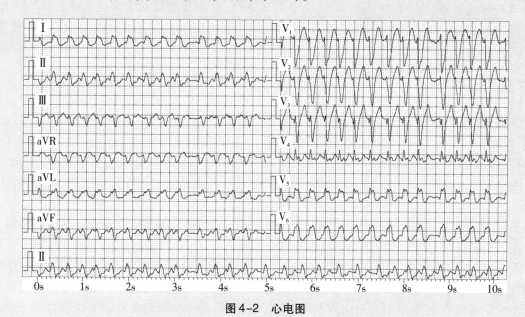

图 4-2　心电图

(9)心脏彩超:左心室舒张末期内径 79 mm,右心室内径 20 mm,左心房内径 56 mm,升主动脉内径 35 mm,EF 26%,全心增大,扩张型心肌病样改变,二尖瓣轻中度关闭不全,三尖瓣轻度关闭不全,全心功能下降。

2.思维引导　患者既往扩张型心肌病病史,此次因再发加重 2 d 入院。完善血气分析乳酸升高,氧饱和度下降,低钠高钾,心电图示快室率心房颤动,BNP 明显升高,心脏彩超示全心增大,扩张型心肌病样改变,EF 降低,结合患者症状体征,患者急性心力衰竭、心源性休克诊断明确。

(四)初步诊断

分析上述病史,结合患者体格检查及辅助检验检查结果,支持以下诊断:①扩张型心肌病、急性心力衰竭、心源性休克;②心律失常、快室率心房颤动;③代谢性酸中毒、高乳酸血症;④电解质紊乱。

二、治疗经过 »»

(一)初步治疗

(1)半卧位,减少静脉回流。

(2)无创呼吸机辅助通气、心电监护。

(3)3 mg 吗啡镇静,减少躁动增加心脏负担。

(4)纠正心律失常,地高辛注射液+胺碘酮泵入。

(5)纠正心力衰竭,西地兰应用降低心房颤动快心室率,呋塞米利尿减轻心脏容量负荷。

(6)纠正电解质紊乱。

(7)监测出入水量,前期使患者处于容量负平衡状态,依据患者容量状态调整利尿剂的剂量。

治疗效果

患者休克得到纠正,胸闷、气喘症状有所缓解。呼吸趋于平稳,呼吸频率20 次/min,可半卧位,颈静脉充盈,肝颈静脉回流征阳性,两肺呼吸音粗,双下肺可闻及少许湿啰音。心界扩大,心率110 次/min,律不齐,心脉率一致,各瓣膜听诊区未闻及杂音,无心包摩擦音。周围血管征阴性,双下肢轻度水肿。

(二)思维引导

急性心力衰竭治疗目标依据病情的不同阶段而不同。早期急诊抢救以迅速稳定血流动力学状态、纠正低氧、改善症状、维护重要器官灌注和功能为主,后续阶段应进一步明确与纠正心力衰竭的病因和诱因、控制症状和淤血、预防血栓栓塞,病情趋稳定后优化治疗方案,制订随访计划,改善远期预后。急性心力衰竭治疗原则为减轻心脏前后负荷、改善心脏收缩与舒张功能、积极去除诱因以及治疗原发病因。

急性心力衰竭危及生命,对疑诊急性心力衰竭的患者,在完善检查的同时即应开始药物和非药物治疗。利尿剂、血管扩张剂、正性肌力药是治疗急性心力衰竭的主要药物,具体方案基于急性心力衰竭的病理生理学特征或临床分型。高血压导致急性肺水肿的患者需要积极的扩血管、降压治疗;对于血压正常的容量超负荷患者,优选利尿剂联合血管扩张剂;低血压但血管内容量超负荷患者无法耐受血管扩张剂,单用利尿剂或利尿剂联合正性肌力药物可能有效。正性肌力药一般不适用于 HFpEF 的患者。

同时,早期识别急性心力衰竭的病因或诱因,并积极处理一些急性可逆性因素,可以避免心功能的进一步恶化。AMI 合并急性心力衰竭患者应积极进行再灌注治疗;高血压急症所致的急性心力衰竭应尽早应用血管扩张剂和利尿剂,积极控制血压;快速型心律失常或严重的缓慢型心律失常所致急性心力衰竭应通过药物或电转复、临时起搏等纠正心律失常;对于急性心脏机械并发症所致急性心力衰竭应给予机械循环支持;而急性肺血栓栓塞合并急性心力衰竭者应给予药物溶栓、介入或外科取栓治疗;急性严重感染的治疗,可早期经验性、降阶梯式应用抗感染药物;心包压塞的急诊管理主要是紧急排出心包积液、减轻心包腔的压力,最常用床旁心包穿刺或开窗术。

三、思考与讨论

急性心力衰竭起病急、病死率高,故快速诊断是成功治疗的关键。急性左心衰竭应与可引起明显呼吸困难的疾病相鉴别,如支气管哮喘和哮喘持续状态、急性大面积肺栓塞、重症肺炎、严重的慢性阻塞性肺疾病、张力性气胸等,还应与其他原因所致的非心源性肺水肿(如呼吸窘迫综合征)以及非心源性休克等疾病相鉴别。该患者既往有扩张型心肌病病史,心脏彩超显示全心搏动减弱,EF<35%。此次胸闷、呼吸困难明显加重入院,考虑慢性心力衰竭急性发作的可能性大,BNP显著升高,可用于急性心力衰竭的诊断和鉴别诊断。同时完善肺部影像学检查,了解是否同时合并肺部感染等疾病。

急性心力衰竭治疗,应快速纠正心力衰竭症状,维持血流动力学稳定。生命体征、血流动力学监测对于诊断、指导治疗较为重要。对于存在容量负荷过重的患者,应首选利尿治疗。是否选用扩血管药物、正性肌力药物、血管收缩药物往往取决于患者血压、心输出量、重要脏器灌注情况,需要密切评估。机械通气对于药物治疗效果不佳者常能较快改善患者肺水肿、低氧血症、呼吸困难症状。

除了以上通用的治疗外,积极寻找病因、诱因并及时纠正,是治疗成功的关键。如对于急性心肌梗死患者积极进行血运重建改善缺血,对于心律失常患者积极控制心律失常,对于高血压危象需要积极控制血压。本例患者为扩张型心肌病,慢性心力衰竭急性发作。心力衰竭症状纠正之后应评估是否可行心脏同步化治疗、左室辅助装置及心脏移植等。

四、练习题

1. 急性心力衰竭的常见病因有哪些?
2. 急性心力衰竭需要与哪些疾病相鉴别?
3. 急性心力衰竭的处理要点有哪些?

五、推荐阅读

[1]中华医学会心血管病学分会心力衰竭学组,中国医师协会心力衰竭专业委员会,中华心血管病杂志编辑委员会.中国心力衰竭诊断和治疗指南2018[J].中华心血管病杂志,2018,46(10):760-789.
[2]中国医疗保健国际交流促进会急诊医学分会,中华医学会急诊医学分会,中国医师协会急诊医师分会,等.急性心力衰竭中国急诊管理指南(2022)[J].中国急救医学,2022,42(8):648-670.
[3]PONIKOWSKI P, VOORS A A, ANKER S D, et al. 2016 ESC guidelines for the diagnosis and treatment of acute and chronic heart failure[J]. Rev Esp Cardiol(Engl Ed),2016,69(12):1167.

(刘刚琼 高 路)

案例 5 房室结折返性心动过速（老年患者）

一、病历资料

（一）门诊接诊

1. 主诉 阵发性心悸 2 年，加重 2 个月。

2. 问诊重点 心悸、胸闷为心血管系统常见症状，问诊时应注意患者发作时有无诱因、发作持续时间长短、发作时的伴随症状及缓解方式。

3. 问诊内容

（1）诱发因素：有无过度劳累、情绪激动、饱食、饮酒等因素。

（2）主要症状：心悸的病因很多，除心脏本身病变外，某些全身性疾病也可引起心悸，还有生理性和功能性心悸。生理性包括健康人在剧烈运动或精神过度紧张时，饮酒、喝浓茶或咖啡后，应用某些药物，妊娠等。病理性包括先天性心脏病、甲状腺功能亢进症、贫血、急性失血、发热、低血糖症、嗜铬细胞瘤、心律失常等。此外，心脏神经症及更年期综合征也会引起心悸。房室结折返性心动过速通常无器质性心脏病，不同年龄及性别均可发病，呈"突发突止"及"节律绝对规整"特点，应仔细询问患者心悸是否存在突然发病及突然终止现象。

（3）伴随症状：合并心前区疼痛常见于冠状动脉粥样硬化性心脏病（如心绞痛、心肌梗死）、心肌炎、心包炎，亦可见于心脏神经症等。合并发热常见于急性传染病、风湿热、心肌炎、心包炎、感染性心内膜炎等。伴晕厥或抽搐见于窦性停搏、高度房室传导阻滞、室性心动过速、病态窦房结综合征等。伴贫血常见于各种原因引起的急性失血，此时常有虚汗、脉搏微弱、血压下降或休克。慢性贫血，心悸多在劳累后较明显。伴呼吸困难见于急性心肌梗死、心肌炎、心包炎、心力衰竭、重症贫血等。伴消瘦及出汗见于甲状腺功能亢进症。伴发绀见于先天性心脏病、右心功能不全和休克。

（4）诊治经过：患者是否自行缓解，是否描记心悸发作时心电图，是否用药，用何种药物，具体剂量，效果如何，以利于迅速选择药物或治疗方式。

（5）既往史：是否合并高血压病、冠心病、瓣膜病、心力衰竭、缓慢型心律失常等基础心脏病，是否合并甲状腺功能亢进及更年期综合征。

（6）个人史：是否有长期吸烟史及大量饮酒史，有无长期服用药物史。

> **问诊结果**
>
> 患者为围绝经期女性，无高血压病、冠心病、瓣膜病、心力衰竭、缓慢型心律失常等基础心脏疾病，无甲状腺功能亢进史，否认心脏神经症及更年期综合征。无吸烟史，无饮酒史，无家族遗传病史。患者于 2 年前劳累后突发心悸，无胸闷、胸痛，无呼吸困难，无头晕、晕厥等不适，持续约 15 min 后自行缓解，缓解时无头晕及晕厥，未至医院就诊。此后心悸间断发作，持续数分钟后可自行缓解，未在意。2 个月前活动后心悸再次发作，持续时间较前延长，持续约 1 h，遂至当地医院就诊，描记心电图示室上性心动过速，给予药物应用后缓解（具体药物不详）。后上述症状反复发作，每 4～5 d 发作 1 次，持续 1 h 左右，为求进一步治疗遂来医院。

4. 思维引导 患者反复发作心悸，突然发作，可自行缓解，近 2 个月发作频率增加，发作时间延长。患者外院心电图示室上性心动过速，考虑阵发性室上性心动过速可能性大。患者无胸闷，无呼吸困难，无端坐呼吸，暂不考虑合并心力衰竭，可行 NT-proBNP 检测进一步明确。患者无胸痛，无心前区压榨样不适，既往无高血压、糖尿病、冠心病及家族遗传病史，暂不考虑合并冠心病。患者无头晕及晕厥，暂不考虑恶性心律失常（如室性心动过速）或心室率过快导致的血流动力学紊乱。患者无失眠、疲乏、头晕、头痛、耳鸣等神经衰弱表现，且心悸发作与情绪激动无明显关系，暂不考虑合并心脏神经症及更年期综合征。

（二）体格检查

1. 重点检查内容及目的　患者阵发性室上性心动过速可能性大，无特殊阳性体征。但应注意在心悸发作时听诊患者心率、心律是否规整，脉搏及心率是否一致；注意双肺是否存在大量湿啰音，如存在提示急性肺水肿可能。

体格检查结果

T 36.3 ℃，R 19 次/min，P 78 次/min，BP 120/78 mmHg

神志清，精神可，平卧位，无颈静脉充盈，无肝颈静脉回流征阳性。双肺呼吸音清，未闻及湿啰音。心前区无隆起，心界不大，心率 78 次/min，律齐，A_2 大于 P_2，心脏各瓣膜听诊区未闻及杂音。无双下肢凹陷性水肿。

---

2. 思维引导　患者无特殊阳性体征，进一步完善实验室、影像学检查，明确诊断。

（三）辅助检查

1. 主要内容及目的

（1）血常规：是否存在贫血。

（2）血凝试验：是否存在凝血功能障碍。

（3）血生化：是否存在肝、肾功能损害及内环境紊乱。

（4）传染病四项：是否合并乙肝、丙肝、梅毒及艾滋病。

（5）心肌酶、肌钙蛋白：是否存在心肌损伤。

（6）NT-proBNP：是否存在心功能不全。

（7）甲状腺功能：是否存在甲状腺功能异常。

（8）动态心电图：是否存在其他心律失常或心肌缺血。

（9）心脏超声：是否存在心脏大小及心脏结构功能异常，排除其他先天性心脏病。

辅助检查结果

（1）血常规：白细胞 $6.87×10^9$/L，中性粒细胞百分比 59.1%，淋巴细胞百分比 33%，红细胞 $4.2×10^{12}$/L，血红蛋白 138 g/L，血小板 $238×10^9$/L。

（2）心电图：窦性心律，心率 77 次/min（图 5-1）。

（3）心脏超声：左心室内径 42 mm，左心房内径 29 mm，右心房内径 30 mm×40 mm，EF 62%。

（4）动态心电图：基础心律为窦性心律；偶发房性期前收缩，24 h 1 个室上性期前收缩，ST-T 未见明显异常的动态变化。

（5）血凝试验：PT 10.70 s，INR 0.97，APTT 26.4 s，Fib 2.25 g/L，D-二聚体 0.25 mg/L，纤维蛋白降解产物（FDP）2.50 μg/mL。

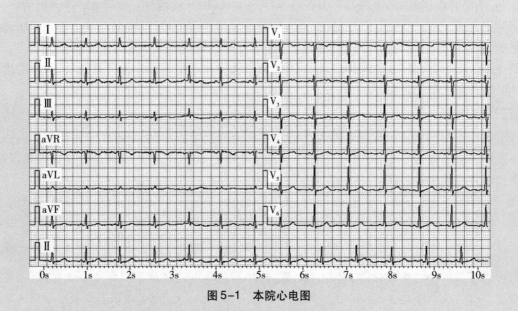

图5-1　本院心电图

（6）肝肾功能、电解质：肝肾功能正常，钾3.83 mmol/L，钠141 mmol/L。

（7）心肌酶、肌钙蛋白：未见异常。

（8）甲状腺功能：未见异常。

（9）NT-proBNP：小于60 ng/L。

（10）传染病四项：未见异常。

2. 思维引导　根据患者无胸痛、心前区压榨感、颈部紧缩不适，心肌酶与肌钙蛋白未见异常，排除心肌损伤，不考虑合并心肌缺血；根据NT-proBNP结果排除心力衰竭可能；患者心脏彩超未见异常，可排除病理性心室肥大引起的心悸；患者甲状腺功能正常，血常规正常，可排除合并甲状腺功能亢进及贫血。患者动态心电图未见明显异常，可排除合并心动过缓。此外，结合患者症状特征，可排除合并心脏神经症及更年期综合征。依据外院发作时心电图检查结果，考虑室上性心动过速可能性大。室上性心动过速分为房室折返性心动过速与房室结折返性心动过速。那么该例患者如何鉴别两种心动过速呢？

（1）房室结折返性心动过速的折返环处于房室交界区，折返的激动可同时上传心房和下传心室，由于心房和心室都属于被动传导，之间并无直接的传导关系，所以心房和心室的电位，在时间上可出现多种变化，既可以心房领先，也可以心室领先，逆传的P'波既可以在QRS波后面，也可以在中间，甚至在QRS波前面；而房室折返性心动过速，由于房室是顺序激动的，它们之间存在传导和被传导的关系，所以逆传P'波出现在QRS波之后，并且两者之间具有一定的距离（一般RP'间期大于90 ms），这个一定的距离，也成为房室结折返性心动过速和房室折返性心动过速鉴别的关键。本例患者发作时心电图V₁导联考虑"假r波"，提示房室结折返性心动过速的诊断。

（2）如患者体表心电图不能明确诊断，可进一步行食管调搏以明确诊断；或行电生理检查以进一步明确诊断。

（四）初步诊断

分析上述病史、体格检查、实验室检查结果，支持以下诊断：阵发性房室结折返性心动过速。

二、诊疗经过

(一)病情发展

患者入院第 3 天夜间再次突发心悸,描记心电图示室上性心动过速,给予患者心电监护,嘱患者行瓦尔萨尔瓦(Valsalva)动作,患者心动过速未终止。给予三磷酸腺苷 10 mg 弹丸式静脉注射,患者心动过速终止。

入院第 4 天行室上性心动过速射频消融术,术后再次行 S1S1 与 S1S2 电刺激,未诱发出心动过速,未见跳跃现象及回波现象。术后复查心电图,见图 5-2。

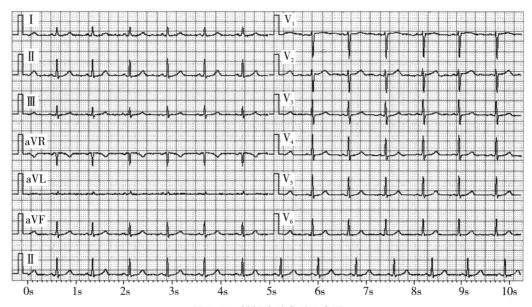

图 5-2　射频消融术后心电图

(二)思维引导

(1)急性发作时可嘱患者行 Valsalva 动作或颈动脉窦按摩刺激迷走神经终止心动过速发作,但颈动脉窦按摩尤其对老年人可能会出现视觉障碍、感觉异常、运动无力,有罕见报道甚至会出现室速、心室颤动的严重不良事件。Valsalva 动作虽为一线方法,但复律效果并不理想,可应用改良 Valsalva 动作尝试复律(半卧位行 Valsalva 动作持续约 15 s 后立即改为平卧位,并被动抬高下肢约 45°,持续 1 min)。

(2)对于刺激迷走神经无效者,可应用腺苷或三磷酸腺苷进行复律。腺苷对房室结有负性传导作用,但对房结区、结区、结希区作用存在差异,最有效的作用体现在结区细胞,腺苷通过降低房结区、结区的细胞平台期振幅和缩短动作电位时间发挥作用,结希区细胞对腺苷不敏感。腺苷对经典旁路无作用,但对于递减的旁路(慢旁路)有抑制作用,对于慢旁路参与的折返性心动过速有效。应用腺苷后偶有呼吸困难(支气管痉挛)、心动过缓、面色潮红、胸痛等少见不良反应报道,因此腺苷应慎用于哮喘患者及既往有心动过缓的患者。腺苷的常用量为 6 ~ 18 mg,通常为弹丸式静脉注射。由于其不良反应罕见,半衰期短,因此在最后 1 次给药后 1 min 内重复给药是安全的。

(3)刺激迷走神经与静脉注射腺苷无效时,可应用非二氢吡啶类钙通道阻滞剂。由于非二氢吡啶类钙通道阻滞剂存在负性肌力作用,不宜用于射血分数下降的心力衰竭患者及低血压患者。维拉帕米和地尔硫草在转复阵发性室上性心动过速效果方面差异无统计学意义。用药时,缓慢静脉注射 20 min 可减少低血压的可能性。

（4）对于上述治疗无效者,可行食管调搏或同步电复律终止心动过速发作。如果已经到达医院,并且仍在发作,有条件的医院可以选择经食管电生理超速终止,其优点是不用药物,还能检查大致的病因,并可以马上安排进行射频消融术而不用等待药物代谢,因为用药物终止的话,除腺苷及三磷酸腺苷外,都需要将药物代谢完才能进行手术治疗,否则将影响手术。这种方法有人将其归在电转律范围。电复律用于心动过速发作并且具有血流动力学障碍的患者,需要紧急治疗的时候可以考虑,一般血压正常的无血流动力学障碍的患者不用这种方法。

（5）对于反复发作或有症状的患者,最为有效的治疗方式为导管消融术。如发作不频繁或症状不明显,可口服维拉帕米、地尔硫䓬或 β 受体阻滞剂。

三、思考与讨论 >>>

患者无器质性心脏病病史及家族遗传病史,心悸发作时节律绝对规整并呈"突发突止"特点,外院心电图提示阵发性室上性心动过速,诊断明确。部分阵发性室上性心动过速患者在发作时心室率过快或存在基础心脏病,出现血流动力学不稳定,造成晕厥、心力衰竭或低血压现象,可立即行同步电复律(单向波 100 ~ 200 J,双向波 50 ~ 100 J)。

四、练习题 >>>

1. 房室结折返性心动过速的心电图特点是什么?
2. 房室结折返性心动过速急性期与慢性期如何治疗?

五、推荐阅读 >>>

中华医学会心电生理和起搏分会,中国医师协会心律学专业委员会. 室上性心动过速诊断及治疗中国专家共识(2021)[J]. 中华心律失常学杂志,2022,26(3):202-262.

（高　路）

一、病历资料

(一)门诊接诊

1. 主诉　阵发性心悸 1 年,加重 10 d。

2. 问诊重点　心悸、胸闷为心血管系统常见症状,问诊时应注意患者发作时有无诱因,发作持续时间长短,发作时的伴随症状及缓解方式。

3. 问诊内容

(1)诱发因素:有无过度劳累、情绪激动、受凉、喜喝浓茶等因素。

(2)主要症状:心悸常见于室上性心动过速、房性心动过速、心房扑动、心房颤动、室性心动过速及焦虑状态。室上性心动过速通常无器质性心脏病,不同年龄及性别均可发病,呈"突发突止"及"节律绝对规整"特点,应仔细询问患者心悸是否存在突然发病及突然终止现象。房性心动过速发作后呈频率逐渐加速(温醒现象)、终止前频率逐渐减速(冷却现象)特点。心房颤动患者心律绝对不齐,多数患者诉心脏乱跳。心房扑动患者多存在器质性心脏病,症状主要与心室率有关。室速患者多伴有血压下降、头晕、晕厥及重要器官灌注不足表现。焦虑状态时患者心率并不快,深吸气或叹气后心悸症状可缓解。患者病程达 1 年,近 10 d 来加重,应询问发作频率及发作时间的变化,有无合并新的伴随症状。

(3)伴随症状:有无胸痛、胸闷、胸部压榨感及颈部紧缩感,若有应考虑是否合并冠状动脉狭窄或心室率过快造成冠状动脉灌注不足。有无头晕或晕厥,若有应考虑室性心动过速,心房扑动(1∶1)下传或是否合并严重基础心脏病;如果发作时心室率过快,使心输出量与脑血流量锐减或心动过速猝然终止,窦房结未能及时恢复自律性导致心搏停顿,亦可发生晕厥。有无端坐呼吸、呼吸困难,若有应考虑合并心力衰竭。

(4)诊治经过:患者是否自行缓解,是否描记心悸发作时心电图,是否用药,用何种药物,具体剂量,效果如何,以利于迅速选择药物或治疗方式。

(5)既往史:是否合并高血压病、冠心病、瓣膜病、扩张型心肌病、肥厚型心肌病等基础心脏病。

(6)个人史:是否有长期吸烟史及大量饮酒史。

> **问诊结果**
>
> 　　患者为青年女性,无高血压病、糖尿病、冠心病、瓣膜病、扩张型心肌病、肥厚型心肌病等,无吸烟史,无饮酒史,无家族遗传病史。患者于 1 年前生气后突发心悸,无胸闷、胸痛,无呼吸困难,无头晕、晕厥等不适,持续约 10 min 后突然自行缓解,缓解时无头晕及晕厥,未至医院就诊。平素偶有心悸发作,持续 10~20 min 后均自行缓解,未在意。10 d 前情绪激动后心悸再次发作,持续约 1 h,至当地医院就诊,就诊途中心悸突然缓解,描记心电图示正常范围心电图。后心悸反复发作,每 2~3 d 发作 1 次,持续 1 h 左右,均未描记发作时心电图,为求进一步治疗遂来医院。

4. 思维引导　患者反复发作心悸,突然发作,突然终止,近 10 d 发作频率增加,发作时间延长。患者无胸闷,无呼吸困难,无端坐呼吸,暂不考虑合并心力衰竭,可行 NT-proBNP 检测进一步明确。

患者无胸痛,无心前区压榨样不适,既往无高血压、糖尿病、冠心病及家族遗传病史,暂不考虑合并冠心病或冠脉灌注不足。患者无头晕及晕厥,暂不考虑恶性心律失常(如室性心动过速)或心室率过快导致的血流动力学紊乱。患者未诉发作时心跳时快时慢,暂不考虑心房颤动、房性心动过速。现考虑阵发性室上性心动过速可能性大,因患者无发作时心电图,可行经食管电生理检查明确心律失常类型。

(二)体格检查

1.重点检查内容及目的　患者阵发性室上性心动过速可能性大,无特殊阳性体征。但应注意在患者心悸发作时听诊患者心率、心律是否规整,脉搏及心率是否一致;注意双肺是否存在大量湿啰音,如存在提示急性肺水肿可能。

体格检查结果

T 36.6 ℃,R 18 次/min,P 86 次/min,BP 110/72 mmHg

神志清,精神可,平卧位,无颈静脉充盈,无肝颈静脉回流征阳性。双肺呼吸音清,未闻及湿啰音。心前区无隆起,心界不大,心率86 次/min,律齐,A_2 大于 P_2,心脏各瓣膜听诊区未闻及杂音。无双下肢凹陷性水肿。

2.思维引导　患者无特殊阳性体征,进一步行食管电生理检查及实验室、影像学检查,明确诊断。

(三)辅助检查

1.主要内容及目的

(1)血常规:是否存在感染。

(2)血凝试验:是否存在凝血功能障碍。

(3)肝、肾功能,电解质:是否存在肝、肾功能损害及内环境紊乱。

(4)传染病四项:是否存在乙肝、丙肝、梅毒及艾滋病。

(5)心肌酶、肌钙蛋白:是否存在心肌损伤。

(6)NT-proBNP:是否存在心功能不全。

(7)心电图:是否存在心律失常或心肌缺血。

(8)心脏超声:心脏大小及心脏内部结构。

(9)食管电生理检查:是否存在心律失常,能否诱发出心律失常及心律失常分型。

辅助检查结果

(1)血常规:白细胞7.54×10^9/L,中性粒细胞百分比59%,淋巴细胞百分比28%,红细胞4.77×10^{12}/L,血红蛋白150 g/L,血小板265×10^9/L。

(2)心电图:窦性心动过速(图6-1)。

(3)心脏超声:左心室内径40 mm,左心房内径27 mm,右心房内径27 mm×40 mm,EF 63%。

(4)血凝试验:PT 10.70 s,INR 0.95,APTT 26.50 s,Fib 2.39 g/L,D-二聚体 0.19 mg/L,FDP 2.50 μg/mL。

(5)肝、肾功能,电解质:肝、肾功能正常,血钾4.08 mmol/L,血钠141 mmol/L。

(6)心肌酶、肌钙蛋白:未见异常。

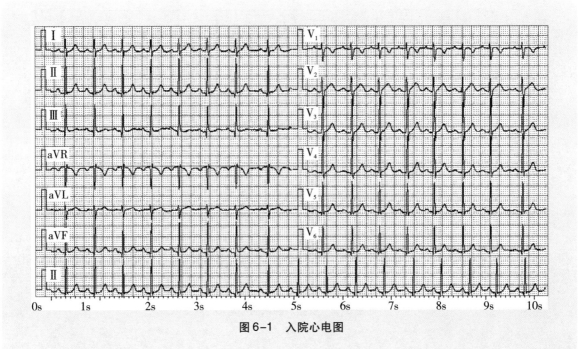

图6-1　入院心电图

（7）NT-proBNP：小于60 ng/L。

（8）传染病四项：未见异常。

（9）食管电生理检查：①电生理特征。插管深度38 mm，刺激阈电压18 V。S1S1分级递增刺激频率为170次/min时，诱发出频率为133次/min的窄QRS波心动过速，RP'间期≤70 ms，P'波隐藏在QRS波中，采用频率为200次/min的超速刺激夺获心房后能终止心动过速；采用基础周长为400 ms的心房期前刺激检查，当S1S2偶联间期为340 ms时出现跳跃延长约160 ms，并诱发出频率133~174次/min的窄QRS波形心动过速，采用频率为320次/min的超速刺激夺获心房后能终止心动过速。②电生理诊断为窦房结功能正常、房室结双径路现象、诱发慢-快型房室结折返性心动过速。

2.思维引导　患者无胸痛、心前区压榨感、颈部紧缩不适，心肌酶与肌钙蛋白未见异常，排除心肌损伤，不考虑合并冠脉狭窄或冠脉血流灌注不足；根据NT-proBNP结果排除心力衰竭可能。依据食管电生理检查确诊为房室结折返性心动过速。

（四）初步诊断

分析上述病史、体格检查、实验室检查结果，支持以下诊断：阵发性房室结折返性心动过速。

二、治疗经过

患者入院第2天夜间再次突发心悸，描记心电图示房室结折返性心动过速，给予患者心电监护，嘱患者行Valsalva动作，患者心动过速未终止。立即给予三磷酸腺苷10 mg静脉弹丸式注射，患者心动过速终止。

入院第3天行房室结折返性心动过速射频消融术，术后再次行S1S1与S1S2电刺激，未诱发出房室结折返性心动过速与跳跃及回波现象。术后复查心电图，见图6-2。

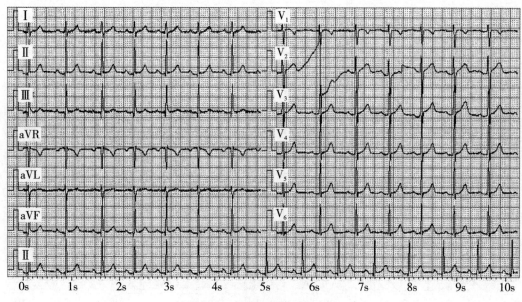

图6-2　射频消融术后心电图

三、思考与讨论

患者无器质性心脏病病史及家族遗传病史,心悸发作时节律绝对规整并呈"突发突止"特点,食管电生理检查提示心动过速发作时 RP' 间期小于 70 ms,存在跳跃现象。这些都支持阵发性房室结折返性心动过速的诊断。在急性发作期可按照刺激迷走神经,腺苷或三磷酸腺苷静脉弹丸式注射,静脉注射维拉帕米或地尔硫草,食管调搏或同步电复律的顺序尝试对心动过速复律。慢性及长期治疗的首选方法仍然为导管消融术,可避免心动过速反复发作。

患者在心悸发作时应立即至就近医院描记心电图,如有心动过速,可为心动过速分型及下一步治疗提供指导。

四、练习题

房室结折返性心动过速与房室折返性心动过速的机制有何不同?

五、推荐阅读

陈灏珠,钟南山,杨宝峰.内科学[M].9 版.北京:人民卫生出版社,2021.

（黄　镇）

案例7 预激综合征

一、病历资料

（一）门诊接诊

1. 主诉　间断发作性心悸2年。

2. 问诊重点　心悸为心血管系统常见症状,患者14岁,病史已有2年,问诊时应注意2年病程中主要症状及伴随症状特点、疾病演变过程、诊治经过、治疗效果等。

3. 问诊内容

（1）诱发因素:有无与心悸发作相关的疾病病史或吸烟、饮酒和咖啡、精神受刺激等诱发因素或加重的因素,以及应用某些药物如肾上腺素、麻黄碱、咖啡因、阿托品、甲状腺片等。

（2）主要症状:心悸的主观感受,有以下几个表现。①胸部"啪啪"音提示室上性心动过速、期前收缩;②暂停后"强力"收缩提示室性期前收缩;③快速"扑动"提示室上性心动过速、室性心动过速、窦性心动过速、心房颤动;④颈部"撞击"提示房室分离;⑤心跳"不齐"提示心房颤动、房室传导阻滞、室性期前收缩。

另外,持续性心悸可能为心动过速,见于甲状腺功能亢进或过量摄入咖啡因及其他药物;间断性心悸则与心律失常,特别是期前收缩有关,也可见于不明原因的发热;让患者敲打出心悸的速率和节律,可有助于诊断,不规则的漏跳提示有室性期前收缩;而发作性快速节律可突然停止,提示阵发性室上性心动过速。

（3）伴随症状:①伴心前区痛,见于冠状动脉粥样硬化性心脏病(如心绞痛、心肌梗死)、心肌炎、心包炎,也可见于心脏神经症等。②伴发热,见于急性传染病、风湿热、心肌炎、心包炎、感染性心内膜炎等。③伴晕厥或抽搐,见于高度房室传导阻滞、心室颤动或阵发性室性心动过速、病态窦房结综合征等。④伴贫血,见于各种原因引起的急性失血,此时常有虚汗、脉搏微弱、血压下降或休克。慢性贫血,心悸多在劳累后较明显。⑤伴呼吸困难,见于急性心肌梗死、心肌炎、心包炎、心力衰竭、重症贫血等。⑥伴消瘦及出汗,见于甲状腺功能亢进。

（4）诊治经过:是否用药,用何种药,具体剂量,效果如何,以利于迅速选择药物。

（5）既往史:是否有甲状腺功能亢进、高血压性心脏病、主动脉瓣关闭不全、二尖瓣关闭不全、贫血、低血糖症、嗜铬细胞瘤等疾病。

（6）个人史:是否有吸烟、饮酒史等。

（7）家族史:如长QT间期综合征、Brugada综合征等有家族遗传倾向的疾病。

问诊结果

患者为14岁男性青少年,2年前开始无明显诱因出现发作性心悸,自感心搏突然加速,持续数小时,不伴发热、胸闷、胸痛、呼吸困难、黑矇、晕厥、抽搐等不适,可自行突然缓解。4个月前上述症状再发,就诊于当地医院,行心电图检查,诊断为"阵发性室上性心动过速",后心动过速自行终止,未给予药物治疗。今为求进一步诊治来医院就诊,门诊以"阵发性室上性心动过速"收入心内科。发病以来,精神、食欲、睡眠、大小便正常,体重无减轻。既往史:无高血压及其他心脏疾病病史，无糖尿病、脑血管疾病病史，无肝炎、结核、疟疾等急慢性传染病病史，预防接种随社会计划免疫进行，无手术、外伤及输血史，无食物、药物过敏史。个人史：生于原籍，久居本地，无疫区、疫情、疫水接触史，无牧区、矿山、高氟区、低碘区居住史，无化学性物质、放射性物质、有毒物质接触史，无吸毒史，无吸烟、饮酒史，否认冶游史。婚育史：未婚。家族史：父母、1弟健康状况良好，无与患者类似疾病，无家族性遗传病史。

4.思维引导　患者为14岁男性青少年，2年前开始出现发作性心悸，自感心搏加速，持续数小时，突发突止，不伴发热、胸闷、胸痛、呼吸困难、黑矇、晕厥、抽搐等症状，外院的心电图检查诊断为"阵发性室上性心动过速"。既往无甲状腺功能亢进、高血压心脏病、主动脉瓣关闭不全、二尖瓣关闭不全、贫血、低血糖症、嗜铬细胞瘤等疾病，也无家族性遗传病史。阵发性室上性心动过速的心电图表现应注意与心房扑动2:1下传相鉴别，如果心动过速是宽QRS波，应注意与阵发性室性心动过速相鉴别。另外，阵发性室上性心动过速的发病基础是心房、心室间存在异常的房室旁路或房室结存在双径路，因此应注意患者窦性心律的心电图是否存在心室预激波及房室传导的跳跃现象。

(二)体格检查

1.重点检查内容及目的　患者阵发性室上性心动过速的可能性大。阵发性室上性心动过速多见于无器质性心脏病的年轻人。体格检查应注意排除其他引起心悸的器质性心脏病及其他系统疾病，注意心脏体征。有无心脏扩大的体征，如叩诊心脏浊音界扩大，心尖搏动移位；是否有震颤和心脏杂音，如果有提示可能有先天性心脏病。此外，还应注意心脏以外的体征，如是否有眼睑、结膜及口唇苍白、发绀，是否有杵状指。

体格检查结果

T 36.5℃，P 83次/min，R 20次/min，BP 118/64 mmHg

发育正常，营养良好，神志清楚，自主体位，正常面容，体格检查合作。全身皮肤黏膜无黄染。结膜无充血、水肿、苍白。双侧瞳孔等大等圆，对光反射灵敏。口唇无苍白、发绀。颈动脉搏动正常。颈静脉无怒张。肝颈静脉回流征阴性。甲状腺无肿大，无压痛、震颤及血管杂音。胸廓对称，呼吸运动正常。肺部听诊未闻及干、湿啰音。心前区无隆起，心尖搏动正常，叩诊心浊音界正常，听诊心率83次/min，律齐，各瓣膜听诊区未闻及杂音，无心包摩擦音。双下肢无水肿。无杵状指。

2.思维引导　经上述检查，未见异常心脏及其他系统体征。进一步行实验室检查及影像学检查，明确诊断。

(三)辅助检查

1.主要内容及目的

(1)血常规：排除贫血及感染性疾病。

(2)甲状腺功能：排除甲状腺功能亢进。

(3)胸部影像学检查：明确是否有心脏扩大及肺部疾病。

(4)心电图：窦性心律时的心电图明确是否存在心室预激波及房室传导的跳跃现象。

(5)24 h动态心电图：明确心动过速发作时的心电图是否是阵发性室上性心动过速以及其他类型心动过速的可能。

(6)心脏彩超：检查心脏大小及心脏内部结构，排除其他心脏疾病。

辅助检查结果

（1）血常规：白细胞 5.74×10^9/L，中性粒细胞百分比 52%，淋巴细胞百分比 41%，红细胞 4.89×10^{12}/L，血红蛋白 141 g/L，血小板 329×10^9/L。

（2）甲状腺功能：游离三碘甲状腺原氨酸 5.28 pmol/L，游离甲状腺素 11.69 pmol/L，促甲状腺激素 3.930 pmol/L。

（3）胸部影像学：右肺中叶少许炎症。

（4）窦性心律时的心电图：①窦性心律；②典型心室预激（B 型）（图 7-1）。

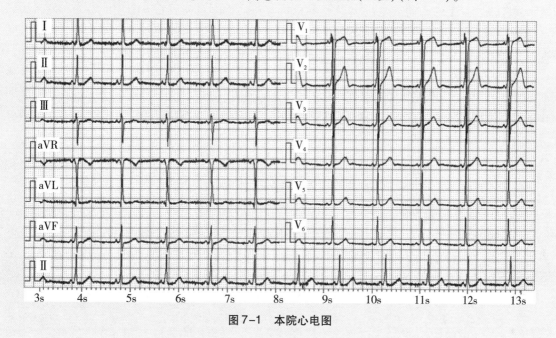

图 7-1 本院心电图

（5）24 h 动态心电图：①基础心律为窦性心律，心率动态变化正常；②偶发房性期前收缩；③偶发室性期前收缩；④典型预激综合征（B 型）；⑤ST-T 无异常动态改变；⑥心率变异性正常。

（6）院外心动过速发作时的心电图：阵发性室上性心动过速。

（7）心脏彩超检查：左心室内径 45 mm，右心室内径 15 mm，左心房内径 32 mm，右心房内径 30 mm×40 mm，室间隔厚度 9 mm，左室后壁厚度 9 mm，升主动脉内径 28 mm，肺动脉压为 30 mmHg，EF 61%，心室壁搏动幅度在正常范围。结论：心内结构及功能未见异常。

2. 思维引导 根据患者为 14 岁男性青少年，间断发作性心悸 2 年，突发突止，不伴黑朦、晕厥、抽搐等症状，窦性心律时心电图表现为典型心室预激综合征（B 型），院外心动过速发作时的心电图表现为阵发性室上性心动过速，支持阵发性室上性心动过速的诊断。血常规及甲状腺功能检查排除了贫血、甲状腺功能亢进；心脏彩超检查心内结构及功能未见异常，排除其他器质性心脏疾病。

（四）初步诊断

分析上述病史、体格检查、实验室检查结果，支持以下诊断：预激综合征（B 型）并阵发性室上性心动过速（顺传型）。

二、治疗经过

(一)初步治疗

(1)因患者入院后未再发作心动过速,且拟行射频消融术治疗,故未予以药物治疗。

(2)择期行射频消融手术治疗:患者仰卧于导管室手术台上,连接心电监护,常规消毒铺巾。1%利多卡因局部麻醉左、右股静脉拟穿刺部位皮肤,Seldinger法穿刺左、右股静脉,成功后分别置入6F、7F、8F鞘管,沿鞘管注入肝素3 000 U。沿左股静脉7F鞘送入10极标测电极至冠状静脉窦(CS),沿左股静脉6F鞘送入4极电极至右室心尖部。腔内心电监护显示CS910偏早,以SS 300 ms刺激诱发阵发性室上性心动过速,心率195次/min。心内标测及体表心电图均证实为右侧希氏束旁路,行射频消融。1%利多卡因局部麻醉右股静脉拟穿刺部位皮肤,Seldinger法穿刺右股静脉,成功后置入8F鞘管,终止心动过速,窦性心律下送入消融电极至三尖瓣及附近,在9点钟方向标测到AV融合,窦性心律下放电3 s,见AV分离,希氏束部位记录呈A-H-V,以8H巩固放电360 s,观察10 min,再次心房心室程序刺激,未能诱发阵发性室上性心动过速。撤出电极,拔除鞘管,局部加压包扎止血。术中、术后患者未诉不适,生命体征平稳,安返病房。术后注意观察生命体征、穿刺点局部情况,嘱双下肢制动12 h。

治疗效果

(1)症状:无心悸等不适。

(2)体格检查:T 36.3 ℃,P 70次/min,R 18次/min,BP 120/68 mmHg,神志清楚,肺部听诊未闻及干、湿啰音。听诊心率70次/min,律齐,各瓣膜听诊区未闻及杂音、心包摩擦音。左、右股静脉穿刺部位皮肤无出血、血肿。双下肢无水肿。

(3)心电图:①窦性心律;②大致正常(图7-2)。

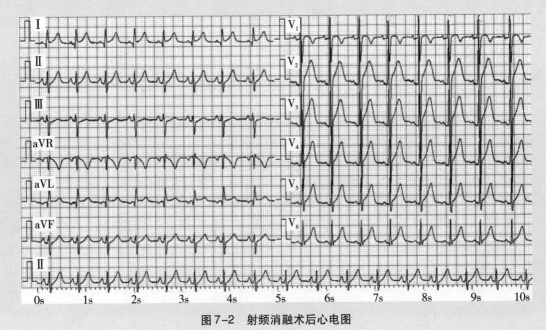

图7-2 射频消融术后心电图

(二)思维引导

预激综合征有室上性心动过速或阵发性心房颤动病史,建议患者行射频消融术治疗。对于顺向性房室折返性心动过速,在刺激迷走神经无效时,可选择作用于房室结的药物;室上性心动过速药物复律有禁忌或效果差,有条件者可行食管调搏终止心动过速。

三、思考与讨论

患者为 14 岁男性青少年,2 年前开始出现发作性心悸,自感心搏加速,持续数小时,突发突止,不伴发热、胸闷、胸痛、呼吸困难、黑朦、晕厥、抽搐等症状,外院的心电图检查诊断为"阵发性室上性心动过速"。既往无甲状腺功能亢进、高血压心脏病、主动脉瓣关闭不全、二尖瓣关闭不全、贫血、低血糖、嗜铬细胞瘤等疾病,也无家族性遗传病史。

阵发性室上性心动过速的心电图表现应注意与心房扑动 2∶1 下传相鉴别,如果心动过速是宽 QRS 波,应注意与阵发性室性心动过速相鉴别。另外,阵发性室上性心动过速的发病基础是心房、心室间存在异常的房室旁路或房室结存在双径路,因此应注意患者窦性心律的心电图是否存在心室预激波及房室传导的跳跃现象。

根据我国药源情况,建议首选维拉帕米 5 mg 静脉注射,10 min 后可重复;或普罗帕酮 1.0 ~ 1.5 mg/kg 或 70 mg 稀释后缓慢静脉注射,10 ~ 20 min 后可重复,总量不超过 210 mg。此外还可使用腺苷 6 ~ 12 mg 快速静脉注射或地尔硫䓬 0.25 ~ 0.35 mg/kg 静脉注射。应用腺苷有诱发心房颤动的风险,而预激伴心房颤动心室率快时可致血流动力学不稳定,因此,预激综合征患者应用腺苷应谨慎,并准备好备用除颤器。应用维拉帕米、地尔硫䓬或普罗帕酮前,应排除心功能不全。若有心功能不全,应使用胺碘酮(150 ~ 300 mg,稀释后 10 min 缓慢静脉注射)或进行电复律。

对于逆向性房室折返性心动过速,在刺激迷走神经无效时可谨慎选用普罗帕酮、腺苷。如仍无效,可选择作用于旁路的药物,如依布利特。上述药物无效时也可选用胺碘酮或同步直流电复律。心房颤动(或心房扑动)合并预激综合征时,首选电复律,禁用作用于房室结的药物如腺苷、非二氢吡啶类钙通道阻滞剂(维拉帕米、地尔硫䓬)、β 受体阻滞剂以及洋地黄,这些药物延缓房室结传导,有增加激动通过旁路前传的风险。

四、练习题

1. 预激综合征的心电图特征有哪些?
2. 预激综合征合并阵发性室上性心动过速的急诊处理有哪些?

五、推荐阅读

中华医学会,中华医学会杂志社,中华医学会全科医学分会,等. 预激综合征基层诊疗指南(2019 年)[J]. 中华全科医师杂志,2020,19(6):482-485.

(何　飞)

一、病历资料

(一)门诊接诊

1.主诉　间断心悸 3 个月。

2.问诊重点　43 岁男性患者,发作性心悸 3 个月,其心悸症状为心血管系统疾病的常见症状之一,问诊时应注意有无诱因,起病急缓,症状的部位、性质、程度、持续时间、缓解或加剧的因素,伴随症状,诊治经过及效果,发病以来的一般情况等。

3.问诊内容

(1)诱发因素:心悸常见的诱发因素有剧烈运动、精神紧张、吸烟、饮酒、饮浓茶和咖啡等。应用肾上腺素、咖啡因、阿托品、甲状腺素片等也可以诱发心悸。

(2)主要症状:问诊中应注意询问心悸症状的发作特点。①起病急缓,如逐渐开始和终止,心率在 100～150 次/min,提示窦性心动过速。如突发突止,心率在 70～150 次/min,提示室上性心动过速。②心律不齐,提示房性或室性期前收缩、Ⅱ度房室传导阻滞、心房扑动传导比例不一致、心房颤动等。③自觉心脏快速跳动,提示室上性心动过速、室性心动过速、窦性心动过速、快速心房颤动等。④颈部有"撞击感"提示存在房室分离。⑤间断性心悸多与心律失常相关,如阵发性室上性心动过速,也可见于情绪激动及不明原因的发热;而持续性心悸多见于持续性心房扑动/心房颤动,也可见于贫血、甲状腺功能亢进或长期服用药物等。

(3)伴随症状:有无合并胸痛、贫血、胸闷、呼吸困难、发热、晕厥、消瘦、出汗、发绀等。

(4)诊治经过:发病期间是否就诊,有无完善相关检查,检查结果有无阳性指标,是否用药,具体药物名称及剂量,用药物后症状有无改善等,以利于迅速选择药物。

(5)既往史:是否有冠心病、心脏瓣膜病(如主动脉瓣关闭不全、二尖瓣关闭不全)、心肌病(如扩张型心肌病、肥厚型心肌病、致心律失常性右室心肌病)、先天性心脏病、甲状腺功能亢进、失血性贫血、糖尿病、嗜铬细胞瘤等疾病。

(6)个人史:包括社会经历、职业,吸烟和饮酒史及其累计量。

(7)家族史:如 Brugada 综合征、儿茶酚胺敏感性室性心动过速、早期复极综合征,长 QT 间期综合征等有家族遗传倾向的疾病。

问诊结果

患者为 43 岁中年男性,3 个月前活动后突发心悸,伴乏力、食欲减退,无胸闷、胸痛、呼吸困难、晕厥、意识障碍、抽搐、腹痛等不适,症状持续 2 h 后自行缓解,未治疗。4 d 前凌晨再次突发心悸,伴头晕、胸闷痛、面色苍白、大汗,症状持续 6 h 未缓解,急诊至当地医院,心电图检查提示"心室预激合并心房颤动",测血压偏低,约 85/50 mmHg,给予"胺碘酮"药物治疗无效,予以"心脏电复律"后转为"窦性心律"。现为求进一步诊治来院,门诊以"心律失常、心室预激合并心房颤动"收入心内科。发病以来,神志清,精神差,饮食、睡眠正常,大小便正常,体重无明显减轻。

既往史：发现"高血压"3 年，最高血压 180/110 mmHg，既往未服用药物治疗，4 d 前口服"沙库巴曲缬沙坦片 100 mg bid"，血压控制可。无其他心脏疾病病史，无糖尿病、脑血管疾病病史，无肝炎、结核、疟疾等急慢性传染病病史，预防接种随社会计划免疫进行，无手术、外伤及输血史，无食物、药物过敏史。

个人史：生于原籍，久居本地，无疫区、疫情、疫水接触史，无牧区、矿山、高氟区、低碘区居住史，无化学性物质、放射性物质、有毒物质接触史，无吸毒史，无吸烟、饮酒史，否认冶游史。

婚育史：22 岁结婚，爱人体健，夫妻关系和睦，育有 1 女，体健。

家族史：父母体健，2 姐 1 哥 1 弟健康状况良好，无与患者类似疾病，无家族性遗传病史。

4.思维引导　43 岁中年男性患者，入院 3 个月前因活动后突发心悸，感心慌、乏力、食欲减退，无胸闷、胸痛、呼吸困难、晕厥、意识障碍、抽搐、腹痛等不适，症状持续 2 h 后自行缓解，突发突止，未治疗。根据其症状特点考虑"心律失常、阵发性心动过速"，需结合患者症状发作时心脏听诊，尤其是心电图检查判定心律失常类型。4 d 前凌晨再次突发心悸，伴头晕、胸痛、面色苍白、大汗，症状持续 6 h 未缓解。外院心电图检查诊断为"预激综合征合并心房颤动"。结合患者无甲状腺功能亢进、主动脉瓣关闭不全、二尖瓣关闭不全、贫血、低血糖症、嗜铬细胞瘤等疾病，无家族性遗传病史，其心悸症状考虑为预激综合征所致。应在体格检查时重点行心脏检查，重点检查患者心音、心律、心率和心脏杂音情况。然而，值得注意的是，当患者心律失常未发作时，可能难以查到相关阳性体征。

（二）体格检查

1.重点检查内容及目的　患者心悸 3 个月，考虑"预激综合征合并心房颤动"可能性大。预激综合征最常见的心律失常类型是房室折返性心动过速，也可发生心房颤动和心房扑动。由于旁路不应期短，会产生极快的心室率，引起患者血流动力学的异常。预激综合征患者症状发作时可以通过视、触心尖搏动，听诊心律和心率等检查到心动过速或有心律不齐。然而，心悸症状未发作时，大多数患者无明显阳性体征。体格检查应注意排除器质性心脏病及其他系统疾病，重点检查心脏体征。视诊时注意观察心前区有无隆起、胸廓有无畸形、心尖搏动位置等；触诊时注意心前区有无震颤、心包摩擦感等；叩诊时注意心脏浊音界范围、心尖搏动距左锁骨中线距离等；听诊时注意心率、心音、心律、杂音、额外心音、心包摩擦音等。此外，还应注意是否有点头征，水冲脉，股动脉枪击音，结膜和口唇苍白、发绀等。

体格检查结果

T 36.5 ℃，P 83 次/min，R 20 次/min，BP 118/64 mmHg

发育正常，营养良好，神志清楚，自主体位，正常面容，体格检查合作。全身皮肤黏膜无黄染。结膜无充血、水肿、苍白。双侧瞳孔等大等圆，对光反射灵敏。口唇无苍白、发绀。颈动脉搏动正常。颈静脉无怒张。肝颈静脉回流征阴性。甲状腺无肿大，无压痛、震颤及血管杂音。胸廓对称，呼吸运动正常。肺部听诊未闻及干、湿啰音。心前区无隆起，心尖搏动正常，叩诊心浊音界正常，听诊心率 83 次/min，律齐，各瓣膜听诊区未闻及病理性杂音，无心包摩擦音。腹平、软，无压痛及反跳痛，肝、脾未触及，双肾区无叩击痛，双下肢无水肿。无杵状指。

2.思维引导　经上述体格检查，未发现心脏及其他系统的异常体征。需要行相关辅助检查。如血常规、甲状腺功能等排查继发性因素，完善心脏彩超、左房 CTA 重建、胸片等影像学检查，进一步了解心脏结构和功能情况，以明确诊断。

（三）辅助检查

1. 主要内容及目的

（1）血常规:排除贫血、血小板减少症及感染性疾病。

（2）甲状腺功能:排除甲状腺功能亢进症。

（3）胸部影像学:明确是否有心腔扩大、心包积液、肺部疾病、胸廓畸形等。

（4）心电图:明确心律失常的类型,排查有无心肌缺血情况。

（5）左心房 CTA:明确左心房大小、形态、结构,观察有无血栓形成等。

（6）心脏彩超:判定心脏功能,观察心腔大小及心脏内部结构,排查有无其他心脏疾患。

辅助检查结果

（1）血常规:白细胞 6.35×10^9/L,中性粒细胞百分比 57%,淋巴细胞百分比 40%,红细胞 4.89×10^{12}/L,血红蛋白 126 g/L,血小板 233×10^9/L。

（2）甲状腺功能:游离三碘甲状腺原氨酸 4.14 pmol/L,游离甲状腺素 10.73 pmol/L,促甲状腺激素 3.38 pmol/L。

（3）胸部影像学:心、肺、膈未见明显异常。

（4）心电图:院外发作时的心电图提示心房颤动合并 A 型预激综合征（图 8-1）。入院心电图见图 8-2。

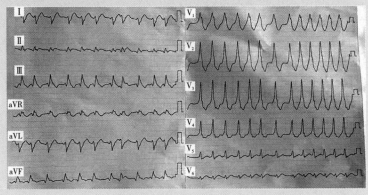

图 8-1　外院心电图

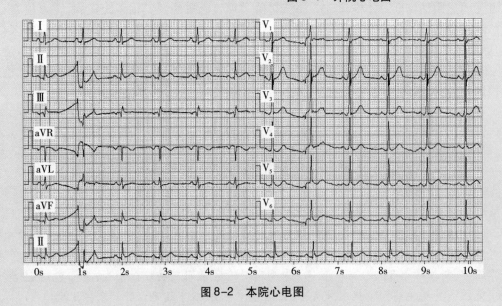

图 8-2　本院心电图

（5）左心房 CTA：未见明显异常（图 8-3）。

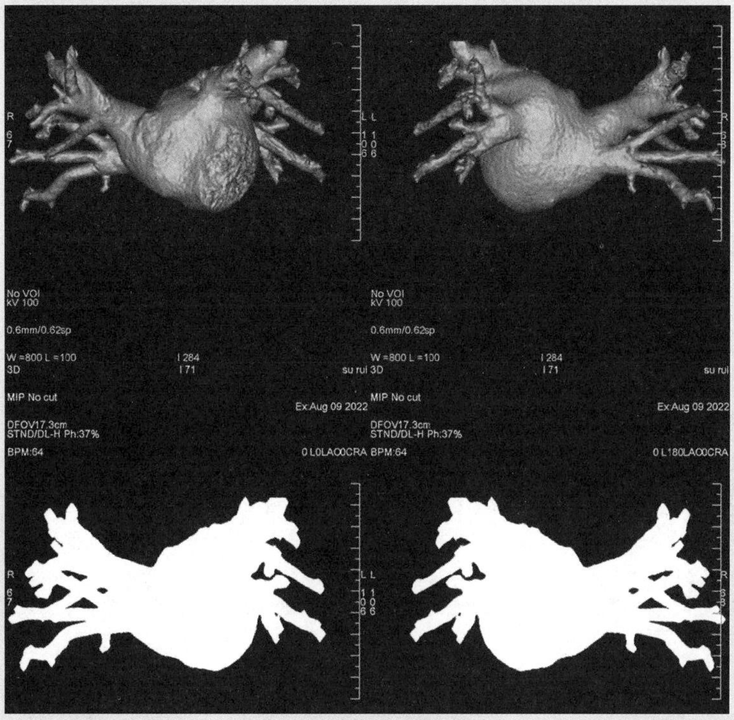

图 8-3　左心房 CTA

（6）心脏彩超：右心室内径 17 mm，室间隔厚 11.7 mm，左心室内径 45 mm，左心室后壁厚 9 mm，升主动脉环内径 22 mm，左心房内径 30 mm，右心房内径 33 mm×42 mm；升主动脉内径 36 mm，肺动脉环内径 21 mm，肺动脉压 21 mmHg，E 峰 0.5 m/s，A 峰 0.7 m/s；EF 64%。结论：主动脉窦部及升主动脉增宽；室间隔增厚（请结合高血压）；二尖瓣少量反流；左室舒张功能减低。

2.思维引导　患者症状表现为心悸，伴乏力、食欲减退，严重时出现头晕、胸痛、面色苍白、大汗，症状呈"突发突止"特点，发作时心电图表现为预激综合征合并心房颤动，终止发作后窦性心电图显示 A 型预激综合征，支持"预激综合征合并心房颤动"的诊断。结合患者存在高血压病史，血压可达"180/110 mmHg"，考虑诊断"高血压病 3 级，很高危"。

（四）初步诊断

分析上述病史、体格检查、实验室检查及影像结果，支持以下诊断：①预激综合征合并心房颤动；②高血压病 3 级，很高危。

二、治疗经过 ▶▶▶

（一）治疗方案

（1）入院后患者心悸症状未再发作，建议行射频消融治疗，未予以药物治疗。

（2）射频消融手术治疗：送 10 极标测电极至冠状窦，4 级电极至右心室，窦性心律下 CS1-2 波偏前，行心室 S1S1 刺激显示 CS1-2 A 波偏前，VA 融合，考虑左侧旁道；沿 SWARTS 鞘管送房间隔穿刺针至卵圆窝行房间隔穿刺,穿刺成功后经鞘管送冷盐水灌注的温控导管至二尖瓣环4点钟方向标测到小A大V,VA融合,30 W放电3 s,行心室起搏见VA分开,巩固消融120 s,再次行心室刺激,心动过速无发作。送VIZIGO可调弯鞘管至左心房,沿鞘管送入ASSO电极至肺静脉,INSITE指导下行左心房三维重建,使用冷盐水灌注的温控导管35W,45 ℃行双侧环肺静脉前庭消融,消融电极显示肺静脉电位完全隔离。

（3）患者有高血压病史,入院前口服"沙库巴曲缬沙坦片 100 mg bid",监测血压提示血压控制较好,调整为"沙库巴曲缬沙坦片 200 mg qd",以提高服药依从性,监测血压显示控制良好。

治疗效果

（1）症状:无心悸等不适症状再发。

（2）体格检查:T 36.2 ℃,P 71 次/min,R 18 次/min,BP 120/65 mmHg,神志清楚,肺部听诊未闻及干、湿啰音。听诊心率71 次/min,律齐,各瓣膜听诊区未闻及杂音、心包摩擦音。左、右股静脉穿刺部位无出血、红肿和血肿。双下肢无水肿。

（3）术后复查心电图:①窦性心律;②正常心电图(图8-4)。

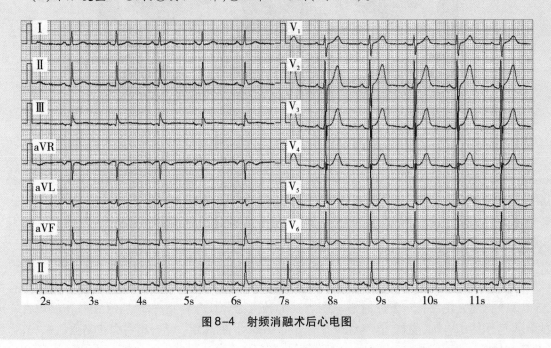

图8-4　射频消融术后心电图

（二）思维引导

患者发作性心悸,发作时心电图提示"预激综合征合并心房颤动",其心室率很快,血压偏低,并出现头晕、胸闷痛、面色苍白、大汗等血流动力学不稳定状态相关症状,给予"胺碘酮"药物治疗效果差,行电复律治疗后转复窦性心律。需要注意的是,预激综合征合并心房颤动时,禁用洋地黄、利多卡因和维拉帕米。入院心电图提示"A型预激综合征",行心内电生理检查,证实为左侧旁道,建议行射频消融治疗,家属要求并实施心房颤动射频消融,消融手术操作顺利。患者有高血压,平时血压控制较差,心脏彩超提示主动脉窦部及升主动脉增宽、室间隔增厚,入院前服用"沙库巴曲缬沙坦片 100 mg bid",沙库巴曲缬沙坦可抑制肾素-血管紧张素-醛固酮系统,增强利钠肽系统,具有降压、抗心肌重塑和降低蛋白尿等功效,用药后血压控制较好,继续给予该药降压治疗,监测血压变化。

三、思考与讨论

预激综合征发生率约0.15%，多见于无器质性心脏病患者，可发生于任何年龄，男性多发，是心律失常的一种类型。其解剖学基础是除正常的房室结传导组织之外，存在异常心肌纤维组成的肌束（旁道），心房和心室之间的旁道（Kent束）最常见。旁道前向传导时，心电图上可显示心室预激（δ波），如本例患者入院时的心电图表现。预激本身不引起症状，当并发快速型心律失常时出现心悸症状，合并的最常见的快速心律失常类型为房室折返性心动过速（约80%），其次为心房颤动和心房扑动，严重时可出现心室颤动甚至死亡。预激综合征合并心房颤动时，快速的心房电活动沿着旁道下传心室，引起RR间期不等、QRS波宽大畸形且形态多变的心电图表现，QRS波起始部可见预激波，过高频率的心动过速可导致患者出现充血性心力衰竭、低血压、休克甚至心搏骤停。发作时心电图需与以下两种情况相鉴别。①多形性室性心动过速：心电图提示QRS波群极性和QRS波群前、中、后各个部分均多变。PR间期不等，但长短变化的程度相比预激综合征合并心房颤动者要小。②心房颤动合并室内传导差异：快速的心房激动下传时造成束支的功能性传导阻滞，心电图上出现束支阻滞的图形，右束支传导阻滞较多见。

治疗上应选择延长房室旁路不应期的药物如普罗帕酮和胺碘酮，而洋地黄类药物、利多卡因和维拉帕米可加速心室率，甚至诱发心室颤动，应避免使用。当患者血流动力学不稳定时，应首选电复律。通过射频消融旁路可根治预激综合征，该患者行心内电生理检查证实为左侧旁道，射频消融手术成功。心房颤动是指规律有序的心房电活动消失，代之以快速无序的颤动波，使心房失去了有效的收缩和舒张，出现心室率紊乱、心功能受损，部分患者心房附壁血栓形成，脑卒中风险明显增加。心房颤动射频消融可通过阻断肺静脉电位，终止心房颤动发作，改善心悸症状和心功能状态，减少栓塞事件。针对该患者，通过冷盐水灌注的温控导管实施了心房颤动射频消融治疗。术后复查心电图未见明显异常，未有不适，顺利出院。应加强患者院外随访，注意有无心悸症状再发，并定期复查心电图。

四、练习题

1. 如何快速识别心房颤动合并预激综合征的心电图？
2. 心房颤动合并预激综合征的急诊处理是什么？

五、推荐阅读

［1］中华医学会,中华医学会杂志社,中华医学会全科医学分会,等.预激综合征基层诊疗指南（2019年）[J].中华全科医师杂志,2020,19(6):482-485.
［2］中华医学会,中华医学会杂志社,中华医学会全科医学分会,等.心房颤动基层诊疗指南（2019年）[J].中华全科医师杂志,2020,19(6):465-473.
［3］中华医学会心电生理和起搏分会,中国医师协会心律学专业委员会.室上性心动过速诊断及治疗中国专家共识（2021）[J].中华心律失常学杂志,2022,26(3):202-262.

（户富栋）

案例 9 心房颤动

一、病历资料

(一)门诊接诊

1. 主诉 间断心慌3年,再发伴下肢水肿10 d。

2. 问诊重点 心慌是门诊患者的常见就诊原因。该患者心慌3年,时间较长,需问诊心慌时有无伴发胸痛、胸闷,心慌每次平均持续时间,有无晕厥及双眼黑蒙情况,有无怕热、腹泻。近期伴发水肿,需了解有无胸闷、呼吸困难及好发时间,活动耐力情况。

3. 问诊内容

(1)诱发因素:有无甲状腺功能亢进、风湿性心脏病、高血压、动脉粥样硬化、长期吸烟饮酒史等心房颤动诱发因素。

(2)主要症状:需详细了解心慌发作的特点。在年轻人中心房颤动心慌发作,常由于甲状腺功能亢进,因此需要了解有无怕热、情绪急躁或腹泻症状;冠心病也是心慌的主要病因,心慌发作时常伴有呼吸困难及胸痛;瓣膜病尤其是二尖瓣狭窄也常伴发心房颤动心慌,患者通常合并明显的呼吸困难及二尖瓣面容,如面色晦暗、颧部紫红、口唇发绀等;心慌的持续时间不同,间断发作或持续存在,预示着不同的疾病种类或心律失常类型;心慌发作时脉搏可出现改变,或提前搏动,或节律不整、强弱不一。心慌时心率过快或者持续时间较久,可出现血压下降,患者常有烦躁、乏力症状,严重者出现晕厥甚至休克。

(3)伴随症状:心房颤动发作时心房失去有效收缩功能,导致心房内血液瘀滞,容易形成血栓并脱落,脱落后形成远端末梢栓塞,视栓塞部位的不同而出现不同的症状。脑动脉栓塞可出现头痛、呕吐、意识障碍、偏瘫等症状;冠状动脉栓塞可出现心绞痛、心力衰竭等;肠系膜动脉栓塞可出现腹痛、腹胀、腹泻、消化道出血及肠麻痹等;肾动脉栓塞可出现少尿、血尿、腰痛等;下肢动脉栓塞可出现肢体疼痛、皮肤苍白、远端动脉搏动消失、肢体发冷、运动障碍等症状。心房颤动发作时心律绝对不齐,持续性心房颤动还可以导致心脏各腔室出现重塑,从而对心功能有影响,出现心力衰竭,导致下肢水肿等症状。

(4)诊治经过:发病3年来是否就诊,并行心电图、心脏超声检查,了解有无心律失常及心功能情况;是否发现有导致心房颤动的危险因素;是否应用控制心房颤动心室率的药物、具体剂量、效果如何;是否应用抗凝药物预防脏器栓塞;本次心慌再发,合并下肢水肿,需了解心功能情况,有无应用改善心功能药物及其疗效。

(5)既往史:应问问患者是否存在高血压、高脂血症、动脉粥样硬化、甲状腺功能亢进、风湿性心脏病等情况及其诊疗措施,这些是心房颤动的常见诱发原因。

(6)个人史:一些不良生活习惯,如吸烟、饮酒、熬夜等,会增加高血压、动脉粥样硬化的发生率,从而增加心房颤动的患病率。

(7)家族史:少部分心房颤动具有家族遗传倾向,了解家族心房颤动发病情况,有助于疾病诊断及后期子代阻断可能性。

问诊结果

　　患者为中老年男性,已退休。既往无手术、外伤史,无乙肝等传染性疾病史;无高血压病史。吸烟30余年,每天15~20支;有饮酒史,250 mL/次,3次/周。3年来,间断发作心慌,每次持续数分钟到几个小时,且持续时间有增加趋势,曾到医院行心电图检查,提示"心房颤动",给予"美托洛尔"应用,均为短期应用。10 d来,心慌再发加重,且出现双下肢水肿,就诊后心电图检查提示"心房颤动",伴乏力、胸闷及呼吸困难。发病来,精神差,神志清楚,无活动障碍,饮食差,有恶心情况,小便黄,偶有腹泻,1个月来体重增加约5 kg。

　　4.思维引导　该患者有间断心慌病史3年,曾就诊行心电图检查提示"心房颤动",间断给予"美托洛尔"控制心室率,未行其他治疗。近期心慌再发加重,且出现下肢水肿情况。针对该患者目前治疗,其"心律失常、心房颤动"诊断明确。患者为中老年男性,无高血压病史,但平时有吸烟饮酒史,为心房颤动的发病诱因,需了解有无冠心病、糖尿病、高脂血症等;本次新发双下肢水肿,伴胸闷、呼吸困难,考虑合并心力衰竭情况,需要鉴别心力衰竭病因,是长期心房颤动所致,还是冠心病、瓣膜病等其他疾病所致。

(二)体格检查

　　1.重点检查内容及目的　首先需了解患者意识、精神状态,观察四肢活动情况,有无活动障碍,了解有无中枢神经系统受累;心电监护了解患者心律、心室率、指脉氧合情况和血压,明确生命体征是否平稳;患者目前心电图提示心房颤动,体格检查时可触诊脉搏,是否存在脉搏短绌、搏动强弱不等,可听诊心音,心律是否绝对不齐,心音是否强弱不等,各瓣膜听诊区是否有杂音。本次发病,新出现双下肢水肿,需警惕心力衰竭的可能,可观察颈静脉是否充盈或怒张,肝颈静脉回流征情况;另需听诊肺部呼吸音,是否存在肺底部吸气末湿啰音;腰肋部皮下有无水肿;患者双下肢水肿性质,是否为凹陷性水肿。

体格检查结果

　　T 36.2 ℃,R 20次/min,P 120次/min,BP 160/103 mmHg
　　神志清楚,疼痛病容,呼吸急促。高枕卧位,双侧瞳孔等大等圆,对光反射灵敏。颈静脉充盈,肝颈静脉回流征阳性,气管居中,浅表淋巴结不大。脉搏短绌,搏动强弱不等。胸廓正常,双肺呼吸音对称,双上肺呼吸音粗,双肺底可闻及吸气末湿啰音。心音强弱不等,心律绝对不齐,心率120次/min,各瓣膜听诊区未闻及明显病理性杂音。腹部软,腰肋部可触及皮下水肿,无明显压痛、反跳痛,移动性浊音阴性。四肢活动可,肌张力正常,双下肢凹陷性水肿,无杵状指(趾),余无明显异常。

　　2.思维引导　经上述心音及脉搏检查发现患者心律绝对不齐,结合心电图检查,再次证实心房颤动的存在;患者有下肢水肿、胸闷、呼吸困难症状,体格检查时发现颈静脉充盈、肝颈静脉回流征阳性、双下肢及身体低垂部位水肿表现,考虑心力衰竭可能性大。目前需进一步了解发作情况,并寻找导致心力衰竭的主要病因。患者为中老年男性,导致心力衰竭的原因主要是冠心病、瓣膜病及心律失常心房颤动等。可以进一步行动态心电图、心脏超声、实验室检查(心肌酶、肌钙蛋白、BNP等)及影像学检查(肺部CT、冠状动脉造影)等检查,以进一步了解病情。

（三）辅助检查

1. 主要内容及目的

（1）血常规、肝肾功能、血脂、电解质、凝血功能：了解患者基本情况及重要脏器功能；是否有肝肾功能的损害、内环境紊乱。

（2）动脉血气分析：明确是否有微循环灌注不足，判断病情的严重程度。

（3）甲状腺功能：了解有无甲状腺功能异常对心律的影响。

（4）胸部影像学：明确胸部情况及有无肺部感染。

（5）心脏超声：了解心脏功能情况，及各心脏腔室和瓣膜情况。

（6）心肌酶、肌钙蛋白和 BNP：了解有无心肌损伤及心功能情况。

（7）动态心电图：明确心房颤动情况。

（8）食管超声：了解心脏情况及有无左心房、左心耳血栓。

（9）冠状动脉造影：明确有无冠心病。

辅助检查结果

（1）血常规：白细胞 7.6×10^9/L，中性粒细胞百分比 67%，淋巴细胞百分比 18%，红细胞 4.86×10^9/L，血红蛋白 136 g/L，血小板 290×10^9/L；肝肾功能正常，钾 4.3 mmol/L，钠 133 mmol/L，氯 78 mmol/L，肌酐 98 μmol/L，尿素氮 7.6 mmol/L。

（2）动脉血气分析（未吸氧）：pH 7.42，$PaCO_2$ 26 mmHg，PaO_2 89 mmHg。

（3）动态心电图：心房颤动伴快速心室率。

（4）甲状腺功能：正常。

（5）胸部影像学：肺部 CT 提示未见明显斑片状影。

（6）心肌酶、肌钙蛋白、BNP：心肌酶、肌钙蛋白正常，BNP 明显升高。

（7）心脏彩超：左心房稍大，心律不齐，未见明显心包积液。

（8）冠状动脉造影：冠状动脉无明显狭窄。

（9）食管超声：未发现左心房及心耳内有明显的血栓形成。

---

2. 思维引导　根据该患者间断心慌 3 年，结合本次入院检查结果，心律失常、心房颤动诊断明确；合并的下肢水肿，考虑合并心功能不全；患者自觉乏力，考虑心功能 Ⅱ～Ⅲ 级；冠状动脉造影及心脏超声未发现冠状动脉狭窄和瓣膜问题，排除了冠心病和心脏瓣膜病。

（四）初步诊断

分析上述病史、体格检查、实验室检查结果，支持以下诊断：①心律失常，心房颤动并快速心室率；②心力衰竭，心功能 Ⅱ～Ⅲ 级。

二、治疗经过

（一）初步治疗

（1）抗凝。

（2）利尿，给予呋塞米、螺内酯联合应用；静脉应用硝普钠扩血管，必要时加用口服降压药物。

（3）加用质子泵抑制药保护胃黏膜，加用胺碘酮口服，为心房颤动射频消融手术做准备。

（4）介入下行心房颤动射频消融术治疗。

治疗效果

(1)症状:应用利尿、扩血管药物后患者心慌、胸闷减轻,双下肢及腰肋部皮下水肿明显减轻;胺碘酮等药物应用后患者心室率下降,60~90 次/min;达到胺碘酮应用负荷量后,排除禁忌,入院后第 10 天在局麻下行经导管心房颤动射频消融术,手术顺利。术后恢复窦性心律。

(2)体格检查:神志清楚,表情自然,呼吸频率 13 次/min,平卧位,双下肢及腰肋部无明显凹陷性水肿。

(二)思维引导

患者入院时明确存在心律失常、心房颤动,合并的心力衰竭问题需要明确原因。经过入院检查,排除了冠心病和心脏瓣膜病。考虑患者心力衰竭可能是心房颤动所致。明确诊断后,首先给予纠正心力衰竭措施,如扩血管、利尿治疗,改善患者症状,在此过程中要注意预防电解质紊乱,推荐保钾利尿剂和排钾利尿剂联用。另外,一旦确诊心房颤动,在排除禁忌后应给予抗凝治疗,预防体循环栓塞。若消化道出血风险高,应给予保护胃黏膜药物应用。在心力衰竭症状控制后,若心室率较高,可给予 β 受体阻滞剂或胺碘酮等药物应用。目前药物治疗不能降低远期心房颤动复发率,建议告知患者及家属行心房颤动导管消融。心房颤动导管消融后可有效减少心房颤动的复发,从而逆转心律失常所致的心力衰竭,以及心房颤动带来的潜在的脑卒中风险。

(三)病情变化

1.病情变化的可能原因及应对 术后第 2 天,患者出现胸闷,体温约 37.2 ℃,神志清楚,情绪烦躁,血压 100/70 mmHg,窦性心律,心率 110 次/min。

检查结果

(1)动脉血气分析:pH 7.40,$PaCO_2$ 26 mmHg,PaO_2 90 mmHg,SaO_2 98%。

(2)血常规:白细胞 $13.6×10^9$/L,中性粒细胞百分比 78%,淋巴细胞百分比 20%,红细胞 $5.37×10^{12}$/L,血红蛋白 126 g/L,血小板 $120×10^9$/L。

(3)电解质:钾 4.6 mmol/L,钠 148 mmol/L,氯 106 mmol/L。

(4)肺部 CT:基本正常。

(5)心脏超声:发现心包积液,各切面可看到液性暗区 8~16 mm。

2.思维引导 患者病情变化需鉴别诊断心包压塞、急性心力衰竭发作、手术相关失血或感染。急查心脏超声、动脉血气分析、血常规、电解质。考虑其为介入手术后状态,首先应考虑心包积液甚至心包压塞的可能性。该患者行心脏超声检查后,发现心包积液,给予经皮置管穿刺抽液。

治疗 1 周后复查

(1)情绪稳定,神志清楚,无烦躁,未诉胸闷不适。

(2)体格检查:心音可,心律齐,双肺底未闻及湿啰音。双下肢无凹陷性水肿。

(3)动脉血气分析:pH 7.36,$PaCO_2$ 31 mmHg,PaO_2 80 mmHg。

(4)血常规:白细胞 $4.1×10^9$/L,中性粒细胞百分比 70%,淋巴细胞百分比 22%,红细胞 $4.70×10^{12}$/L,血红蛋白 133 g/L,血小板 $130×10^9$/L。

三、思考与讨论

患者入院时明确存在心律失常、心房颤动,合并的心力衰竭问题需要明确原因。入院检查后,排除了冠心病和心脏瓣膜病,考虑患者心力衰竭可能是心房颤动所致。明确诊断后,首先给予纠正心力衰竭措施,如扩血管、利尿治疗,改善患者症状,在此过程中要注意预防电解质紊乱,推荐保钾利尿剂和排钾利尿剂联用。另外,一旦确诊心房颤动,在排除禁忌后应给予抗凝治疗,预防体循环栓塞。若消化道出血风险高,应给予保护胃黏膜药物应用。在心力衰竭症状控制后,若心室率较高,可给予β受体阻滞剂或胺碘酮等药物应用。目前药物治疗不能降低远期心房颤动复发率,建议告知患者及家属行心房颤动导管消融的选项。心房颤动导管消融后可有效减少心房颤动的复发,从而逆转心律失常所致的心力衰竭,以及心房颤动带来的潜在的脑卒中风险。

入院后在明确诊断基础上,给予纠正心力衰竭及控制心率治疗,患者症状好转,同时积极术前准备后,行经导管的心房颤动射频消融治疗,使患者窦性心律得以恢复,为预防血栓脱落导致的脑卒中和心力衰竭再发提供了坚实保障。

针对心房颤动合并心力衰竭患者,要首先着力控制症状,其次要寻找心力衰竭原因,对因治疗;心房颤动等介入术后,要注意心包压塞的可能性,做到及时处理,避免恶性后果。

四、练习题

1. 心力衰竭的常见病变有哪些?
2. 如何早期识别介入术后心包压塞?

五、推荐阅读

陈灏珠,林果为,王吉耀.实用内科学[M].14 版.北京:人民卫生出版社,2013.

(杜彬彬)

案例 10　室性期前收缩

一、病历资料

(一)门诊接诊

1. **主诉**　间断心悸 1 年。

2. **问诊重点**　心悸发作时有无诱因,发作时间有无特点,发作频率如何,每次持续时间,心悸性质如何,何种方式可以缓解。发病时活动耐量如何,是否进行性减低,目前活动耐量如何。

3. **问诊内容**

(1)诱发因素:有无与心悸发作相关的疾病病史,有无饮酒、咖啡、浓茶,有无剧烈运动或精神紧张等诱发因素或加重的因素,以及应用某些药物如肾上腺素、麻黄碱、咖啡因、阿托品、甲状腺片等。育龄女性还需询问是否妊娠。

(2)主要症状:心悸是一种自觉心脏跳动的不适感或心慌感,当心率加快时感到心脏跳动不适,心率缓慢时则感到搏动有力。心悸时,心率可快、可慢,也可有心律失常,心率和心律正常者亦可有心悸。①心悸在短时间很快消失,但易反复发作,多与心律失常有关。此时应详细追问心悸发作当时患者的主观感觉,如有无心跳过快、过慢、不规则的感觉,是否突发突止或是否伴有意识改变及周围循环障碍。②从幼年时即出现心悸,则多与先天性心脏疾病有关,如动脉导管未闭、室间隔缺损等,因回心血量增多,心脏的负荷增加,导致心室肥厚而出现病理性心脏搏动增强。

(3)伴随症状:①伴心前区疼痛,见于冠状动脉粥样硬化性心脏病(如心绞痛、心肌梗死)、心肌炎、心包炎,亦可见于心脏神经症等。②伴发热,见于急性传染病、风湿热、心肌炎、心包炎、感染性心内膜炎等。③伴晕厥或抽搐,见于窦性停搏、病态窦房结综合征、高度房室传导阻滞、心室颤动、室性心动过速等。④伴贫血,见于各种原因引起的急性失血,此时常有虚汗、脉搏微弱、血压下降或休克。慢性贫血,心悸多在劳累后较明显。⑤伴呼吸困难,见于急性心肌梗死、心肌炎、心包炎、心功能不全、重症贫血等。⑥伴消瘦及出汗,见于甲状腺功能亢进症。⑦伴发绀,见于先天性心脏病、右心功能不全和休克。⑧伴神经衰弱表现,见于自主神经功能紊乱、围绝经期综合征等。

(4)诊治经过:有无行 24 h 动态心电图检查、超声心动图检查,是否采用药物治疗,用何种药、具体剂量、效果如何,以利于迅速选择药物。

(5)既往史:有无心脏病、内分泌系统疾病、呼吸系统疾病、血液系统疾病、神经症(不要忽略)等病史。有无肾上腺素、麻黄素、咖啡因等药物应用史。有无精神刺激史。有无过敏史。

(6)个人史:有无嗜好咖啡、浓茶,饮酒等情况,有无精神刺激史。

(7)家族史:如长 QT 间期综合征、Brugada 综合征等有家族遗传倾向的疾病。

问诊结果

患者为 31 岁青年女性,1 年前开始无明显诱因出现发作性心悸,自感心跳不规则,持续时间数分钟至数小时不等,偶伴胸闷,不伴发热、胸痛、呼吸困难、黑矇、晕厥、抽搐、头晕、头痛等不适,劳累后症状加重,休息后缓解。至当地医院就诊,行心电图检查提示频发室性期前收缩,冠脉 CTA 未见明显异常,予"参松养心胶囊、益心康泰胶囊、辅酶 Q10"治疗,症状有所缓解。后未规律长期服药,上述症状间断出现。为求进一步诊治来医院就诊,门诊以"心律失常、频发性室性期前收缩"收入心内科。发病以来,神志清,精神可,食欲正常,睡眠不佳,大小便正常,体重无减轻。既往史:无高血压及其他心脏疾病病史,无糖尿病、脑血管疾病病史,无肝炎、结核、疟疾等急慢性传染病病史,预防接种随社会计划免疫进行,无手术、外伤及输血史,无食物、药物过敏史。个人史:生于原籍,久居本地,无疫区、疫情、疫水接触史,无牧区、矿山、高氟区、低碘区居住史,无化学性物质、放射性物质、有毒物质接触史,无吸毒史,无吸烟、饮酒史,否认冶游史。婚育史:28 岁结婚,爱人体健,关系和睦,育有 1 女,顺产。家族史:父母、1 姐 1 弟健康状况良好,无与患者类似疾病,无家族性遗传病史。

4.思维引导　患者为 31 岁青年女性,1 年前开始无明显诱因出现心悸,自感心跳不规则,发作持续时间无明显规律,偶伴胸闷,不伴发热、胸痛、呼吸困难、黑矇、晕厥、抽搐、头晕、头痛等不适,劳累后症状可加重。外院心电图检查诊断为"频发室性期前收缩",服用抗心律失常药物治疗可缓解症状。既往无甲状腺功能亢进、冠心病、心脏瓣膜病、贫血等疾病,无近期呼吸系统、消化系统感染病史,也无家族性遗传病史。

大多数患者可无明显症状,仅在体检或其他原因就诊时行心电图或动态心电图检查发现。可表现出的常见症状包括心悸、胸闷、失重感或心跳停搏。患者是否有症状或症状的轻重程度与频发程度不相关。需注意,有些患者由于检查出期前收缩,自摸脉搏有"漏跳"而出现胸闷、气短、"长出气"等焦虑症状,症状与期前收缩在时相上并不直接相关,这种情况十分常见,在判断期前收缩是否"有症状"时须给予足够注意。

(二)体格检查

1.重点检查内容及目的　体格检查应注意有无提示器质性心脏病的体征,包括心音改变、杂音、心律改变、心率改变等。心脏听诊可闻及提前出现的心搏,第一心音增强,并伴以长间歇。室性期前收缩引起桡动脉搏动减弱或消失。

体格检查结果

T 36.2 ℃,P 80 次/min,R 16 次/min,BP 105/53 mmHg

身高 158 cm,体重 60.0 kg,BMI 24 kg/m²

发育正常,营养良好,神志清楚,自主体位,正常面容,体格检查合作。全身皮肤黏膜无黄染。结膜无充血、水肿、苍白。双侧瞳孔等大等圆,对光反射灵敏。口唇无苍白、发绀。颈动脉搏动正常。颈静脉无怒张。肝颈静脉回流征阴性。甲状腺无肿大,无压痛、震颤及血管杂音。胸廓对称,呼吸运动正常。肺部听诊未闻及干、湿啰音。心前区无隆起,心尖搏动正常,叩诊心浊音界正常,听诊心率80 次/min,律不齐,各瓣膜听诊区未闻及杂音,无心包摩擦音。双下肢无水肿。无杵状指。

2.思维引导　经上述检查,可闻及心律不整齐,未见其他异常体征。进一步行实验室检查及影像学检查,明确诊断。

(三)辅助检查

1.主要内容及目的

(1)血常规:排除贫血及感染性疾病。

（2）血生化:排除电解质紊乱及其他系统疾病。

（3）心肌损伤标志物:排除急性心肌梗死、心肌炎等。

（4）甲状腺功能:排除甲状腺功能亢进。

（5）胸部影像学检查:明确是否有心脏扩大及肺部疾病。

（6）心电图:明确是否存在心律失常及心律失常类型。

（7）动态心电图:明确心律失常与临床症状相关性及评估严重程度。

（8）心脏彩超:检查心脏大小及心脏内部结构,排除其他心脏疾病。

辅助检查结果

（1）血常规:白细胞 $6.74×10^9/L$,中性粒细胞百分比 56.5% ,淋巴细胞百分比 34.9% ,红细胞 $4.50×10^{12}/L$,血红蛋白 132.5 g/L,血小板 $256×10^9/L$ 。

（2）血生化:钾 4.28 mmol/L,钠 138 mmol/L,尿素氮 5.4 mmol/L,肌酐 53 μmol/L,丙氨酸转氨酶 7 U/L,天冬氨酸转氨酶 10 U/L,总胆固醇 4.41 mmol/L,甘油三酯 0.81 mmol/L,高密度脂蛋白 1.41 mmol/L,低密度脂蛋白 2.83 mmol/L。

（3）心肌损伤标志物:cTnT 0.01 ng/mL,肌酸激酶 42 U/L,天冬氨酸转氨酶 11 U/L,肌酸激酶同工酶 9 U/L,乳酸脱氢酶 121 U/L,ProBNP 1 250 ng/L(↑)(参考值 0～150 ng/L)。

（4）甲状腺功能:FT_3 5.19 pmol/L,FT_4 12.31 pmol/L,TSH 1.820 pmol/L。

（5）胸部 CT:胸部 MSCT 平扫未见明显异常。

（6）入院心电图:①窦性心律;②频发室性期前收缩;③室性期前收缩二联律(图 10-1)。

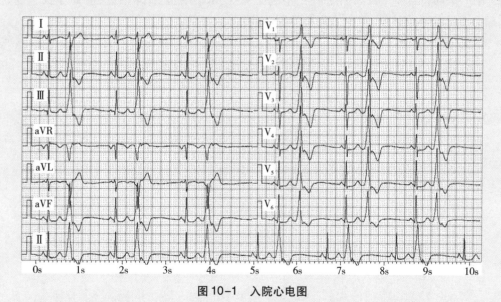

图 10-1　入院心电图

（7）24 h 动态心电图:基础心律为窦性心律,全程最慢心率高于正常范围;频发室性期前收缩,频呈二联律出现,偶呈三联律出现;持续性部分导联 ST 段压低,未见明显异常的动态变化;心率变异性在正常范围。

（8）心脏彩超检查:提示心律失常,期前收缩。

　　2.思维引导　患者为 31 岁青年女性,间断发作性心悸 1 年,心电图及动态心电图支持频发室性期前收缩的诊断。实验室检查排除贫血、感染性疾病、急性心肌梗死、心肌炎、甲状腺功能亢进,心脏彩超检查心内结构及功能未见异常,排除其他器质性心脏疾病。

(四)初步诊断

分析上述病史、体格检查、实验室检查结果,支持以下诊断:心律失常,频发室性期前收缩。

二、治疗经过

(一)初步治疗

(1)患者入院后排除相关疾病,且拟行射频消融手术治疗,故未予以药物治疗。

(2)择期行射频消融手术治疗:患者仰卧于导管室手术台上,连接心电监护,体表心电监护显示患者频发室性期前收缩,室性期前收缩形态呈Ⅱ、Ⅲ、aVF 导联 R 型,V₁ 导联 R 型,Ⅰ呈 rSr′型、aVL 呈 QS 型,左心室来源较为可能。常规消毒铺巾,1% 利多卡因局麻右股动脉拟穿刺部位皮肤,Seldinger 法穿刺右股动脉,成功后置入 8F 鞘管,沿鞘管注入肝素 3 000 U。CARTO 系统指导下沿右股动脉鞘送冷盐水灌注温控消融导管至主动脉窦,行左室流出道三维模型重建,室性期前收缩时行主动脉瓣膜上下三维激动标测,提前度不够,于瓣膜下二尖瓣环顶部标测到最早局灶激动点,于该局灶激动点消融 5 s,室性期前收缩明显减少;于该局灶激动点对应二尖瓣环顶部位置及其附近累计消融 120 s,室性期前收缩减少,考虑可能为右室流出道或 AMC 位置。成功穿刺右股静脉,送入消融导管至右室流出道,在室性期前收缩下未标测到最早激动点,撤出消融导管,送入 CS 内,在 CS 远端二尖瓣环顶部对应位置标测到最早局灶激动点,由于压力过大,无法放电,再次撤出消融导管,经股动脉鞘送入主动脉内,逆行主动脉瓣跨瓣后在二尖瓣环偏心室侧局部最早激动点消融,累计消融 120 s,室性期前收缩消失。静脉应用异丙肾上腺素后未见室性期前收缩再发,提示消融成功。结束手术,撤出电极,拔除鞘管,局部加压包扎止血。术中、术后患者未诉不适,生命体征平稳,安返病房。术后注意观察生命体征、穿刺点局部情况,嘱右下肢制动 24 h。

治疗效果

(1)症状:无心悸、胸闷等不适。

(2)体格检查:T 36.3 ℃,P 84 次/min,R 18 次/min,BP 110/62 mmHg,神志清楚,肺部听诊未闻及干、湿啰音。听诊心率 84 次/min,律齐,各瓣膜听诊区未闻及杂音、心包摩擦音。右股动脉、静脉穿刺部位皮肤无出血、血肿。双下肢无水肿。

(3)术后复查心电图:①窦性心律;②正常范围心电图(图 10-2)。

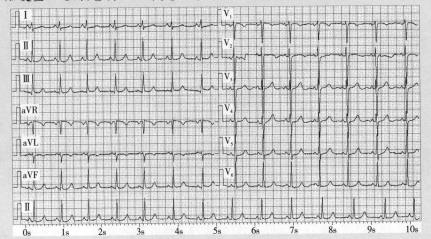

图 10-2　射频消融术后心电图

(二)思维引导

患者动态心电图提示室性期前收缩总数近 5 万次/24 h,约占总心搏数的 50%,心肌损伤标志物升高提示心功能可能存在隐匿性损伤,且患者有射频消融手术治疗的意愿,故未予以药物治疗,仅予以射频消融术前准备。

对于无结构性心脏病且症状轻微的患者,首先是对患者进行健康教育,告知其室性期前收缩的良性特性并给予安抚。对于健康教育后症状仍然不能有效控制的患者,可考虑使用 β 受体阻滞剂或非二氢吡啶类钙通道阻滞剂,但疗效有限。I、III 类抗心律失常药虽然可能更有效,但在无结构性心脏病室性期前收缩患者中应用此类药物的风险/获益比并不清楚,甚至可能会增加合并严重结构性心脏病患者的病死率,因此治疗前应进行谨慎评估。近年来,中药治疗室性心律失常取得了一些进展,参松养心胶囊联合常规抗心律失常药物可以更为有效地减少室性期前收缩发作。应强调的是,如患者考虑服用药物治疗心律失常,需长期规律服药。

对于症状明显的频发室性期前收缩患者,可以推荐导管消融治疗,但具体室性期前收缩负荷多少为导管消融的最强适应证尚无定论,实践中大多以室性期前收缩>10 000 次/24 h 为筛选标准。需要指出的是,部分无症状患者出于升学、就业或妊娠等原因而要求导管消融,待与患方充分沟通后,亦可尝试导管消融治疗。

三、思考与讨论 ▶▶▶

患者为 31 岁青年女性,1 年前开始出现发作性心悸。结合病史、体格检查、实验室检查结果,诊断为频发室性期前收缩。

该患者系频发单源性室性期前收缩,心脏彩超未见异常,BNP 升高提示隐匿性心肌损伤可能,如需进一步评估心肌情况可行心脏磁共振检查。结合《2020 室性心律失常中国专家共识(2016 共识升级版)》等指南及共识推荐及患者个人意愿,推荐进行导管消融治疗,以期根治室性期前收缩,改善心脏功能。

室性期前收缩消融的成功率与其起源部位高度相关,流出道室性期前收缩的导管消融成功率较高,而部分区域的室性期前收缩如冠状静脉、心外膜、左室顶部及乳头肌等部位起源的室性期前收缩消融难度相对较大,术后复发率相对较高,术前、术中应加强与患者及家属的沟通。理想的消融目标是彻底消除室性期前收缩,但即使部分消除室性期前收缩也可能显著改善临床症状和左心室功能。多形性室性期前收缩或术中不能诱发的临床室性期前收缩,会降低导管消融的成功率。

四、练习题 ▶▶▶

1. 什么是室性期前收缩 LOWN 分级?
2. 室性期前收缩如何与房性期前收缩伴室内差异传导鉴别?

五、推荐阅读 ▶▶▶

中华医学会心电生理和起搏分会,中国医师协会心律学专业委员会.2020 室性心律失常中国专家共识(2016 共识升级版)[J].中国心脏起搏与心电生理杂志,2020,34(3):189-253.

(上官佳红　朱晓丹)

案例 11　病态窦房结综合征伴短阵房性心动过速

一、病历资料

(一)门诊接诊

1. 主诉　间断头晕、黑矇 2 年,加重伴晕厥 1 d。

2. 问诊重点　头晕为神经内科常见症状,但也可因心脏射血减少影响大脑供血出现症状。应询问头晕持续时间,是否为一过性,有无伴随症状,详细询问摔倒时情况,有无摔伤等。还应注意有无活动后不适加重等症状及疾病演变过程、诊治经过、治疗效果等。

3. 问诊内容

(1)诱发因素:注意询问有无活动、劳累、体位等诱发因素。与体力活动相关者有可能与心脏相关,活动可引起相对供血不足,胸闷气短,甚至血压降低。

(2)主要症状:头晕、黑矇可能与大脑供血不足相关。晕厥的发作情况。晕厥诊断要点包括是否为完全性意识丧失、是否为短暂一过性、是否无后遗症,若都符合考虑为晕厥。

(3)伴随症状:有无胸痛、胸闷症状,如有,应注意冠心病可能性,部分和心肌供血不足相关;是否伴有心率及心律显著改变,如有,则心源性晕厥可能性大;是否存在体位关系,应注意有无心力衰竭症状;有无呼吸困难,咳嗽咳痰,了解慢性肺疾病情况;有无长期卧床史,口唇颜色有无发绀,注意肺栓塞可能性;有无意识障碍,肢体活动情况,注意脑血管疾病;乏力、出汗、饥饿感多见于内分泌性疾病。

(4)诊治经过:是否用药,用何种药物,具体剂量、效果如何,以利于迅速选择药物。

(5)既往史:老年人基础病较多,当出现一种症状或体征时,不能认为是某一种病所致,有可能是多种疾病逐步进展、恶化的结果。如患者既往有高血压史可以出现头晕,贫血也可出现头晕、乏力、食欲缺乏等,糖尿病发生低血糖可伴心悸、出汗,也可出现意识障碍等症状,心肌炎病史也会影响心率。

(6)个人史:有无吸烟、长期饮酒等不良嗜好。

(7)家族史:如高血压、冠心病、糖尿病等有家族遗传倾向。

问诊结果

老年女性,农民。2 年前无明显诱因出现头晕、乏力,与活动相关,偶有黑矇,多为一过性,无胸痛、胸闷、眩晕等症状,未在意。1 年前症状有所加重,在当地医院做头颅 CT 提示多发性脑缺血灶,心电图提示心率低于正常,给予"丹参滴丸"等药物治疗,症状仍间断发作。1 d 前症状再发,坐位突发黑矇、晕厥,摔倒在地,数秒后自行清醒,无抽搐、大小便失禁,为进一步诊治而来医院,门诊以"心动过缓"收住科。

---

4. 思维引导　晕厥是指由于突发大脑低灌注引起的短暂、自限的意识丧失,发作时患者因肌张力消失不能保持正常姿势而倒地。病因分为:①血管舒缩功能障碍,包括各种刺激迷走神经反射、体位变化(体位性低血压)引起的脑供血不足、颈动脉窦综合征、排尿性晕厥、咳嗽性晕厥、舌咽神经痛性晕厥、其他因素(如疼痛)等。②心源性晕厥,多由于各种原因引起的心输出量突然下降导致大

脑低灌注而晕厥。③脑源性晕厥,由于脑部血管循环障碍引起广泛性脑供血不足所致。④血液成分异常,如常见的低血糖综合征、通气过度综合征、重度贫血等。

普通人群神经介导性晕厥较为常见,可用倾斜试验诊断;其次为心源性晕厥,常用电生理检查、动态心电图等了解有无心律失常,有无预激综合征、长 QT 等,超声了解有无器质性心脏病。卧立位血压,了解有无体位性低血压。

(二)体格检查

1. 重点检查内容及目的　患者有心率缓慢病史,心源性晕厥可能性大,应注意心脏相关体征。口唇发绀代表缺氧,颈静脉怒张、肝颈静脉回流征阳性代表右心衰竭,心界增大考虑充血性心力衰竭或心包积液,心率异常可能与心律失常相关,明显杂音考虑有无器质性心脏病;肺部是否有啰音,是湿啰音还是干啰音,哮鸣音提示有气道痉挛或阻塞,心力衰竭多为肺底湿啰音,若闻及局限性湿啰音,则考虑肺炎、肺结核、支气管扩张,若双肺闻及大量湿啰音,急性肺水肿的可能性大;下肢有无水肿,是凹陷性还是非凹陷性等;还要注意神经系统体征。

体格检查结果

T 36.5 ℃,R 20 次/min,P 50 次/min,BP 110/70 mmHg

发育正常,营养中等,神志清楚,慢性病容,自动体位,体格检查合作。口唇无发绀,颈静脉无怒张,气管居中,浅表淋巴结不大。胸廓对称无畸形,呼吸运动正常,双肺叩诊呈清音,呼吸音清,未闻及啰音。心界不大,心率 50 次/min,律齐,S_1 低钝,各瓣膜听诊区未闻及杂音。腹软,肝、脾未触及,腹水征阴性。双下肢无水肿。生理反射正常,病理反射未引出。

---

2. 思维引导　经上述检查发现缓慢性心律失常,无其他阳性体征,考虑病态窦房结综合征,需进一步行实验室常规检查(肝功能及肾功能检查、心肌酶谱、BNP 等)、24 h 动态心电图及影像学检查以明确诊断。

(三)辅助检查

1. 主要内容及目的

(1)血、尿、粪常规,常规生化检查,心肌标志物:了解有无感染性疾病及重要脏器情况,是否有肝肾功能的损害、内环境紊乱。

(2)动脉血气分析、D-二聚体:明确是否有呼吸衰竭及肺栓塞可能。

(3)心电图、动态心电图:明确有无心肌缺血、心律失常情况及类型。

(4)心脏超声:了解心脏大小及心脏内部结构,间接测量肺动脉压,排除其他心脏疾病。

(5)头颅 CT:必要时行头颅 CT 或磁共振了解颅脑情况。

辅助检查结果

(1)血常规:白细胞 $7.0×10^9$/L,中性粒细胞百分比 65.1%,淋巴细胞百分比 23.4%,单核细胞百分比 7.6%,血红蛋白 121 g/L,血小板 $152×10^9$/L。

(2)尿、粪常规:正常。

(3)肝、肾功能:丙氨酸转氨酶 34 U/L,天冬氨酸转氨酶 23 U/L,总蛋白 65 g/L,白蛋白 38 g/L;尿素氮 8.12 mmol/L,肌酐 74.1 μmol/L。

（4）电解质：钾 4.12 mmol/L，钠 137 mmol/L，钙 2.01 mmol/L，氯 101 mmol/L。

（5）心肌酶谱：cTnI 0.012 ng/mL，肌红蛋白 59 ng/mL，CK-MB 1.2 ng/mL。

（6）动脉血气分析：$PaCO_2$ 30 mmHg，PaO_2 98 mmHg。

（7）D-二聚体：230 ng/mL。

（8）心电图：窦性心动过缓，ST-T 改变。

（9）动态心电图：总心搏 61350 次，平均心率 42 次/min，室上性期前收缩 93 次，室性期前收缩 25 次，短阵房性心动过速，窦性停搏>2.0 s 35 次，最长 3.4 s，ST 段低平。

（10）心脏超声：心房、心室大小正常，二尖瓣轻度反流，EF 56%，肺动脉压 18 mmHg。

（11）头颅 CT：脑萎缩、多发性腔隙性脑梗死。

2.思维引导　根据该患者头晕、黑矇及晕厥史，病史中存在心动过缓，动态心电图提示心动过缓、窦性停搏，考虑症状与心律失常相关，头晕、黑矇、一过性晕厥与窦性停搏相关。虽有多发性腔隙性脑梗死，但与症状相关性差。辅助检查 D-二聚体、血气分析、肺动脉压正常，也不支持肺栓塞和呼吸衰竭的诊断。

（四）初步诊断

分析上述病史、体格检查、实验室检查结果，支持以下诊断：①病态窦房结综合征；②窦性停搏；③慢-快综合征。

二、治疗经过 »»

（一）初步治疗

（1）完善相关检查，包括凝血功能、术前四项等。

（2）持续心电监护、吸氧（2 L/min）。

（3）应用硝酸酯类扩张冠状动脉，改善心肌供血。

（4）茶碱类，可改善窦性停搏、窦性心动过缓等症状，也可辨证应用心宝丸及环磷腺苷葡胺等提升心率。

（5）若心率较慢，可临时应用阿托品、异丙肾上腺素等。考虑到可能应用起搏器治疗，暂不应用抗血小板治疗。

（6）心脏 CTA 示冠状动脉粥样硬化，局部钙化，轻中度狭窄。

（7）药物治疗无明显改善，住院第 5 天植入双腔起搏器。

（二）思维引导

病态窦房结综合征的诊断依赖心电图检查发现心动过缓，如窦性心动过缓、窦房结暂停 3 s 以上、窦房传导阻滞或窦性停搏。然而，门诊心电图并不能发现所有病态窦房结综合征，尤其是在病程的早期心电图可无异常。病态窦房结综合征的诊断需要终末器官低灌注的症状/体征与心动过缓（伴或不伴心动过速）的异常心电图表现同时存在。

超过 50% 的病态窦房结综合征患者会发展为伴有心房颤动/心房扑动的慢-快综合征，血栓栓塞风险增加。多见于患严重窦房结疾病的老年患者，窦房结纤维化易诱发折返性搏动或心动过速。

起搏器是常用治疗方法，主要目标是缓解症状和改善生活质量。永久性起搏器仅推荐用于有症状的病态窦房结综合征和心动过缓的患者。对于病因无法纠正的慢性症状性病态窦房结综合征患者，起搏器治疗是唯一有效的方法，病态窦房结综合征占全部起搏器植入术病例的半数。通常根据作用特点的不同，分为单腔起搏器、双腔起搏器、三腔起搏器、埋藏式心脏复律除颤器（ICD）。

三、思考与讨论 »»»

1. 人工心脏起搏器植入适应证　　随着对心律失常机制认识的深入和起搏工程学的完善发展，起搏治疗的适应证逐渐扩大。早年植入心脏起搏器的主要目的是挽救患者的生命，目前还包括恢复患者工作能力和生活质量。人工心脏起搏器植入主要的适应证可以简单地概括为严重的心动过缓、心脏收缩无力、心搏骤停等心脏疾病。通常，不可逆性、症状性心动过缓是植入永久心脏起搏器的主要指征。应结合患者的具体病情、患者的意愿、经济状况等由负责医师做出是否需要植入永久心脏起搏器的决定。

（1）高度或完全性房室传导阻滞伴有阿-斯综合征或晕厥发作者。无症状、心率<50 次/min 或 QRS 宽大畸形且心室停搏>3 s 为相对适应证。

（2）完全性或不完全性三束支和双束支阻滞伴有间歇或阵发性完全性房室传导阻滞，或心室率<40 次/min 者；双束支阻滞伴有阿-斯综合征或晕厥发作者；交替出现的完全性左右束支阻滞，希氏束图证实 H-V 延长者。

（3）二度 Ⅱ 型房室传导阻滞伴阿-斯综合征或晕厥发作者。持续二度 Ⅱ 型房室传导阻滞、心室率<50 次/min 而无症状为相对适应证。

（4）病态窦房结综合征有如下表现者：严重窦性心动过缓，心室率<45 次/min，严重影响器官供血，出现心力衰竭、心绞痛、头晕、黑矇；心动过缓、窦性静止或窦房传导阻滞，R-R 间期>3 s 伴有晕厥或阿-斯综合征发作；心动过缓-心动过速综合征伴有晕厥或阿-斯综合征发作。

（5）用抗心动过速起搏器或自动复律除颤器、异位快速心律失常药物治疗无效者。

（6）反复发作的颈动脉窦性昏厥和心室停跳者。

（7）严重心力衰竭患者左右心室不同步者可以植入三腔起搏器（英文简称 CRT，带有除颤功能的称为 CRT-D）。

2. 术后注意事项

（1）术后应保持伤口洁净。若发现伤口出现红肿、疼痛、液体渗出或自身有发热症状时应尽快与医师联系。

（2）心脏起搏器不能根治心脏的原发病，如高血压、冠心病等，仍需坚持必要的药物治疗。

（3）术后活动应遵循循序渐进的原则，尤其在术后第 1～3 个月，手术侧手臂要避免高举、大幅度活动以防止脉冲发射器及导线发生移位。

（4）术后 1 个月、3 个月、半年、1 年为常规随访间期，应按时随诊。若检查结果无异常可每半年或 1 年随访 1 次。临近起搏器使用时间时应缩短随访间期。

（5）常用家电如冰箱、微波炉、手机等不会影响起搏器正常工作。应避免接触直接震动身体或发放电磁波的电器，如电动按摩床、电磁炉、电热毯、电钻、剪草机等。尽量避免靠近高磁场区域，如大型电机、变电站、雷达天线、电视广播发射天线、高压电缆或工业磁铁等。一些医疗设备如手术电刀、除颤器、伽马射线仪器、透热疗法仪器、冲击波碎石仪器和经皮电刺激仪等可能会影响起搏器工作，治疗前应向医师讲明安装起搏器情况。普通起搏器禁止行 MRI 检查。

（6）应妥善保存心脏起搏器植入卡。由于心脏起搏器由金属制成，在机场通过安检时应出示心脏起搏器植入卡以证明。此外，若有突发事件，起搏器植入卡可以帮助医务人员了解相关资料以作出正确的判断。

（7）与手术医师或相关团队保持有效联系，以便及时发现问题。

四、练习题

1. 病态窦房结综合征包括哪些类型?

2. 起搏器常见适应证有哪些?

五、推荐阅读

[1] 陈灏珠.实用心脏病学[M].5版.上海:上海科学技术出版社,2016.

[2] 张澍,黄从新,黄德嘉.心电生理及心脏起搏专科医师培训教程[M].北京:人民卫生出版社,2007.

（陈志刚）

案例 12 病态窦房结综合征

一、病历资料

(一)门诊接诊

1. **主诉** 4 h 前突发晕厥 1 次。

2. **问诊重点** 问诊过程中首先应明确患者是否发生晕厥,注意询问患者相关记忆及伴随症状,明确是否真正为晕厥。确定为晕厥后应进一步详细询问病史,注意了解以前是否有类似情况发作,发作时所处的环境和体位(站立位还是平卧位),询问是否有明确的结构性心脏病,注意询问是否有急性心肌梗死、夹层动脉瘤、肺栓塞、急性失血等高危疾病的相关症状及易感因素,还应询问近期用药史和家族史,了解是否有猝死家族史。此外如晕厥时有摔倒情况,还要注意是否造成骨折或颅脑外伤等。

3. **问诊内容**

(1)诱发因素:有无劳累、睡眠障碍、情绪激动、体位变化、咳嗽、排便、特殊用药等诱发因素。

(2)主要症状:晕厥是指一过性全脑血液低灌注导致的短暂意识丧失,表现为患者出现意识丧失又瞬间恢复。人体直立状态大脑供血不足 3 s 可产生黑矇,超过 10 s 就可出现意识丧失,一般20 s 内大脑供血即恢复,考虑为一过性意识丧失即晕厥。注意询问患者意识丧失前的体位、活动状态,是否胸痛、胸闷、呼吸困难、恶心、呕吐,体位变化等,意识丧失持续的时间,晕厥时有无抽搐,意识恢复后是否有胸痛、胸闷、肢体活动障碍、言语障碍、听力视觉异常等不适症状。

(3)伴随症状:晕厥前、后的情景环境及伴随症状体征,是快速进行鉴别诊断的必要信息。比如急性心肌梗死、夹层动脉瘤可伴胸痛、后背疼痛等,体位性低血压晕厥前常有坐位或卧位转变为站立位体位变化,迷走神经刺激引起的反射性晕厥常有特殊刺激因素,如器械检查、疼痛刺激、恐血症、咳嗽等。意识恢复后症状也常与相关病因相对应,应详细询问,进行鉴别诊断。

(4)诊治经过:以前如有相似情况,是否曾就诊,是否曾进行过相关检查及治疗,治疗是否有效。

(5)既往史:需询问既往健康状况,是否有高血压、糖尿病、高脂血症等心脑血管病高危因素,是否确诊结构性心脏病,是否有消化性溃疡、黑便等急性消化道出血高危病史,年轻女性还应询问是否有停经等宫外孕相关病史,此外注意是否长期口服影响血压、心率的药物。

(6)个人史:注意询问患者的社会经历、职业及工作条件,是否有工业毒物接触史,是否有睡眠呼吸暂停,是否有近期重大情感变故。

(7)家族史:注意询问家族中是否有类似情况,是否有猝死家族史。

问诊结果

患者为老年男性,退休维修工人,既往高血压病史 5 年,最高血压 150/90 mmHg,口服氨氯地平 5 mg qd 控制血压,血压控制良好,无糖尿病、冠心病等病史,无吸烟、饮酒史,无毒物接触史,4 h 前无明显诱因突发黑矇,随后晕厥倒地,面部着地,家属诉 10 多秒后患者意识即恢复,恢复后稍感胸闷,晕厥前后无明显胸痛、放射痛,无头晕,无咳嗽、咳痰、发热,无肢体活动障碍、言语不清,无抽搐、大小便失禁、视物模糊等。追问病史,患者间断黑矇半年。

4. 思维引导　患者既往高血压病史,口服降压药物血压控制良好,4 h前突发晕厥,10多秒后意识恢复,恢复后稍胸闷,无其他伴随症状。考虑为真性晕厥,需进一步鉴别血管性、体位性、心源性、神经性、代谢性和精神性等因素。

(1)血管性晕厥:包括反射性晕厥,如颈动脉窦过敏性晕厥、舌咽神经性晕厥;排尿性晕厥;迷走神经刺激引起,如器械检查、疼痛刺激、恐血症等;情境性因素引起,如咳嗽、喷嚏、恐惧及伤感等。

(2)体位性晕厥:包括特发性;自主神经张力不足,见于糖尿病、尿毒症、脊髓损伤等;药物引起,如降压药物、血管扩张剂、利尿剂。

(3)心源性晕厥:包括心脏结构异常、梗阻性瓣膜病、主动脉夹层、心房黏液瘤、梗阻性肥厚型心肌病、心肌缺血、心肌梗死、肺栓塞、肺动脉高压等;心律失常,如病态窦房结综合征、房室传导阻滞、室上性心动过速、室性心动过速(包括长QT综合征、压力反射敏感性)、起搏器故障等。

(4)神经性晕厥:神经性和脑血管疾病引起的晕厥,如TIA、卒中或椎动脉供血不足。

(5)代谢性晕厥:如高碳酸血症、低氧血症、低血糖等。

(6)精神性晕厥:排除上述情况后,如考虑精神性因素可请精神科医师协同处理。

(二)体格检查

1. 重点检查内容及目的　晕厥病史患者体格检查首先应注意生命体征,尤其是心率和血压。患者可心动过缓但血压正常,也可能有明显的低血压。患者有轻度胸闷症状,肺部体格检查注意肺部呼吸音,有无干、湿啰音等。心脏体格检查首先视诊观察是否有胸廓畸形、心前区隆起,观察心尖搏动、心前区异常搏动,触诊心尖搏动及心前区搏动,触诊有无震颤、心包摩擦感,进一步叩诊心界大小,有无心脏浊音界改变,最后听诊心率、心律、心音、额外心音、心脏杂音以及心包摩擦音,注意按顺序听诊各个心脏瓣膜区域。此外注意是否有全身皮肤黏膜苍白,神经系统注意肌力、肌张力、共济运动、感觉功能、神经反射、病理反射、自主神经功能等情况。

体格检查结果

T 36.7 ℃,R 20 次/min,P 43 次/min,BP 118/78 mmHg

神志清,精神一般,额面部外伤,可见额头及鼻局部皮肤破损,口唇无苍白、发绀。颈静脉无怒张,肝颈静脉回流征阴性,气管居中,浅表淋巴结不大。胸廓对称无畸形,肋间隙无增宽,双侧呼吸运动对称,双肺听诊清音,未闻及干、湿啰音,无胸膜摩擦音。心界正常,心率43次/min,律齐,未闻及奔马律,各瓣膜听诊区未闻及病理性杂音。腹软,无压痛、反跳痛,肝、脾肋下未触及,移动性浊音阴性,双下肢无水肿,余体格检查正常。

---

2. 思维引导　上述体格检查提示患者心动过缓,余无明显异常,患者心源性晕厥可能性大,但仍不能排除血管性、神经性、代谢性等其他可能,如为心源性晕厥则需进一步明确病因,是心脏结构异常还是心律失常引起,需进一步行心电图、动态心电图(Holter)、实验室检查(肝功能及肾功能检查等)及影像学检查等,明确诊断。

(三)辅助检查

1. 主要内容及目的

(1)心电图:明确心动过缓的具体心律失常类型。

(2)动态心电图(Holter):进一步明确心律失常情况,并了解黑矇、晕厥是否与心律失常有关。

(3)心脏彩超:评估心脏大小及心脏内部结构,间接测量肺动脉压,排除其他心脏疾病。

(4)胸部影像学检查:明确心脏及肺部结构。

（5）头颅 CT 或 MRI 检查：评估脑部病变。

（6）颈部和脑动脉 CT 血管造影和经颅多普勒超声：评估脑血管情况。

（7）实验室检查：检测外周血常规、肝肾功能、血糖、血脂、电解质、凝血常规、心肌损伤标志物、尿常规、粪常规等，筛查贫血或电解质代谢紊乱、心肌梗死、肺栓塞、消化道出血等。必要时检查甲状腺功能、免疫学指标，筛查甲状腺功能亢进症或甲状腺功能减退症、免疫功能异常等。

辅助检查结果

（1）心电图：窦性心动过缓，心率 48 次/min，未见明显 ST-T 改变。

（2）24 h 动态心电图（Holter）：窦性心动过缓，24 h 总心搏数、最快心率、最慢心率均降低，平均心率 42 次/min，大于 1.5 s 长 RR 间期 11 613 次，由窦性停搏所致，大于 3 s 长 RR 间期 11 次，由窦性停搏所致，最长 RR 间期 4.1 s。

（3）心脏彩超：左心房（前后径 39 mm，左右径 44 mm，上下径 59 mm）、右心房（左右径 41 mm，上下径 57 mm）扩大，左心室舒张末径 49 mm，EF 68%，主动脉瓣反流（少-中量）。

（4）胸部影像学：未见明显异常。

（5）头颅 MRI、颈动脉及脑血管 CTA、经颅多普勒超声：均未见异常。

（6）实验室检查：外周血常规、肝肾功能、血糖、血脂、电解质、心肌损伤标志物、尿常规、粪常规、甲状腺功能、免疫功能均未见异常。

---

2. 思维引导　根据该患者心电图，心律失常窦性心动过缓诊断明确，根据 Holter 结果有最长 4.1 s 的长 RR 间期，考虑患者晕厥病因为心律失常病态窦房结综合征。头颅 MRI、颈动脉及脑血管 CTA、经颅多普勒超声均未见异常，可排除神经系统和脑血管疾病。心肌损伤标志物检测结果排除急性心肌梗死。凝血常规、D-二聚体正常，排除肺栓塞、主动脉夹层。外周血常规检测结果可排除贫血诊断。粪便常规检测结果排除消化道出血。甲状腺功能检测结果可排除甲状腺功能减退。电解质正常，排除电解质紊乱。

（四）初步诊断

分析上述病史、体格检查、辅助检查结果，支持以下诊断：心律失常病态窦房结综合征。

二、治疗经过

（一）初步治疗

（1）择期给予患者永久起搏器植入治疗。

（2）起搏器拆线后出院，定期复查。

治疗效果

（1）症状：患者未再有黑矇、晕厥症状出现。

（2）动态心电图：窦性+起搏心律，24 h 平均心率 70 次/min，起搏器感知和起搏功能未见异常，心率变异性正常，无大于 1.0 s 长 RR 间期。

(二)思维引导

患者为老年男性,既往体健,本次因晕厥就诊,体格检查提示心率慢,心电图及动态心电图提示病态窦房结综合征,心律失常病态窦房结综合征诊断明确。根据患者病情选择永久起搏器植入治疗。

三、思考与讨论 »

病态窦房结综合征的主要病因:窦房结动脉供血减少;窦房结周围神经或心房肌病变;迷走神经张力过高;某些抗心律失常药抑制窦房结功能;淀粉样变性、甲状腺功能减退、纤维化与脂肪浸润、硬化与退行性损伤窦房结;特发性病态窦房结综合征。其发病的临床特点包括病程长,发展缓慢,一般在 10 年以上,早期窦房结受损少,无症状或症状轻、间歇出现症状,随着窦房结细胞不断减少,纤维组织不断增加,出现窦性心动过缓、窦房传导阻滞、窦性停搏等症状,可表现为头晕、瞬间记忆障碍、黑矇、眩晕(6% ~11%)、晕厥(40% ~60%)、阿-斯综合征、心悸、心绞痛等。

病态窦房结综合征的分型如下。

1. 单纯窦房结病变(A 型) ①严重而持久的窦性心动过缓,心率 50 次/min;②较长的窦性静止,长间歇一般> 1.5 s;③频发的窦房传导阻滞。

2. 慢-快综合征(B 型) ①在上述各种过缓型心律失常的基础上,出现下列心律失常之一:阵发性心房颤动、阵发性心房扑动、阵发性室上性心动过速;②快速型心律失常,当阵发性心动过速发作终止时,在恢复窦性心律之前,出现长间歇;③慢性心房颤动之前,有明确的窦性心动过缓史。

3. 双结病变或全传导系统病变型(C 型) ①交界逸搏间期>2.0 s;②交界心律< 35 次/min;③交界心律伴房室传导阻滞(AVB);④出现室性逸搏心律。

心电图诊断:①窦性心动过缓≤40 次/min,持续≥1 min;②二度Ⅱ型窦房传导阻滞;③窦性停搏>3.0 s;④窦性心动过缓伴短暂心房颤动、心房扑动、室上性心动过速,发作终止时窦性搏动恢复时间>2 s。其中符合 1 ~3 中任何一项,诊断为 A 型;符合 1 ~3 中任何一项+第 4 项,诊断为 B 型;符合 1 ~4 中任何一项并伴房室、房内或束支阻滞,诊断为 C 型。具有以下心电图表现之一者为可疑:①窦性心动过缓≤50 次/min,但未达上述标准;②窦性心动过缓≤60 次/min,在运动、发热、剧痛时心率明显少于正常反应;③间歇或持续出现二度Ⅰ型窦房传导阻滞、交界性逸搏心律;④显著窦性心律不齐,PP 间期差多次超过 2 s。对于可疑病例,需行动态心电图、阿托品试验、电生理检查(窦房结恢复时间测定),其结果阳性可确诊。该患者考虑为病态窦房结综合征-单纯窦房结病变(A 型)。

病态窦房结综合征的治疗,首先对于有可逆性病因的行病因治疗,其次为药物治疗,无症状者不需治疗,但需定期随访。对于无可逆性因素的患者植入起搏器治疗为根本治疗,病态窦房结综合征起搏器植入的Ⅰ类适应证包括:① 窦房结功能障碍表现为症状性心动过缓,包括频发有症状的窦性停搏;②因窦房结变时性不良而引起症状者;③对于某些疾病必须使用某类剂型和剂量的药物治疗,而这些药物又可以引起或加重窦性心动过缓并产生症状者。该患者为起搏器植入Ⅰ类适应证,无影响心率的可逆性因素,建议行双腔永久起搏器植入治疗。

对于有症状的病窦综合征患者应给予治疗,可应用阿托品提高心率;对于心率影响血流动力学稳定且心肌缺血可能性小者,可应用异丙肾上腺素、多巴胺、多巴酚丁胺或肾上腺素,提高心率,改善症状,维持血流动力学稳定,对心脏移植后患者,若无自主神经再生证据,则不推荐阿托品治疗窦性心动过缓;对心脏移植后患者,可应用氨茶碱或茶碱提高心率;对急性脊髓损伤所致症状性心动过缓的患者,可应用氨茶碱或茶碱提高心率,改善症状。

四、练习题

1. 病态窦房结综合征的诊断标准是什么?

2. 永久起搏器植入的指征有哪些?

3. 心动过缓-心动过速综合征的诊断标准有哪些?

五、推荐阅读

陈灏珠,林果为,王吉耀.实用内科学[M].14 版.北京:人民卫生出版社,2013.

(何瑞利)

案例 13　三度房室传导阻滞

一、病历资料

(一)门诊接诊

1. 主诉　反复黑矇 2 年,加重伴晕厥 1 个月。

2. 问诊重点　黑矇、晕厥为心血管系统常见症状,患者慢性发病,问诊时应注意 2 年病程中主要症状及伴随症状特点、疾病演变过程、诊治经过、治疗效果等。

3. 问诊内容

(1)诱发因素:有无体位改变、体力劳动等诱发因素。

(2)主要症状:应询问症状的持续时间、诱发因素和发作频率等重要信息。患者病程达 2 年,疾病的演变过程,本次病情加重的特点,1 个月来晕厥的性质有无变化。

(3)伴随症状:症状发作后大小便是否失禁、周围是否有目击者、意识不清时是否有肢体抽动等。如果出现包括整个四肢在内的阵发性肌肉抽动,持续时间超过 15 s,此种情况可能为癫痫。反之,如果患者表现为短暂而不规则的四肢远端肌肉抽动,可能由脑部缺氧所引起。如果抽搐发生后意识障碍持续时间超过 5~10 min,此时也可能为癫痫发作。老年患者由于体力减退或肢体运动功能障碍更易发生跌倒。另一方面,即使老年患者否认跌倒史也不能排除晕厥,因为老年患者往往对病史记忆不清,可能不能准确描述病情经过,此时需要对患者进行全面的分析并努力通过目击者了解更多情况。

(4)诊治经过:曾在哪些医院做过哪些检查,结果如何,是否用药,效果如何。

(5)既往史:老年人大多有多种基础疾病,当出现一种症状或体征时,不能认为是某一种病所致,有可能是多种疾病逐步进展、恶化的结果,如患者既往有心动过缓、心肌炎病史可导致传导阻滞,引起黑矇、晕厥症状。

(6)个人史:一些心血管疾病与吸烟、饮酒有很大关系,如冠心病、心肌梗死等。

问诊结果

患者为老年男性,退休前是公务员,吸烟史 30 年余。无糖尿病史,无高血压、冠心病、心肌病或心脏外科手术史,无特殊药物应用史。患者于 2 年前开始无明显诱因出现黑矇,无晕厥,无意识丧失及大汗淋漓等,持续约数秒自行好转,不伴四肢活动障碍,每年发作 3~4 次,未予正规治疗。近 1 个月来,患者黑矇发作次数较前明显增多,平均每周发作 1~2 次,伴有晕厥,持续 1 min 左右自行清醒,无抽搐、大小便失禁等,当地查心电图检查示三度房室传导阻滞。

---

4. 思维引导　患者有反复黑矇 2 年,加重伴晕厥 1 个月。癫痫可引起短暂意识丧失,患者无反应、摔倒,然后遗忘,这种情况仅在强直、阵挛、强直-阵挛及全身发作时出现。儿童失神发作和成人部分复杂癫痫表现为意识的变化,而不是丧失。无意识过程中身体完全松弛不支持癫痫,与上述症状不符;直立性低血压定义为站立或半卧位后 3 min 内,收缩压下降至少 20 mmHg 或舒张压下降至少 10 mmHg,直立位可导致 500~1 000 mL 的血液滞留于下肢和内脏,从而减少静脉回心血量和左心室充盈量,导致心排血量的减少及血压的降低。该患者晕厥发作时无体位的改变,不考虑体位性

低血压;该患者反复无明显诱因出现黑矇、晕厥,持续 1 min 左右自行清醒,无抽搐、大小便失禁等,当地查心电图检查示三度房室传导阻滞。考虑心律失常性晕厥,应行动态心电图检查,注意晕厥发作时的心电图变化,应在体格检查时重点行心脏体格检查,注意患者的血压、心率、心脏杂音等。

(二)体格检查

1. 重点检查内容及目的 首先检查脉搏是否异常,节律是否规整,频率是否正常。随后测血压,并排除直立性低血压:先在平卧 10 min 后测量血压,然后取站立位,并每隔 3 min 测一次血压,如果收缩压下降 20 mmHg,或收缩压 < 90 mmHg,或舒张压下降 10 mmHg,常提示为直立性低血压。心脏听诊出现杂音及第三心音等异常心音,有助于确定患者存在器质性心脏病。

体格检查结果

T 36.4 ℃,R 19 次/min,P 43 次/min,BP 135/70 mmHg

神志清,精神差,口唇无发绀,甲状腺未触及肿大,颈静脉无怒张。心前区无隆起,双肺呼吸音粗,未闻及干、湿啰音,心界无扩大,心率 43 次/min,律齐,各瓣膜区未闻及杂音及额外心音。肝、脾肋下未触及,双下肢无水肿,四肢肌力正常。

2. 思维引导 经上述检查发现心动过缓,提示心律失常,进一步行心电图、动态心电图,明确诊断。

(三)辅助检查

1. 主要内容及目的

(1)心肌损伤坏死标志物:了解有无急性心肌缺血。

(2)血生化:了解有无低血糖,是否有肝肾功能的损害、内环境紊乱失衡。

(3)心电图:对于查找晕厥的原因具有重要价值,借此可以发现严重心动过缓(<40 次/min)或心脏停搏(>3 s)、高度房室传导阻滞、束支传导阻滞、室上性心动过速、室性心动过速等可能诱发晕厥的心律失常,还有助于诊断冠心病、心肌梗死、预激综合征、长 QT 间期综合征、Brugada 综合征等引起晕厥的心脏疾病。

(4)动态心电图:对于明确诊断具有更大价值。

(5)直立倾斜试验:有助于诊断反射性晕厥。

(6)胸部 X 射线:一般无特殊诊断意义,有助于了解其他心肺情况。

(7)心脏超声:评价心脏结构和功能,有助于排除结构性心脏病引起的晕厥。

辅助检查结果

(1)心肌损伤坏死标志物:cTnI 0.015 ng/mL。

(2)血生化:丙氨酸转氨酶 27 U/L,天冬氨酸转氨酶 25 U/L,肌酐 93 μmol/L,钾 3.8 mmol/L,葡萄糖 4.8 mmol/L,总胆固醇 3.28 mmol/L,甘油三酯 1.21 mmol/L,高密度脂蛋白 1.54 mmol/L,低密度脂蛋白 1.19 mmol/L。

(3)心电图:三度房室传导阻滞,心率 38 次/min(图 13-1)。

(4)24 h 动态心电图:三度房室传导阻滞,平均心率 42 次/min,最慢心率 32 次/min,最快心率 51 次/min。

(5)直立倾斜试验:阴性。

(6)胸部 X 射线:双肺纹理增多,心影大小正常。

（7）心脏超声：各房室内径正常，EF 61%。

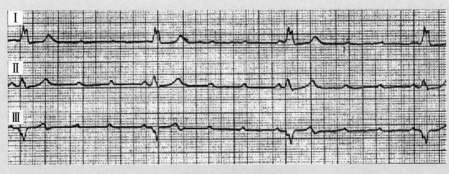

图13-1　心电图

2. **思维引导**　根据该患者反复黑矇 2 年，加重伴晕厥 1 个月，心肌损伤标志物正常，不考虑急性心肌缺血；心脏彩超未见异常，不考虑结构性心脏病引起的晕厥；直立倾斜试验阴性，不考虑反射性晕厥；心电图及 24 h 动态心电图均示三度房室传导阻滞，支持心律失常性晕厥的诊断。

（四）初步诊断

分析上述病史、体格检查、检查结果，支持以下诊断：心律失常，三度房室传导阻滞。

二、治疗经过

（一）初步治疗

（1）入院后完善各项检查，排除手术禁忌后，于入院第 3 天通过穿刺左腋静脉途径行埋藏式双腔起搏器植入术，术前半小时予静脉应用抗生素 1 次。

（2）术中测得心房、心室电极感知、起搏等参数均良好。

（3）术后复查胸部 X 射线未见气胸、导线脱位等征象，伤口局部无渗血、渗液，囊袋无积血，于术后 1 周拆线后出院。

治疗效果

（1）症状：出院 1 个月后于起搏器门诊随访，程控显示各项参数良好，患者也未再有黑矇、晕厥等症状发生。

（2）体格检查：神志清，精神可，血压 120/80 mmHg，心率 76 次/min，律齐，各瓣膜区未闻及杂音及额外心音，肝、脾肋缘下未触及，双下肢无水肿。

（3）辅助检查：心电图示窦性心律，心房感知、心室起搏，心率 76 次/min。

（二）思维引导

该患者三度房室传导阻滞诊断明确，在排除急性心肌缺血、电解质紊乱、药物（如 β 受体阻滞剂、非二氢吡啶类钙通道阻滞剂、其他抗心律失常药物）等可逆性因素后，须及时给予心脏起搏器治疗，改善患者症状与生活质量，预防意外事件发生。

三、思考与讨论

晕厥是指一过性全脑血液低灌注导致的短暂意识丧失的状态。特点为发生迅速、一过性、自限性,并能够完全恢复。依据病理生理特征将晕厥分为神经介导性晕厥(反射性晕厥)、直立性低血压晕厥和心源性晕厥。心源性晕厥又分为心律失常性晕厥和器质性心血管病性晕厥。约 40% 的人在其一生中至少经历过一次晕厥发作,最常见的原因是血管迷走性晕厥,其次是体位性低血压和心源性晕厥。本例患者以黑矇、晕厥为主诉,在排除脑血管意外及代谢性因素后,基本考虑其症状为心源性所致。

本例患者无急性缺血、心肌病等病史,结合其年龄,基本考虑为房室传导系统退行性变导致的缓慢型心律失常。目前对于非可逆性二度Ⅱ型、高度及三度房室传导阻滞,不论有无症状,《心动过缓和传导异常患者的评估与管理中国专家共识 2020》均推荐永久起搏器(证据水平:B-NR),对于房室传导阻滞患者,推荐双腔起搏器优于单腔起搏器(Ⅰ,A)。实际上,所有的指南均指出,针对持续心动过缓,首选起搏治疗。本例患者根据心电图及 24 h 动态心电图检查可明确诊断为三度房室传导阻滞,及时予以双腔起搏器治疗,符合诊疗规范。

本例患者术后胸部 X 射线检查未见异常,伤口愈合良好。起搏器植入术后相关并发症的观察与处理也非常重要。如静脉穿刺诱发的气胸、血胸、导线脱位、穿孔等通过胸部 X 射线检查均可发现。局部伤口处理也不容小觑,一旦发现囊袋感染破溃需及时处理,严重者可发生感染性心内膜炎甚至危及生命。此外,起搏器植入术后的程控随访工作也是非常重要的一部分,及时调整及优化起搏器工作参数,可发挥起搏器的最佳工作效率,最大限度地满足患者需要,提高其生活质量。

四、练习题 ❯❯❯

1. 与心血管疾病相关的黑矇、晕厥应考虑哪些情况?
2. 根据其发生部位,缓慢型心律失常可分为哪几大类?

五、推荐阅读 ❯❯❯

[1] 葛俊波,徐永健,王辰.内科学[M].9 版.北京:人民卫生出版社,2020.

[2] KUSUMOTO FM, SCHOENFELD MH, BARRETT C, et al. 2018 ACC/AHA/HRS guideline on the evaluation and management of patients with bradycardia and cardiac conduction delay: a report of the American College of Cardiology/American Heart Association Task Force on Clinical Practice Guidelines and the Heart Rhythm Society[J]. Circulation,2019,140(8):e382-e482.

（袁义强　厉　菁）

一、病历资料

(一)门诊接诊

1. **主诉** 胸痛 8 h,加重 1 h。

2. **问诊重点** 胸痛为心血管系统常见症状,患者突发胸痛,现症状加重,持续不缓解,故需围绕胸痛问诊,如发病诱因、胸痛部位、胸痛性质、持续时间、缓解方式、影响胸痛因素及伴随症状特点、疾病演变过程、诊疗情况等。

3. **问诊内容**

(1)诱发因素:有无剧烈运动、情绪激动、饮酒、过度劳累等诱发因素。

(2)主要症状:接诊"胸痛"患者,首先应考虑引起胸痛的可能原因,问诊时应询问胸痛的部位(心前区或者剑突下);胸痛的性质(如针刺样、压榨性、刀绞样、撕裂样);发作的持续时间;有无放射性(急性心肌梗死胸痛可放射至左上肢、颈部、颌下或肩胛区);有无颈部发紧感;胸痛发作时持续时间;胸痛发作以来演变过程及缓解因素。

(3)伴随症状:有无咯血,若有咯血表明有血管的破坏、侵蚀或有微血管瘤的形成,应考虑肺栓塞、支气管扩张、肺癌、肺结核、肺脓肿等;有无发热,发热提示呼吸道的感染;有无胸闷,胸闷提示可能伴有心力衰竭、肺炎、胸膜炎、气胸、肺栓塞等;有无心悸,心悸提示可能伴有心律失常等;如有腹胀呕吐,应考虑肝淤血、肝功能不全、肾衰竭、腹水等,尿量是否正常;如有水肿,应考虑合并肾衰竭、心力衰竭、肝硬化等;有无意识障碍,如脑血管病、心血管病、肺性脑病等均可引起意识障碍。

(4)诊治经过:是否曾去医院就诊,做了哪些检查,检查结果如何;是否用药,用何种药,具体剂量、效果如何,以利于迅速做出诊断及选择最佳治疗方式。

(5)既往史:老年人大多有多种基础疾病,当出现一个症状或体征时,不能认为是某一种病所致,有可能是多种疾病逐步进展、恶化的结果。高血压、糖尿病是冠心病常见的危险因素,此外主要还包括年龄、性别、血脂异常、超重和肥胖、吸烟、心血管病家族史。一般认为 40 岁以上男性、绝经后女性,血清总胆固醇、甘油三酯及低密度脂蛋白水平过高,高密度脂蛋白水平过低均为冠心病高危因素。因此需对心血管危险因素进一步问诊。

(6)个人史:一些疾病与吸烟、饮酒有很大关系,如冠心病、慢性阻塞性肺疾病、肺癌等。

(7)家族史:如高血压、糖尿病、支气管哮喘、肺纤维化等有家族遗传倾向。

问诊结果

患者,男性,62 岁,8 h 前无明显诱因突然出现胸痛,位于心前区,性质为压榨性,持续时间约 10 min,舌下含服"速效救心丸"10 粒后症状减轻,无放射性,无腹痛,无头晕,无出汗。1 h 前自觉胸痛症状加重,伴有出冷汗,伴左上肢麻木,无晕厥、呼吸困难等不适,舌下含服"速效救心丸"效果差,症状持续不缓解。既往有高血压病史 6 年,血压最高达 180/99 mmHg,平素口服缬沙坦(80 mg qd),自诉血压控制可;有脑梗死病史 5 年,长期服用阿司匹林肠溶片(100 mg qd)治疗,未遗留有肢体活动障碍;无肝病、慢性肾疾病等,有吸烟史 40 年余,10 支/d,未戒烟,无嗜酒,无类似疾病家族史。

　　4.思维引导　患者有胸痛症状 8 h,加重 1 h。主动脉夹层常为突发撕裂样剧痛,常位于胸背部,可向腹部放射,劳力等诱因时发作,与上诉症状不符,待测量双上肢血压及胸部 CT 结果回示可进一步明确;肺栓塞常发生于长期卧床或近期手术者,既往无类似发作病史,该患者无长期卧床,且近期无手术病史,监测外周血氧饱和度及 D-二聚体检查可明确,若结果阴性,可排除;患者既往无自发性气胸发作病史,且本次发病时无外伤史,因此可排除张力性气胸。该患者既往有 40 年余吸烟史,且合并高血压等基础疾病,考虑急性心肌梗死可能性大,应在体格检查时重点行胸腹部体格检查,查明心音强弱、心脏杂音、心率、心律、是否闻及肺部湿啰音及有无胸部外伤等。

　　(二)体格检查

　　1.重点检查内容及目的　此例患者心源性导致的胸痛可能性大,应重点关注心脏体格检查及患者的一般生命体征。小面积急性心肌梗死患者体格检查可无特殊发现。若出现心尖区第一心音减弱,出现第三心音或第四心音奔马律,常提示有左心衰竭;如发现心动过缓伴血压下降,多见于下、后壁急性心肌梗死患者。若心尖区出现粗糙的全收缩期杂音,提示乳头肌功能失调或断裂引起二尖瓣关闭不全。发生室间隔穿孔者,胸骨左缘可出现响亮的收缩期杂音,常伴震颤。此外,体格检查时还应注意有无颈静脉怒张、肝脾大和两肺啰音情况、外周动脉搏动、四肢循环状况、尿量、双下肢有无水肿、腹部有无压痛和反跳痛以及患者神志精神状态,以判断患者心功能状况及血流动力学状态等情况,进而综合评估患者的病情。

体格检查结果

T 36.5 ℃,R 12 次/min,P 66 次/min

BP 170/78 mmHg(左上肢),165/75 mmHg(右上肢)

　　神志尚清,精神差,面容呈急性病容,表情痛苦。两肺呼吸音粗,未闻及干、湿啰音,心界不大,心率 66 次/min,律齐,$A_2>P_2$,各瓣膜区未闻及杂音。颈静脉无怒张,肝颈静脉回流征阴性、腹软,无压痛及反跳痛,肝、脾肋下未及,双下肢未触及水肿。

　　2.思维引导　这是一例急性剧烈胸痛的中年男性患者,有高血压病史、吸烟史等心血管疾病危险因素,体格检查中患者生命体征平稳,双上肢血压基本无差别(可初步排除主动脉夹层,但还需行胸部 CT 进一步明确)。既往无气胸病史且本次发病胸部无外伤、无近期手术史等,可基本排除张力性气胸,需进一步行实验室检查及影像学检查明确诊断。

　　(三)辅助检查

　　1.主要内容及目的　对于有急性胸痛的患者,在急诊应尽早完成下列辅助检查。

　　(1)常规生化、血常规、外周血氧饱和度:了解患者基本状态。

　　(2)凝血功能:初步筛查有无肺动脉栓塞及主动脉夹层。

　　(3)BNP:协助评估心功能及预后。

　　(4)心肌标志物:动态性升高,高度提示急性冠脉综合征可能。

　　(5)心电图:判断心肌梗死的部位及罪犯血管,是否合并心律失常。

　　(6)心脏彩超:心脏大小及房室结构,以及室壁运动情况。

　　(7)胸部 CT:协助诊断,对明确是否存在肺栓塞、主动脉夹层有一定价值。

辅助检查结果

(1)血常规：白细胞9.76×10⁹/L，中性粒细胞百分比78%，淋巴细胞百分比15%，红细胞4.13×10⁹/L，血红蛋白130 g/L，血小板288×10⁹/L。

(2)血生化：丙氨酸转氨酶40 U/L，天冬氨酸转氨酶90 U/L，总胆红素20 μmo/L，尿素氮6 mmoL，肌酐86 moL，钠140 mmol/L，钾3.9 mmol/L，总胆固醇24.8 mmol/L，高密度脂蛋白3.6 mmol/L，淀粉酶未见异常。

(3)凝血功能：未见异常。

(4)BNP及心肌标志物：BNP 173 ng/L(↑)；cTnI 16 ng/mL(↑)；CK 2624 U/L(↑)；CK-MB 296 U/L(↑)；MYO 56.84 ng/mL。

(5)外周血氧饱和度：98%。

(6)心电图：Ⅱ、Ⅲ、aVF导联ST段弓背向上抬高，I、aVL、V₂导联ST段压低(图14-1)。

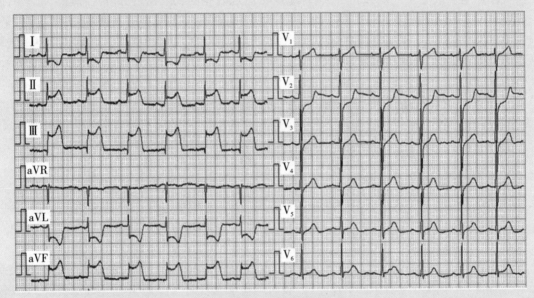

图14-1　入院心电图

(7)心脏彩超：见图14-2。

(8)胸部CT检查：见图14-3。

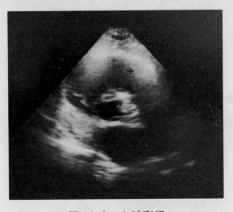

图14-2　心脏彩超

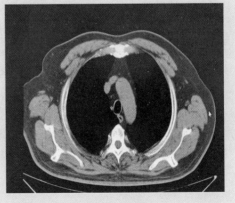

图14-3　胸部CT

2.思维引导　急性胸痛的患者接诊后需要尽快明确诊断,需要鉴别的主要疾病有急性冠脉综合征、急性肺动脉栓塞、主动脉夹层、张力性气胸、急腹症等。

根据患者胸痛的部位、性质、缓解因素,初步判断其为冠心病、急性冠脉综合征,心肌标志物及心电图、心脏彩超进一步佐证了该患者为急性下壁 ST 段抬高心肌梗死。患者双上肢脉压基本一致,且胸部 CT 未见明显异常,暂不考虑主动脉夹层、气胸。根据外周血氧饱和度及 D-二聚体结果可排除肺栓塞。患者无上腹部疼痛,结合体格检查、淀粉酶等检验结果可排除急腹症。

(四)初步诊断

分析该患者病史、体格检查及心电图、心肌标志物、胸部 CT 等检查结果,支持以下诊断:①冠状动脉粥样硬化性心脏病,急性下壁 ST 段抬高心肌梗死,心功能 Ⅰ 级(Killip 分级);②高血压病 3 级,极高危;③陈旧性脑梗死。

二、治疗经过

(一)治疗过程

(1)吸氧、心电监护、绝对卧床休息。

(2)镇静:吗啡 3 mg 静脉注射。

(3)阿司匹林肠溶片 300 mg 及替格瑞洛片 180 mg 顿服。

(4)急诊冠状动脉介入治疗,术中于右冠状动脉置入支架 1 枚。

(5)口服药物治疗:阿司匹林肠溶片 100 mg qd,替格瑞洛片 90 mg bid,琥珀酸美托洛尔缓释片 23.75 mg qd,缬沙坦 80 mg qd,单硝酸异山梨酯缓释片 40 mg qd,阿托伐他汀钙片 20 mg qn。

治疗效果

患者立即送入导管室,进行急诊介入手术,术中可见右冠状动脉近端 100% 闭塞(图 14-4),术中血栓负荷重,行血栓抽吸术(图 14-5)。

术中置入 4 mm×20 mm 支架 1 枚,右冠状动脉恢复血流(图 14-6),支架置入后为进一步明确支架贴壁、支架膨胀、有无夹层等情况,行光学相干断层扫描(OCT)检查(图 14-7)。

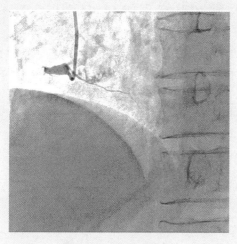

图 14-4　介入治疗前

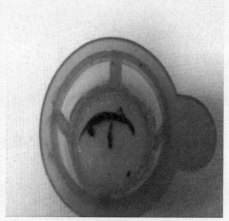

图 14-5　抽吸的血栓

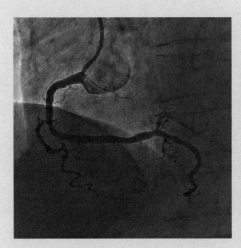
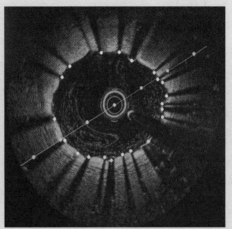

图 14-6 介入治疗后 　　　　　　　　图 14-7 OCT

(二)思维引导

1.再灌注治疗指征　再灌注治疗能及早开通闭塞的冠状动脉血管,挽救濒死心肌,缩小心肌梗死范围,从而有效解除疼痛,显著改善预后,是急性心肌梗死治疗的核心,主要包括溶栓治疗及介入治疗。该患者发病在 12 h 内,因此有再灌注治疗指征,应尽早进行再灌注治疗(图 14-8)。

(1)溶栓治疗适应证:①两个或两个以上相邻导联 ST 段抬高(胸导联≥0.2 mV,肢导联≥0.1 mV),或提示急性心肌梗死伴左束支传导阻滞,起病时间<12 h,患者年龄<75 岁;②ST 段显著抬高的急性心肌梗死患者年龄>75 岁,经慎重权衡利弊仍可考虑;③急性 ST 段抬高心肌梗死,发病时间已达 12~24 h,若仍有进行性缺血性胸痛、广泛 ST 段抬高者也可考虑。

溶栓禁忌证:①既往发生过出血性脑卒中,6 个月内发生过缺血性脑卒中或脑血管事件;②中枢神经系统受损、颅内肿瘤或畸形;③近期(2~4 周)有活动性内脏出血;④未排除主动脉夹层;⑤入院时严重且未控制的高血压(>180/110 mmHg)或慢性严重高血压病史;⑥目前正在使用治疗剂量的抗凝药或已知有出血倾向;⑦近期(2~4 周)创伤史,包括头部外伤、创伤性心肺复苏或较长时间(>10 min)的心肺复苏;⑧近期(<3 周)外科大手术;⑨近期(<2 周)曾有在不能压迫部位的大血管行穿刺术。

(2)介入治疗适应证:①所有症状发作 12 h 以内并且有持续新发的 ST 段抬高或左束支传导阻滞的患者;②即使症状发作时间在 12 h 以上,但仍然有进行性缺血证据或仍然有胸痛和心电图变化。

最新指南推荐:①如果是有经验的团队在首次医疗接触后 120 min 内实施,与溶栓治疗比较,建议优先实施直接经皮冠脉介入术(PCI);②合并严重心力衰竭或心源性休克患者,建议实施直接 PCI 而非溶栓,除非预计 PCI 相关的延迟时间长并且患者是在症状发作后早期就诊。

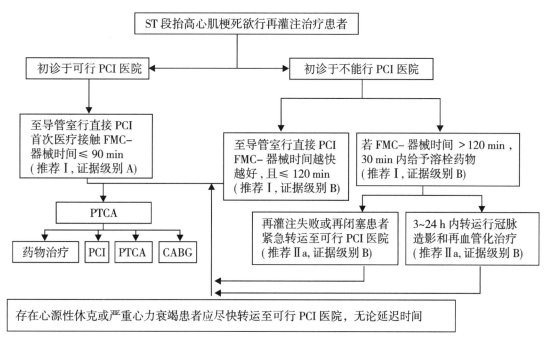

注：PTCA，经皮冠状动脉腔内成形术；CABG，冠状动脉搭桥术。

图 14-8　再灌注治疗选择流程图

2. 下壁心肌梗死合并症　下壁心肌梗死患者常合并右心室心肌梗死，右心室心肌梗死与左心室心肌梗死治疗措施略有不同。右心室心肌梗死常表现为休克或低血压，血流动力学检查常显示中心静脉压、右心房和右心室充盈压增高，而肺楔压、左心室充盈压正常甚至下降。因此，治疗上宜补充血容量，从而增加心排出量和动脉压；合并低血压时应避免使用硝酸酯类药物，必要时使用血管活性药物，伴有房室传导阻滞时，可予以临时起搏。本例患者为下壁心肌梗死，密切监测其血压，该患者并未合并低血压甚至休克。但是，临床工作中处理急性下壁心肌梗死患者的过程中，应时刻牢记这一点。

治疗 1 周后

（1）经过治疗后，患者情况逐步稳定，胸痛症状缓解。

（2）24 h 动态心电图最快心率 113 次/min，为窦性心动过速；最慢心率 54 次/min；平均心率 70 次/min；房性期前收缩 61 个，有一阵房速；室性期前收缩 2 个；ST-T 可见异常动态变化。

（3）心脏超声：主动脉根部内径 32 mm，左心房内径 35 mm，左心室舒张末期内径 49 mm，左心室收缩末期内径 34 mm，室间隔厚度 12 mm，左心室后壁厚度 11 mm，EF 56%，左心室下壁及前间壁节段性收缩活动减弱；左心室舒张功能减低。

三、思考与讨论　>>>

结合患者住院经过，该患者出院后治疗应注意哪些方面？

对于该患者出院后的治疗，首先是改善生活方式，戒烟、低盐低脂饮食，控制血压，逐步增加体力活动。其次药物治疗中，需要强调双联抗血小板重要性，血管紧张素转化酶抑制剂及 β 受体阻剂能够改善心肌重构、降低心肌耗氧，减少病死率，因此在耐受的情况下，建议患者能逐步加量至最大剂量,他汀类药物降低血脂也是治疗重要部分。此外,出院后定期至医院随访各项心脏检查也是重要内容。

四、练习题 ▶▶

1. 急性 ST 段抬高心肌梗死的治疗方案有哪些?
2. 冠状动脉介入治疗常用的腔内影像学检查及其优缺点有哪些?

五、推荐阅读 ▶▶

[1]葛均波.内科学[M].9 版.北京:人民卫生出版社,2018.

[2]中华医学会心血管病学分会,中华心血管杂志编辑委员会.急性 ST 段抬高型心肌梗死诊断和治疗指南(2019)[J].中华心血管病杂志,2019,47(10):766-783.

[3]范书英.2015 年《中国急性 ST 段抬高型心肌梗死(STEMI)诊断治疗指南》要点解读[J].中国全科医学,2015,18(27):3268-3269,3275.

[4]JUNG C,ELSÄSSER A. Update ESC-Leitlinie 2017-Akuter Myokardinfarkt(STEMI)[J]. Dtsch Med Wochenschr,2018,143(11):797-801.

[5] BONOW R O, MANN D L, ZIPES D P, et al. Braunwald's heart disease:a textbook of cardiovascular medicine[M].9th ed. Philadelphia:Elsevier Saunders,2013.

(简立国　刘士超)

案例 15　急性广泛前壁 ST 段抬高心肌梗死

一、病历资料

(一)门诊接诊

1. 主诉　反复胸痛 2 d,加重 3 h。

2. 问诊重点　胸痛为心血管系统常见症状,患者急性发病,疼痛性质剧烈,问诊时应注意急性发病过程中,有无明显诱发因素、主要症状及伴随症状特点、疾病演变过程、诊治经过、治疗效果等。

3. 问诊内容

(1)诱发因素:有无劳累、情绪激动、饱食、寒冷等诱发因素。

(2)主要症状:应注意询问胸痛部位、性质、持续时间、加重或缓解方式。胸痛部位,心绞痛及心肌梗死的疼痛多位于胸骨后和心前区,可向左臂及肩背部放射;夹层动脉瘤疼痛多位于胸背部,向下放射至腰、腹或腹股沟区及双下肢;胸膜炎引起的疼痛多位于侧胸部。胸痛性质,心绞痛呈压榨样并伴窒息感,心肌梗死疼痛更剧烈;食管炎多为烧灼感;夹层动脉瘤常突然发生胸背部撕裂样疼痛;肺栓塞发作剧烈胸痛多伴发绀、呼吸困难等。持续时间,血管狭窄或痉挛的疼痛多为阵发性,而当血管完全闭塞时多持续时间较长且不易缓解;炎症、栓塞或梗死相关疼痛多为持续性。加重或缓解方式,心绞痛发作可用扩冠药迅速缓解,而对心肌梗死则效果不佳或无效;消化系统疾病多与进食相关,抗酸护胃药有效;胸膜炎及心包炎相关胸痛可因咳嗽或用力呼吸而加重。患者病程较短,急性起病,短期内再发加重。本次加重的特点,与前相比胸痛部位、程度、性质及持续时间等相关要素有无明显改变,有无新发伴随症状,既往缓解方式是否有效等。

(3)伴随症状:有无大汗、血压下降或休克,若有多提示心肌梗死、夹层动脉瘤和大面积肺栓塞等;有无咳嗽、咳痰、发热,若有多见于气管、支气管或肺部炎症;有无吞咽困难,若有可考虑消化系统疾病;有无咯血,若有咯血表明有血管的破坏、侵蚀或有微血管瘤的形成,应考虑肺栓塞、支气管扩张、肺癌等。

(4)诊治经过:是否用药,用何种药、具体剂量、效果如何,以利于确定下一步治疗方案。

(5)既往史:中年人突发某种症状或体征时,需明确有无相关危险因素及基础疾病,是否为危险因素长期作用引起突发症状或基础疾病恶化进展的结果。如有消化性溃疡、胆囊结石、胆囊炎相关病史可出现胸痛症状,伴恶心、呕吐等;如既往有肋间神经炎或肋软骨炎,也可引起持续性胸痛,性质剧烈,长时间不缓解;其他骨科、官能症等相关疾病也会引起胸痛症状。

(6)个人史:有无吸烟、饮酒等增加心血管风险相关因素。

(7)家族史:有无早发冠心病家族史。

问诊结果

患者为中年男性,职员,既往无高血压、高血脂、糖尿病、冠心病、肺栓塞、脑血管疾病病史,无肝炎、慢性肾病、结核病史,无吸烟、饮酒史。患者于 2 d 前无明显诱因发作胸痛症状,局限于胸骨后中上段,呈压榨性闷痛,无左臂及肩背部放射疼痛,无大汗淋漓、恶心、呕吐、黑矇等伴随症状,持续 2 ~ 3 min 后可自行缓解,未就医行相关治疗。后上述胸痛症状反复发作,胸痛部位、程度、性质及持续时间与前相比未见明显变化,自行舌下含服硝酸甘油片效果不佳,胸痛症状缓解不明显。3 h 前,休息时再次发作胸痛症状,疼痛波及整个心前区,并向左颈肩部放射,伴面色苍白、大汗淋漓、烦躁不安、恶心、呕吐等症状,疼痛持续 20 min 不缓解,自行舌下含服硝酸甘油片无效。遂急来医院行进一步治疗。

4.思维引导　患者反复胸痛 2 d,加重 3 h。心绞痛疼痛多局限于胸骨后,持续数分钟,时间较短,发作频繁,硝酸甘油有效,与上述胸痛加重症状不符。患者胸痛性质较剧烈,但未放射至肋、腰和下肢,可通过胸部血管彩超、主动脉计算机体层血管成像(CTA)或磁共振血管成像(MRA)明确是否为主动脉夹层;无咳血、呼吸困难、发绀等相关症状,可行 D-二聚体化验、肺通气-灌注显像及肺动脉 CTA 明确是否有肺栓塞;而急性胰腺炎、消化性溃疡等,也可有上腹部疼痛,仔细询问病史、体格检查、心电图、超声心动图及淀粉酶、脂肪酶、血清心肌酶和肌钙蛋白测定可协助诊断。

(二)体格检查

1.重点检查内容及目的　患者急性 ST 段抬高心肌梗死的可能性大,应注意心脏相关体格检查。肺部有无啰音,部分患者心肌梗死后心力衰竭可闻及肺部啰音,严重时遍布全肺;有无颈静脉怒张、肝颈静脉回流及心脏浊音界扩大等,考虑是否有心包积液;各瓣膜区有无杂音,是否有心肌缺血引起的二尖瓣脱垂并关闭不全;有无上下肢水肿,是否可触及足背动脉搏动,明确有无左心衰竭甚至全心衰竭。

体格检查结果

T 36.7 ℃,R 19 次/min,P 75 次/min,BP 116/72 mmHg

神志清,急病面容,颈软,颈静脉无怒张,肝颈静脉回流征阴性。胸廓对称,双肺呼吸音清,未闻及干、湿啰音。心前区无隆起,心界不大,心率 75 次/min,律齐,心脉率一致,S_1 低钝,各瓣膜区未闻及杂音、额外心音及心包摩擦音。腹平软,无压痛及反跳痛,肝、脾未触及,肠鸣音 3 ~ 4 次/min,双下肢无水肿,双侧足背动脉搏动可。

2.思维引导　经上述体格检查无心力衰竭、心包积液体征。但患者心功能尚可,心包积液量较少时,体征可不明显,可进一步行实验室检查(BNP 及心肌标志物)及影像学检查(肺部 CT、心脏彩超或放射性核素检查)明确诊断。

(三)辅助检查

1.主要内容及目的

(1)心电图:对急性 ST 段抬高心肌梗死的诊断、定位、评定范围、评估病情变化及预后有主要作用。

(2)血常规、炎症指标:部分患者起病后白细胞增多;红细胞沉降率(erythrocyte sedimentation rate,ESR)、C 反应蛋白增高,可持续 1 ~ 3 周。

(3)肌红蛋白、肌钙蛋白、肌酸激酶同工酶等:心肌坏死标志物升高水平与心肌梗死范围和预后明显相关。

（4）心脏彩超及大血管彩超：评估心室壁运动、左心功能，检测心包积液及室间隔穿孔等，评估大血管情况，有助于诊断室壁瘤和乳头肌功能失调等并发症及夹层的鉴别诊断。

（5）胸部影像学：明确有无肺部炎症、胸腔积液等。

（6）肝肾功能、电解质：是否有肝肾功能的损害、内环境紊乱失衡。

（7）凝血功能：目前有无凝血功能异常。

（8）血糖、血脂：明确血糖、血脂情况，便于控制危险因素。

（9）传染病：明确有无传染病，为后续介入手术治疗提供安全保障。

辅助检查结果

（1）心电图：广泛前壁、高侧壁 ST 段弓背抬高（图 15-1）。

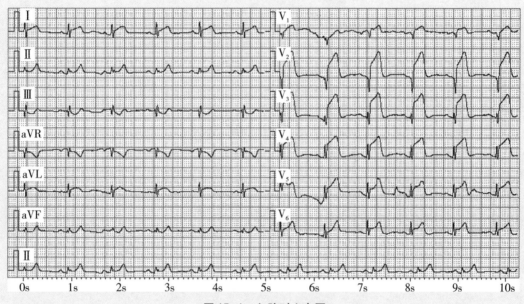

图 15-1　入院时心电图

（2）血常规：白细胞 7.06×10^9/L，中性粒细胞百分比 77.3%（↑），淋巴细胞百分比 15.9%（↓），单核细胞 0.6%，红细胞 5.15×10^{12}/L，血红蛋白 149 g/L，血小板 193×10^9/L。

（3）炎症指标：超敏 C 反应蛋白（hsCRP）10.69 mg/L；ESR 60 mm/h。

（4）心肌坏死标志物：肌红蛋白 324 μg/L，CK-MB 167 U/L，NT-proBNP 340 ng/L；cTnI 3.045 μg/L。

（5）心脏及大血管彩超（床旁）：左心房稍大，房室内径及大动脉根部在正常范围；室间隔运动低平；各瓣膜区形态、回声、运动正常；房室间隔连续性完整；EF 51%；左室收缩功能减退；胸腔及腹腔大血管未见明显异常。

（6）肺部 CT：两肺下叶及右肺上叶索条影，少量胸腔积液。

（7）肝、肾功能，电解质：尿酸 580 μmol/L；肝功能、电解质未见明显异常。

（8）凝血功能：未见明显异常。

（9）血糖、血脂：总胆固醇 7.62 mmol/L（↑），甘油三酯 1.51 mmol/L，高密度脂蛋白 0.82 mmol/L，低密度脂蛋白 5.62 mmol/L（↑），血糖 5.8 mmol/L，糖化血红蛋白 6.2%。

（10）传染病：未见明显异常。

2.思维引导　该患者反复胸痛 2 d,加重 3 h,病史及心电图提示广泛前壁、高侧壁 ST 段弓背抬高,支持急性 ST 段抬高心肌梗死的诊断。心肌坏死标志物异常升高,进一步明确诊断,排除了消化系统疾病;心脏彩超提示左心收缩功能减退,射血分数下降,提示心功能减退;大血管彩超未见明显异常,暂不考虑夹层;胸部 CT 未见明显异常,凝血功能正常,暂不考虑肺栓塞。

(四)初步诊断

分析上述病史、体格检查、实验室检查结果,支持以下诊断:①冠状动脉粥样硬化性心脏病,急性 ST 段抬高心肌梗死(广泛前壁),心功能Ⅱ级(Killip 分级);②高胆固醇血症;③高尿酸血症。

二、治疗经过

(一)初步治疗

(1)告知患者及家属病情及临床风险,立即至心导管室行直接经皮冠脉介入术。冠脉造影显示左主干内膜光滑,未见明显狭窄、夹层病变,前向血流 TIMI 3 级。前降支内膜不光滑,近段 100% 闭塞,前向血流 TIMI 0 级。回旋支内膜不光滑,局限性动脉粥样硬化斑狭窄,近中段狭窄最重处约 30%,前向血流 TIMI 3 级。右冠状动脉开口起源分布正常,内膜不光滑,局限性动脉粥样硬化斑狭窄,近中段狭窄最重处约 40%,前向血流 TIMI 3 级。术中使用肝素抗凝,于前降支近段植入 3 mm×33 mm 药物洗脱支架一枚,复查造影示前降支血流 TIMI 3 级。

(2)术后严格卧床休息,吸氧;心电、血压及氧合监护;低盐、低脂饮食;保持大便通畅。

(3)术后给予替罗非班缓慢滴注,阿司匹林 100 mg qd 及氯吡格雷 75 mg qd 双联抗血小板、美托洛尔控制心率改善心肌缺血、ACEI/ARB/ARNI 改善心室重塑、他汀降脂、非布司他降尿酸等对症治疗。

治疗效果

(1)症状:术后患者症状明显缓解,未再诉胸痛发作。

(2)体格检查:神志清楚,精神可,呼吸 16 次/min,肺部未闻及干、湿啰音,心前区无隆起,心界不大,心率 68 次/min,律齐,各瓣膜区未闻及杂音、额外心音及心包摩擦音。

(3)辅助检查:术后复查心电图示窦性心律,前壁病理性 Q 波形成,ST 段较前明显回落伴 T 波双向(图 15-2)。

(4)实验室检查:Myo 382 μg/L,CK-MB 217 U/L,NT-proBNP 460 ng/L;cTnI 4.289 μg/L。

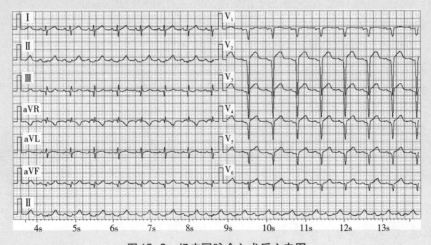

图 15-2　经皮冠脉介入术后心电图

(二)思维引导

该患者为中年男性,胸痛加重小于 12 h,且疼痛性质剧烈,持续不缓解,心电图提示广泛前壁导联 ST 段弓背向上抬高,无再灌注治疗禁忌证。患者来院就诊时胸痛发生时间超过 3 h,直接 PCI 为首选再灌注治疗方案,为使闭塞的冠状动脉再通,恢复心肌灌注,减少心肌梗死面积,减轻梗死后心肌重塑,应行急诊 PCI 治疗。急诊 PCI 术前应给予抗血小板药物负荷剂量(阿司匹林 300 mg、氯吡格雷 300 mg 或替格瑞洛 180 mg),嚼服加快药物吸收,术中采用肝素抗凝,术后双联抗血小板药物(阿司匹林 100 mg qd、氯吡格雷 75 mg qd 或替格瑞洛 180 mg bid)至少 12 个月,随后长期单药抗血小板治疗。β 受体阻滞剂可抗心肌缺血及减少恶性心律失常的发生;ACEI/ARB/ARNI 可改善心室重塑,降低心力衰竭发生率及急性心肌梗死病死率;降脂药物应早期应用,稳定斑块,控制 LDL 目标值 70 mg/dL 以下。

(三)病情变化

1.病情变化的可能原因及应对　术后第 3 天,患者诉间断胸闷,夜间睡眠时加重,可憋醒。体格检查:血压 121/78 mmHg,心率 70 次/min,中下肺可闻及湿啰音,心音低钝,双下肢轻度凹陷性水肿。患者目前症状需鉴别心肌梗死后心力衰竭、肺部感染、阻塞性肺通气功能障碍,需急查血气分析、血常规、炎症指标 PCT、肝肾功能、BNP 及心肌酶、肌钙蛋白、心脏彩超、肺功能。

检查结果

(1)血气分析:pH 7.38,$PaCO_2$ 34 mmHg,PaO_2 96 mmHg,SaO_2 98%。

(2)血常规:白细胞 $8.91×10^9$/L,中性粒细胞百分比 73.9%,淋巴细胞百分比 20%,嗜碱性粒细胞百分比 0.2%,红细胞 $5.01×10^{12}$/L,血红蛋白 147 g/L,血小板 $216×10^9$/L。

(3)炎症指标:PCT 0.045 ng/mL,正常范围。

(4)BNP 及心肌酶:Myo 53 μg/L,CK-MB 5.0 U/L,NT-ProBNP 860 ng/L,cTnI 0.39 μg/L。

(5)心脏彩超:冠心病 PCI 术后,左心房大,左心功能下降(收缩+舒张),EF 43%(↓)。

(6)肺功能:肺通气和弥散功能正常。

2.思维引导　患者血常规、血气分析及炎症指标 PCT 均未见明显异常,可排除感染性疾病,如肺部感染引起的胸闷症状;肺功能示肺通气和弥散功能正常,暂不考虑肺功能异常问题;肺部啰音,下肢轻度水肿、NT-proBNP 较前升高、心脏 EF 较前降低,综合考虑为心肌梗死后心力衰竭。加用呋塞米、螺内酯利尿减轻心脏负荷,防止电解质紊乱,适当加用米力农改善心功能,纠正心力衰竭症状。

检查结果

(1)症状:无胸痛、胸闷症状发作。

(2)体格检查:神志清,精神可,双肺呼吸音清,未闻及明显啰音,心前区无隆起,各瓣膜区未闻及杂音、额外心音及心包摩擦音。双下肢无水肿。

(3)血常规:白细胞 $8.91×10^9$/L,中性粒细胞百分比 70%,淋巴细胞百分比 20%,嗜碱性粒细胞百分比 0.3%,红细胞 $4.98×10^{12}$/L,血红蛋白 149 g/L,血小板 $208×10^9$/L。

(4)血脂:TC 4.19 mmol/L,TG 1.69 mmol/L,HDL 0.66 mmol/L,LDL 3.39 mmol/L。

(5)肝、肾功能:未见明显异常。

三、思考与讨论

急性 ST 段抬高心肌梗死（ST-segment elevation myocardial infarction，STEMI）是冠心病的严重类型，为致残致死的主要原因。心电图特点为 ST 段呈弓背向上型抬高，有胸痛、发热、烦躁、心悸等典型心肌梗死的临床表现。心肌梗死是指急性心肌损伤，血清心脏肌钙蛋白增高和/或回落，且至少 1 次高于正常值上限，同时有急性心肌缺血的临床证据，包括：①急性心肌缺血症状；②新的缺血性心电图改变；③新发病理性 Q 波；④新的存活心肌丢失或室壁节段运动异常的影像学证据；⑤冠状动脉造影、腔内影像学检查或尸检证实冠状动脉血栓。

根据第四版"全球心肌梗死定义"的标准，将心肌梗死分为 5 种临床类型。

1.1 型　急性动脉粥样化血栓形成性冠状动脉疾病引起的心肌梗死，通常是由于动脉粥样硬化斑块破坏（破裂或糜烂）。

2.2 型　继发于氧供需失衡的心肌梗死。有多种潜在机制，包括冠状动脉夹层、血管痉挛、栓塞、微血管功能障碍，以及伴或不伴基础冠状动脉疾病的氧需求增加。

3.3 型　心脏性猝死。患者在可采集血液样品之前或在血液中出现生物标志物之前就意外死亡，具有心肌缺血/梗死的典型表现。

4.4 型　①4a 型：与经皮冠脉介入术相关的心肌梗死。指 cTn 基线值正常的患者在 PCI 术后 48 h 内显著升高。同时还具备以下新发心肌缺血的证据之一，包括心脏缺血症状、心电图改变、相关影像学证据等。②4b 型：支架内血栓形成导致的心肌梗死，属于 PCI 相关心肌梗死。通过血管造影或尸检证实，使用与 1 型相同的标准。③4c 型：支架内出现再狭窄的心肌梗死，亦属于 PCI 相关心肌梗死。此类型，偶尔发生。

5.5 型　合并冠状动脉旁路移植术（CABG）的心肌梗死。cTn 基线值正常的患者在 CABG 术后 48 h 内显著升高，且还有具备包括心电图改变、提示新发移植物闭塞或自体冠状动脉阻塞的血管造影、影像学异常等相关证据之一。

该患者具有典型心肌缺血的临床表现，反复发作胸骨后疼痛，在未行相关实验室及辅助检查前，首先考虑急性冠脉综合征，但不能排除急性肺栓塞、主动脉夹层等胸痛急危重症；进一步的心电图检查显示出急性心肌梗死的特征性改变（广泛前壁导联 ST 段呈弓背向上抬高），急诊冠状动脉造影显示与心电图改变相对应（前降支）的冠状动脉阻塞性病变；入院后复查的心肌损伤标记物的动态变化进一步确证了急性心肌梗死的诊断。

心电图检查在急性心肌梗死诊断中具有重要价值，应注意如下几点：①怀疑急性下壁心肌梗死的首诊患者，10 min 内应完成 18 导联心电图（常规导联基础上加做 $V_7 \sim V_9$ 后壁导联和 $V_3R \sim V_5R$ 右胸导联）。STEMI 早期心电图可表现为超急性 T 波（异常高大且两支不对称）改变和/或 ST 段斜直型抬高，并发展为 ST-T 融合，伴对应导联的镜像性 ST 段压低。对有持续性胸痛症状但首份心电图不能明确诊断的患者，需要在 15 ~ 30 min 内复查心电图。②心肌梗死部位的判断：ST-T 动态变化，除用于心肌梗死分型外，对梗死部位的判断亦具有重要指导作用。本例患者 ST 段抬高出现在广泛前壁导联，提示广泛前壁心肌梗死，病变部位提示在左前降支，对冠脉介入治疗时靶血管病变的判断具有重要价值，尤其是对于多支病变患者。③对并发症及预后的判断：对于大面积前壁心肌梗死患者，须警惕心源性休克、心力衰竭、快速型心律失常、心脏破裂等并发症，易造成左心室功能不全，预后相对较差；对于下壁、右室心肌梗死，应警惕有无低血压状态、心源性休克、缓慢型心律失常、二尖瓣乳头肌功能不全等并发症。

STEMI 应与主动脉夹层、急性心包炎、急性肺动脉栓塞、气胸和消化道疾病（如反流性食管炎）等引起的胸痛相鉴别。向背部放射的严重撕裂样疼痛伴有呼吸困难或晕厥的患者，无论心电图是否为典型的 STEMI 表现,均应警惕主动脉夹层,必须在排除主动脉夹层尤其是 A 型夹层后方可启动抗栓治疗。

四、练习题 »»»

1. 急性 ST 段抬高心肌梗死的诊断标准是什么?

2. 急性 ST 段抬高心肌梗死患者行直接 PCI 治疗的适应证有哪些?

3. 概述急性 ST 段抬高心肌梗死患者的治疗药物包括哪些?

五、推荐阅读 »»»

[1] IBANEZ B,JAMES S,AGEWALL S,et al. 2017 ESC Guidelines for the management of acute myocardial infarction in patients presenting with ST－segment elevation:the task force for the management of acute myocardial infarction in patients presenting with ST－segment elevation of the European Society of Cardiology (ESC)[J]. Eur Heart J,2018,39(2):119－177.

[2] STONE G W,SELKER H P,THIELE H,et al. Relationship between infarctsize and outcomes following primary PCI:patient－level analysis from 10 randomized trials[J]. J Am Coll Cardiol,2016,67(14):1674－1683.

[3] 中华医学会心血管病学分会,中华心血管病杂志编辑委员会. 急性 ST 段抬高型心肌梗死诊断和治疗指南(2019)[J]. 中华心血管病杂志,2019,47(10):766－783.

（梁　翠）

案例 16　急性前壁非 ST 段抬高心肌梗死

一、病历资料

(一)门诊接诊

1. 主诉　发作性胸痛 10 d，加重 2 d。

2. 问诊重点　胸痛是临床上常见的症状，主要由胸壁疾病、心血管疾病、呼吸系统疾病引起。患者胸痛反复发作，应着重问诊胸痛的部位、胸痛性质、疼痛持续的时间、影响疼痛的因素以及伴随症状。

3. 问诊内容

(1) 诱发因素：有无劳累、情绪激动、饱餐等诱发因素。

(2) 主要症状：胸痛常见于胸壁疾病、心血管疾病、呼吸系统疾病、纵隔疾病及其他，应询问胸痛的部位，如疼痛的部位是否固定、疼痛的范围、是否有放射性疼痛、局部有无肿块及疱疹等；胸痛的性质，如灼烧样疼痛、针刺样疼痛、绞榨样疼痛、撕裂样疼痛、濒死感等，程度是轻微还是剧烈；疼痛持续的时间，阵发性还是持续性，每次数秒、数分钟还是数小时。

(3) 伴随症状：若伴随有咳嗽、咳痰或发热，常见于气管、支气管和肺部疾病；若有呼吸困难，常提示病变累及范围较大，如大叶性肺炎、气胸、肺栓塞等；若有咯血，主要见于肺栓塞、肺癌等；若有出汗、血压下降、休克，多见于急性心肌梗死、夹层动脉瘤、动脉瘤破裂等；若有吞咽困难，多提示消化系统疾病，若局部皮肤有疱疹，多提示带状疱疹。

(4) 诊治经过：是否用药、何种药、剂量、效果如何等。有无相关检查、检验结果。

(5) 既往史：询问是否有某种基础病，当出现一个症状或体征时，不能认为是一种疾病所致，可能是多种疾病共同的结果。

(6) 个人史：患者暴露于某些因素下可能会易患某种疾病，如尘肺、肥胖、吸烟、熬夜等。

(7) 家族史：如动脉粥样硬化性疾病等有家族遗传倾向。

问诊结果

患者为 60 岁男性，10 d 前劳累时出现胸痛，局限于胸骨中后段，呈绞榨样，无肩背部放射，无大汗、恶心、呕吐、黑矇、晕厥等伴随症状，休息 5 min 左右缓解，未就医。2 d 前患者无明显诱因反复出现胸痛，胸痛部位同前，程度较前加重，伴面色苍白、出汗，疼痛持续时间约 20 min，至当地诊所查心电图示 $V_1 \sim V_6$ 导联 ST 水平压低 $0.1 \sim 0.3$ mV，给予患者"消心痛 10 mg tid"治疗，患者仍间断有胸痛发作，部位、性质同前，每次持续 $10 \sim 20$ min，经舌下含服消心痛可缓解，今日来医院胸痛中心就诊，查心电图示 $V_1 \sim V_6$ 导联 T 波倒置，急诊给予"阿司匹林 300 mg、替格瑞洛 180 mg"嚼服。既往发现高血压 10 年，最高血压 180/110 mmHg，平时口服"硝苯地平缓释片 10 mg qd"，血压控制情况不详，发现糖尿病 3 年，平时口服"消渴丸"治疗，血糖控制情况不详，吸烟史 30 年，平均 20 支/d，父亲曾患冠心病、急性心肌梗死。

---

4. 思维引导　患者 10 d 前劳累时出现胸痛，持续数分钟经休息后缓解，近 2 d 无诱因反复出现

发作性胸痛,持续时间 10 ~ 20 min,应主要考虑胸壁、呼吸系统、心血管系统疾病。患者胸痛反复发作,心电图示缺血样改变,同时该患者既往有高血压、糖尿病病史,吸烟史 30 年,其父亲曾患有冠心病,应首先考虑冠心病、急性冠脉综合征诊断。应行心肌酶、肌钙蛋白、动脉血气分析及 D-二聚体检查,必要时行冠状动脉造影明确冠状动脉血管情况。此外应关注心脏、肺部体格检查,有无心脏杂音、额外心音,肺部听诊有无干、湿啰音。

(二)体格检查

1. 重点检查内容及目的　①体温、脉搏、脉律、呼吸、血压等生命体征。②睑结膜及皮肤色泽、颈静脉充盈程度,肝颈静脉回流征。③心脏的视、触、叩、听,视诊注意心尖搏动的位置及范围,判断有无心脏扩大,有无心前区搏动,触诊时注意心尖搏动的位置及范围、有无震颤,叩诊心脏浊音界的范围,听诊心率、心律的情况,注意心脏各个瓣膜区的听诊,判断有无心脏瓣膜病。④肺部体征,有无胸腔积液,肺部是否有啰音,是湿啰音还是干啰音。

体格检查结果

T 36.7 ℃,BP 130/80 mmHg,R 23 次/min,P 75 次/min

发育正常,营养可,神志清,精神可,自主体位,体格检查合作。全身皮肤无黄染,无肝掌、蜘蛛痣。浅表淋巴结未触及肿大。头颅无畸形,双眼睑无水肿下垂,睑结膜无苍白,巩膜无黄染,双侧瞳孔等大等圆,直径约 3 mm,对光反射灵敏。鼻腔通畅,无流涕、出血,鼻中隔居中,鼻窦区无压痛。口唇无发绀、疱疹。咽无充血,无声音嘶哑,扁桃体无肿大、充血、化脓。颈软,无抵抗,气管居中,双侧甲状腺未触及肿大。双侧胸廓对称,无畸形,无胸壁静脉曲张。双侧呼吸运动对称,触诊语音震颤无增强,叩诊呈清音,听诊双肺呼吸音清,未闻及干、湿啰音及哮鸣音。心脏浊音界正常,心率 75 次/min,律齐,S₁ 低钝,各瓣膜听诊区未闻及病理性杂音、额外心音及心包摩擦音。腹平坦,未见腹壁静脉曲张,未见胃肠型及蠕动波,腹软,剑突下轻压痛,无反跳痛、肌紧张,移动性浊音阴性,肠鸣音正常,肝、脾未触及肿大,墨菲征阴性,肝区叩击痛阴性。肛门及外生殖器未查。脊柱生理弯曲存在,活动自如,四肢无畸形,双下肢无水肿,四肢肌力 5 级,肌张力正常。生理反射正常,病理反射未引出。

---

2. 思维引导　经上述检查患者生命体征尚平稳,平素有胸痛症状,S₁ 低钝;其余体格检查无明显异常,需进一步行实验室检查及影像学检查,明确诊断。

(三)辅助检查

1. 主要内容及目的

(1)肌钙蛋白 T 及 I:较传统的 CK、CK-MB 更敏感、更可靠,动脉血气分析及 D-二聚体检查可辅助诊断有无肺栓塞可能。

(2)心电图检查:①静息心电图,约半数患者在正常范围内,也可能有陈旧性心肌梗死的改变或非特异性 ST 段和 T 波异常。②心绞痛发作时心电图,绝大多数患者可出现心肌缺血引起的 ST-T 改变。③连续心电监护,连续的心电监测可以发现无症状或心绞痛发作时的 ST 段变化情况。

(3)超声心动图:多数患者静息时超声心动图检查无异常。有陈旧性心肌梗死者或严重心肌缺血者,超声心动图可探测到坏死区或缺血区心室壁的运动异常。

(4)有创性检查:①冠状动脉造影,冠状动脉造影能提供详细的血管情况,可以明确诊断、指导治疗及评价预后。②冠状动脉内超声显像(IVUS)、冠状动脉内光学相干断层显像(OCT)、冠状动脉血流储备分数测定(FFR)等。

辅助检查结果

（1）心肌坏死标志物：cTnT 4.21 ng/mL，CK 217 IU/L，CK-MB 33 IU/L。

（2）D-二聚体：420 ng/mL。

（3）动脉血气分析：pH 7.44，PaO_2 96.5 mmHg，$PaCO_2$ 35.1 mmHg。

（4）血常规：白细胞 6.94×10^9/L，红细胞 4.43×10^{12}/L，血红蛋白 130 g/L。

（5）肝、肾功能：总胆红素 4.64 μmol/L，结合胆红素 1.4 μmol/L，非结合胆红素 3.24 μmol/L，丙氨酸转氨酶 5 U/L，天冬氨酸转氨酶 18 U/L，肌酐 54 μmol/L。

（6）急诊心电图：窦性心律，$V_1 \sim V_6$ 导联 ST 段压低 0.1～0.3 mV，T 波倒置（图 16-1）。

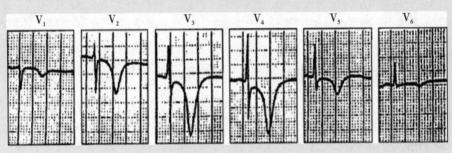

图 16-1　急诊心电图

（7）心脏彩超：EF 56%，左室舒张末内径 48 mm，左室前壁运动减弱。

2.思维引导　该患者发作性胸痛 10 d，加重 2 d，既往有高血压、糖尿病病史，30 年吸烟史，有冠心病家族史，心电图、心肌酶、心脏彩超结果支持冠心病、急性前壁非 ST 段抬高心肌梗死、心功能 I 级（Killip 分级）诊断。

（四）初步诊断

分析上述病史、体格检查、辅助检查结果，支持以下诊断：冠心病、急性前壁非 ST 段抬高心肌梗死、心功能 I 级（Killip 分级）。

二、治疗经过 ▸▸▸

（一）初步治疗

（1）入院后药物治疗：阿司匹林 100 mg qd、替格瑞洛 90 mg bid、琥珀酸美托洛尔 47.5 mg qd、阿托伐他汀 40 mg qd、培哚普利 4 mg qd、硝酸异山梨酯片 10 mg qd、依诺肝素 100 U/kg 皮下注射 q12h。

（2）患者危险分层属于高危，根据国际、国内相关指南，建议其入院后 24 h 内行冠脉介入手术，术中使用肝素抗凝（100 U/kg），冠状动脉造影结果示：左主干未见明显狭窄，左前降支近段第一对角支发出前主支狭窄 95%，中远段散在斑块，远端血流 TIMI 2 级，第一对角支未见狭窄，回旋支和右冠散在斑块。于前降支近段植入 3.5 mm×18.0 mm 药物洗脱支架一枚。

（3）术后患者胸痛未再发作，术后卧床休息，心电、血压、血氧饱和度监测。低盐、低脂饮食。保持大便通畅。

（二）思维引导

急性非 ST 段抬高心肌梗死患者，入院后需要进行危险分层评估，极高危者，建议立即介入诊疗

(2 h 内);高危者,建议 24 h 内行介入诊疗;中危者,72 h 内行介入诊疗;低危者,可考虑行非侵入性检查。该患者 GRACE 评分为 147 分,危险分层为高危,入院 24 h 内行介入手术治疗。

三、思考与讨论

除了手术治疗,非 ST 段抬高心肌梗死患者同样需要完善相关药物治疗。

1. 抗心肌缺血药物治疗

(1)硝酸酯类:推荐舌下或静脉使用硝酸酯类药物缓解心绞痛。如患者有反复心绞痛发作,难以控制的高血压或心力衰竭,推荐静脉使用硝酸酯类药物。硝酸酯是非内皮依赖性血管扩张剂,具有扩张外周血管和冠状动脉的效果。静脉应用该类药物,比舌下含服更有助于改善胸痛症状和心电图 ST-T 变化。

(2)β 受体阻滞剂:存在持续缺血症状的非 ST 段抬高急性冠脉综合征患者,如无禁忌证,推荐早期使用(24 h 内)β 受体阻滞剂,并建议继续长期使用,争取达到静息目标心率 55～60 次/min,除非患者心功能 Killip 分级Ⅲ级或以上。β 受体阻滞剂可竞争性抑制循环中的儿茶酚胺对心肌的作用,通过减慢心率、降低血压和减弱心肌收缩力,降低心肌耗氧量。

(3)钙通道阻滞剂(CCB):持续或反复缺血发作并且存在 β 受体阻滞剂禁忌的非 ST 段抬高急性冠脉综合征患者,非二氢吡啶类 CCB(如维拉帕米或地尔硫草)应作为初始治疗药物,排除临床有严重左心室功能障碍、心源性休克、PR 间期>0.24 s 或二、三度房室传导阻滞而未置入心脏起搏器的患者。在应用 β 受体阻滞剂和硝酸酯类药物后患者仍然存在心绞痛症状或难以控制的高血压,可加用长效二氢吡啶类 CCB。可疑或证实血管痉挛性心绞痛的患者,可考虑使用 CCB 和硝酸酯类药物,避免使用 β 受体阻滞剂。

(4)尼可地尔兼有 ATP 依赖的钾通道开放作用及硝酸酯样作用。推荐尼可地尔用于对硝酸酯类不能耐受的非 ST 段抬高急性冠脉综合征患者。

(5)肾素-血管紧张素-醛固酮系统抑制剂:所有 EF<40% 的患者,以及高血压病、糖尿病或稳定的慢性肾病患者,如无禁忌证,应开始并长期持续使用 ACEI。对 ACEI 不耐受的 LVEF<40% 的心力衰竭或心肌梗死患者,推荐使用 ARB。心肌梗死后正在接受治疗剂量的 ACEI 和 β 受体阻滞剂且合并 LVEF≤40%、糖尿病或心力衰竭的患者,如无明显肾功能不全(男性血肌酐>212.5 μmol/L 或女性血肌酐>170 μmol/L)或高钾血症,推荐使用醛固酮受体拮抗剂。ACEI 不具有直接抗心肌缺血作用,但通过阻断肾素-血管紧张素系统发挥心血管保护作用。近期心肌梗死患者应用 ACEI 可降低患者的病死率,尤其是左心室功能不全伴或不伴有肺瘀血的患者。

2. 抗血小板治疗

(1)阿司匹林:阿司匹林是抗血小板治疗的基石,如无禁忌证,无论采用何种治疗策略,所有患者均应口服阿司匹林,首剂负荷量 150～300 mg(未服用过阿司匹林的患者),并以 75～100 mg/d 的剂量长期服用。

(2)P2Y12 受体抑制剂:除非有极高出血风险等禁忌证,在阿司匹林基础上应联合应用 1 种 P2Y12 受体抑制剂,并维持至少 12 个月。选择包括替格瑞洛(180 mg 负荷剂量,90 mg bid 维持)或氯吡格雷(负荷剂量 300～600 mg,75 mg qd 维持)。

(3)血小板膜受体抑制剂(GPI):国内目前使用的 GPI 主要为替罗非班。应考虑在 PCI 过程中使用 GPI,尤其是高危(cTn 升高、合并糖尿病等)或血栓并发症患者。不建议早期常规使用 GPI。

3. 抗凝治疗　抗凝治疗是为了抑制凝血酶的生成和/或活化,减少血栓相关的事件发生。拟行 PCI 且未接受任何抗凝治疗的患者使用普通肝素 70～100 U/kg(如果联合应用 GPI,则给予 50～70 U/kg 剂量)。初始普通肝素治疗后,PCI 术中可在活化凝血时间(ACT)指导下追加普通肝素(ACT≥225 s)。术前用依诺肝素的患者,PCI 时应考虑依诺肝素作为抗凝药。不建议普通肝素与低分子肝素交叉使用。PCI 术后需停用抗凝药物,除非有其他治疗指征。

4.他汀类药物治疗   如无禁忌证,应尽早启动强化他汀治疗,并长期维持。

该患者确诊冠心病、急性非 ST 段抬高心肌梗死,且计划行 PCI,故应接受双联抗血小板治疗(阿司匹林联合一种血小板 ADP 受体拮抗剂),PCI 术前给予负荷剂量(阿司匹林 300 mg、替格瑞洛 180 mg),嚼服能加快药物的吸收。术中采用普通肝素抗凝,术后予以口服维持剂量的双联抗血小板药物阿司匹林 100 mg qd、替格瑞洛 90 mg bid 至少 12 个月,随后长期服用单药抗血小板。β 受体阻滞剂可抗心肌缺血和减少恶性心律失常发生。肾素-血管紧张素-醛固酮系统抑制剂(首选 ACEI)改善心肌重构,调脂治疗(他汀类药物尽早开始并使用强化剂量 3~6 个月,随后根据低密度脂蛋白达标情况采用合适的剂量长期应用)。

四、练习题

1.急性非 ST 段抬高心肌梗死的危险分层是什么?
2.急性非 ST 段抬高心肌梗死的治疗药物有哪些?

五、推荐阅读

[1]中华医学会心血管病学分会,中华心血管病杂志编辑委员会.非 ST 段抬高型急性冠状动脉综合征诊断和治疗指南(2016)[J].中华心血管病杂志,2017,45(5):359-376.
[2]葛均波,徐永健.内科学[M].9 版.北京:人民卫生出版社,2018.

(程冠昌 李彦明)

急性广泛前壁非 ST 段抬高心肌梗死

一、病历资料

(一)门诊接诊

1. 主诉　间断胸痛 3 年,再发加重 4 h。

2. 问诊重点　胸痛为内科系统常见症状,患者慢性发病,急性加重,问诊时应注意 3 年病程中主要症状及伴随症状特点、疾病演变过程、诊治经过、治疗效果等。

3. 问诊内容

(1)诱发因素:有无重体力劳动、情绪激动(如愤怒、焦急、过度兴奋等)、饱食、用力排便、寒冷、吸烟、心动过速、脱水等诱发因素。

(2)主要症状:疼痛是最先出现的症状,部位一般在胸骨体之后,也可横贯前胸,界限不清,可放射至左肩、左臂内侧、颈部、咽部、下颌部,疼痛部位和性质与心绞痛相同,但诱发心绞痛的体力活动阈值突然或持久降低,心绞痛发生频率、严重程度和持续时间增加,出现静息或夜间心绞痛,休息或舌下含服硝酸甘油只能暂时甚至不能完全缓解症状。

(3)伴随症状:有无咯血、呼吸困难,注意和肺栓塞鉴别;有无后背部撕裂样疼痛、双侧血压不一致,注意和主动脉夹层鉴别;有无发热、心慌,此症状可由心肌坏死物质吸收引起,但一般不超过 38 ℃,很少达到 39 ℃,感染、受凉也可引起;有无恶心、呕吐、上腹胀痛,可能和迷走神经受坏死心肌刺激和心排血量下降、组织灌注不足有关。

(4)诊治经过:既往用药否,用何种药、具体剂量、效果如何。

(5)既往史:老年人大多有多种基础疾病,如患者既往有高血压、糖尿病、高血脂等血管危险因素,冠心病发病率明显增高。

(6)个人史:吸烟、从事精神高度紧张职业、A 型性格等。

(7)家族史:如冠心病、高血压病、糖尿病等有家族遗传倾向。

问诊结果

患者为老年男性,农民,于 3 年前体力活动后出现胸痛,位于胸骨后,持续数分钟,休息后可缓解,曾就诊于当地医院,诊断"冠心病",给予"阿司匹林肠溶片、单硝酸异山梨酯缓释片、辛伐他汀"药物治疗,上诉症状于重体力活动时间断出现,休息后可缓解,4 h 前田间劳作时再次出现胸痛,位于胸骨后,向左上肢及喉部放射,持续时间较前延长,伴心慌/出汗,休息约 20 min 无明显缓解,就诊于当地卫生院,心电图提示窦性心律,前壁 ST 段压低,给予速效救心丸 10 丸口服症状较前改善,建议转上级医院进一步治疗,为进一步诊治来医院。既往有高血压病史 20 年余,血压最高达 180/110 mmHg,未规律口服降压药物,血压控制差;吸烟 40 年余,每天 20 支,未戒烟,无嗜酒。

---

4. 思维引导　患者胸痛不适的性质与典型的稳定型心绞痛相似,但 4 h 前劳作时持续时间更长,休息 20 min 缓解不明显,口服速效救心丸无明显改善,心绞痛严重程度和持续时间增加,胸痛放射至附近的或新的部位,心电图提示前壁 ST-T 改变,考虑非 ST 段抬高急性冠脉综合征诊断可能性

大。结合患者有长期高血压病史,血压控制不祥,应警惕主动脉夹层。应在体格检查时重点行心脏检查及四肢血压检查。

(二)体格检查

1. 重点检查内容及目的　患者非 ST 段抬高急性冠脉综合征的可能性大,应注意心脏及肺部体征。心脏体格检查应关注心界大小、是否有心脏杂音、心率、心律情况,肺部体格检查应关注有无急性心力衰竭肺部症状。

体格检查结果

T 36.0 ℃,R 18 次/min,P 85 次/min,BP 155/92 mmHg

神志清,精神可,表情正常,口唇无发绀。双肺呼吸音清,未闻及明显干、湿啰音,心界稍增大,心率 85 次/min,律齐,二尖瓣听诊区可闻及 2/6 级收缩期杂音,无心包摩擦音。腹软,无压痛,肝、脾肋下未触及,移动性浊音阴性。双下肢无水肿,无杵状指(趾)。余体格检查正常。

---

2. 思维引导　经上述检查二尖瓣听诊区可闻及收缩期杂音,提示患者有二尖瓣关闭不全,结合患者有高血压病史,考虑可能为高血压心脏扩大导致瓣膜相对关闭不全所致,但需警惕缺血导致乳头肌功能不全所致。

(三)辅助检查

1. 主要内容及目的

(1)血常规:评估血小板情况、有无贫血。

(2)动脉血气分析:明确是否有呼吸衰竭、酸碱平衡紊乱。

(3)心电图:有无动态演变,有无新发束支传导阻滞等。

(4)心脏彩超:了解心脏大小及心脏内部结构、室壁运动情况、心功能,排除其他心脏疾病。

(5)肝、肾功能,电解质:是否有肝肾功能的损害、内环境紊乱失衡。

(6)NT-proBNP:是否有急性心力衰竭。

(7)D-二聚体:排查深静脉血栓及肺栓塞、主动脉夹层等。

(8)心肌梗死三项:有无心肌损伤或坏死。

辅助检查结果

(1)血常规:白细胞 10.2×10⁹/L,中性粒细胞百分比 80%,淋巴细胞百分比 18%,红细胞 4.88×10⁹/L,血红蛋白 140 g/L,血小板 213×10⁹/L。

(2)动脉血气分析(未吸氧):pH 7.32,$PaCO_2$ 35 mmHg,PaO_2 85 mmHg。

(3)心电图:窦性心律,广泛前壁 ST-T 改变(图 17-1、图 17-2)。

(4)心脏彩超:二尖瓣轻度反流,EF 56%。

(5)肝、肾功能,电解质:未见明显异常。

(6)NT-proBNP:未见明显异常。

(7)D-二聚体:未见明显异常。

(8)心肌梗死三项:cTnT 0.43 ng/mL,CK-MB 15 ng/mL,Myo 323 ng/mL。

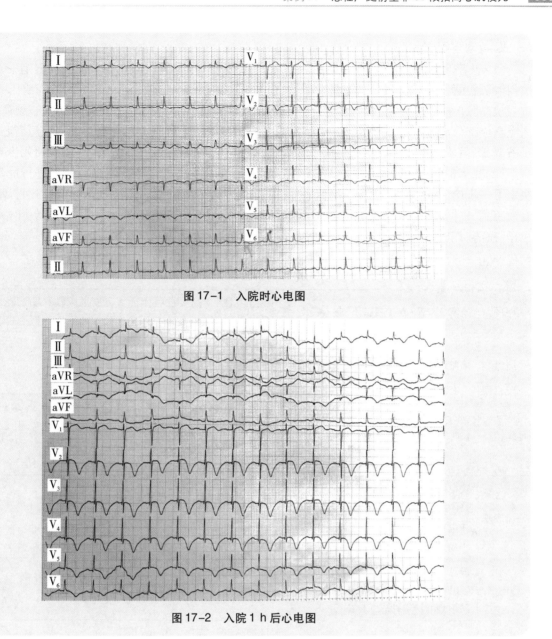

图 17-1 入院时心电图

图 17-2 入院 1 h 后心电图

2. 思维引导　患者胸痛不适的性质与典型的稳定型心绞痛相似,但 4 h 前劳作时持续时间更长,休息 20 min 缓解不明显,口服速效救心丸无明显改善,心绞痛严重程度和持续时间增加,胸痛放射至附近新的部位,心电图提示 ST-T 改变,心肌标志物升高,考虑急性心肌梗死。

(四)初步诊断

分析上述病史、体格检查、实验室检查结果,支持以下诊断:①冠状动脉粥样硬化性心脏病、急性前壁非 ST 段抬高心肌梗死、心功能 I 级(Killip 分级);②高血压病 3 级、很高危组。

二、治疗经过

(一)初步治疗

1. 一般治疗　卧床休息、心电监测。

2. 药物治疗　单硝酸异山梨酯 20 mg 静脉滴注、美托洛尔缓释片 23.75 mg qd,减慢心率,降低心肌耗氧量,阿司匹林 300 mg、替格瑞洛 180 mg、瑞舒伐他汀钙片 20 mg 嚼服,同时给予低分子肝素抗凝。

(二)思维引导

(1)患者外院心电图存在 ST 段压低,非常具有诊断价值。大多数患者胸痛发作时有一过性 ST 段(抬高或压低)和 T 波(低平或倒置)改变,其中 ST 段的动态改变(≥0.1 mV 的抬高或压低)是严重冠状动脉疾病的表现,可能会发生急性心肌梗死或猝死。心电图动态改变可随着心绞痛的缓解而完全或部分消失,若心电图改变持续 12 h 以上则提示非 ST 抬高心肌梗死可能。该患者心电图提示前壁 ST 段压低 0.2 mV 伴 T 波倒置,结合肌钙蛋白增高,故急性非 ST 段抬高心肌梗死诊断明确。

(2)患者肌钙蛋白阳性,心电图有 ST-T 改变,属于高危患者,应用 GRACE 评分进行危险分层,决定下一步诊疗策略。GRACE 评分系统(表 17-1、表 17-2)是预测急性冠脉综合征死亡风险的最有效工具,根据评分可计算院内及出院 6 个月死亡以及心肌梗死风险。评估指标包括:年龄、心率、血压、血清肌酐水平、Killip 分级、入院时心搏骤停、ST 段偏离、心肌酶水平升高。

表 17-1 GRACE 评分

项目	高度危险性(至少具备下列一条)	中度危险性(无高度危险体征但具备下列任何一条)	低度危险性(无高度、中度危险体征但具备下列任何一条)
病史	缺血性症状在 48 h 内恶化	既往心肌梗死,或脑血管疾病,或冠状动脉旁路移植术,或使用阿司匹林	—
疼痛特点	长时间(>20 min)静息性胸痛	长时间(>20 min)静息性胸痛,并有高度或中度冠心病可能。静息胸痛(<20 min)或因休息或含服硝酸甘油缓解	过去 2 周内新发 CCS 分级 Ⅲ 级或 Ⅳ 级心绞痛,但无长时间(>20 min)静息胸痛,有中度或高度冠心病可能
临床表现	缺血引起的肺水肿,新出现二尖瓣关闭不全杂音或原杂音加重,S₃ 或新出现啰音或原啰音加重,低血压、心动过缓、心动过速,年龄>75 岁	年龄>70 岁	—
心电图	静息心绞痛伴一过性 ST 段改变(>0.05 mV),新出现束支传导阻滞或新出现的持续性心动过速	T 波倒置>0.2 mV,病理性 Q 波	胸痛期间心电图正常或无变化
心脏标志物	明显增高(即 cTnT>0.1 μg/L)	轻度增高(即 cTnT>0.01 μg/L,但<0.1 μg/L)	正常

表 17-2 危险分层

危险级别	GRACE 评分	院内死亡风险(%)
低危	≤108	<1
中危	109~140	1~3
高危	>140	>3

（3）该患者 GRACE 评分为 164 分,何时行侵入性检查?

早期侵入性的策略分为急诊(<2 h)、早期(<24 h)及 72 h 内。对于有顽固性心绞痛、伴有心力衰竭、威胁生命的室性心律失常以及血流动力学不稳定的患者,建议行急诊(<2 h)冠状动脉造影及血运重建术,对于 GRACE 风险评分>140 分、肌钙蛋白增高或 ST-T 动态改变的患者,建议早期(24 h 内)行冠状动脉造影及血运重建术,对于症状反复发作且合并至少一项危险因素(肌钙蛋白升高、ST-T 改变、糖尿病、肾功能不全、左心室功能减低、既往心肌梗死、既往 PCI 或冠状动脉旁路移植术史、GRACE 风险评分>109 分)的不稳定型心绞痛(unstable angina,UA)/非 ST 段抬高心肌梗死(non-ST segment elevation myocardial infarction,NSTEMI)患者建议于发病 72 h 内行冠状动脉造影。对于低危的患者不建议常规行侵入性诊断和治疗。针对该患者建议早期(<24 h)行急性侵入性诊断及治疗。

(三)针对病因治疗

1. 血运重建

（1）24 h 内造影检查(图 17-3 ~ 图 17-5)。

（2）给予前降支远段支架植入,对角支药物球囊经皮冠状动脉腔内成形术(PTCA)(图 17-6)。

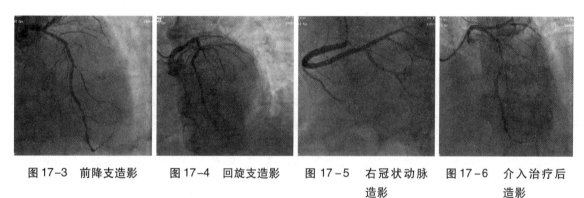

图 17-3　前降支造影　　图 17-4　回旋支造影　　图 17-5　右冠状动脉造影　　图 17-6　介入治疗后造影

2. 术后用药　①抗心肌缺血药物:单硝酸异山梨酯 20 mg 静脉输液、美托洛尔缓释片 23.75 mg qd。②抗血小板:阿司匹林 100 mg qd、替格瑞洛 90 mg bid。③抗凝:给予低分子肝素钙 5 000 U q12h。④调酯:瑞舒伐他汀钙片 20 mg qn。⑤降压抑制心室重塑:贝那普利 10 mg qd。⑥术后症状缓解,未再出现心绞痛症状。术后心电图见图 17-7。

3. 出院后用药指导　NSTEMI 急性期一般在 2 个月左右,在此期间发生心肌梗死和死亡风险高。因此院外要长期口服药物治疗,控制缺血症状、降低心肌梗死和死亡发生率,包括双联抗血小板药物至少 12 个月,其他药物包括 β 受体阻滞剂、他汀类药物和 ACEI、ARB。

4. 健康教育及管理　严格控制危险因素,进行有计划及适当的有氧运动锻炼。根据住院期间的各种事件、治疗效果和耐受性,予以个体化治疗。所谓 ABCDE 方案对于指导二级预防有帮助:A. 抗血小板、抗心绞痛治疗和 ACEI;B. β 受体阻滞剂预防心律失常,减轻心脏负荷等,控制血压;C. 控制血脂和戒烟;D. 控制饮食和糖尿病治疗;E. 健康教育和运动。

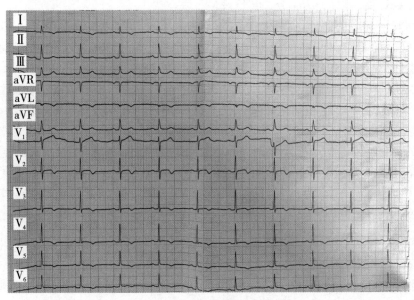

图 17-7　术后复查心电图

三、思考与讨论

　　患者间断胸痛发作,位于胸骨后,持续数分钟,休息后可缓解,存在高血压、吸烟、男性等危险因素,为典型稳定型心绞痛表现。4 h 劳累后上述症状再发并加重,持续时间较前延长,并出现左上肢及喉部放射痛,心电图提示:窦性心律,前壁 ST 段压低,肌钙蛋白增高,支持 NSTEMI。

　　该患者短期危险分层为高度危险,GRACE 评分为高危,建议 24 h 内进行有创治疗,缓解缺血症状,改善预后。冠状动脉造影证实前降支重度狭窄病变,给予 PCI 进行血运重建。术后强化药物治疗,加强健康教育及管理。改善患者长期预后。

四、练习题

　　1. 抗血小板药物怎么分类?

　　2. 抗心肌缺血药物种类有哪些?

　　3. 如何个体化血脂管理?

五、推荐阅读

[1]陈灏珠,林果为,王吉耀. 实用内科学[M]. 14 版. 北京:人民卫生出版社,2013.

[2]葛均波,徐永健. 内科学[M]. 9 版. 北京:人民卫生出版社,2018.

(吕凤华)

案例 18　变异型心绞痛

一、病历资料

(一)门诊接诊

1. 主诉　发作性胸闷、胸痛 2 年,加重 2 h。

2. 问诊重点　胸闷、胸痛是心血管系统疾病中急性冠脉综合征常见的症状,问诊时要注意主要症状如胸痛的部位、性质、持续时间及缓解方式及伴随症状,疾病演变过程、诊治经过、治疗效果等。

3. 问诊内容

(1)诱发因素:有无体力劳动、情绪激动、寒冷、饱食、吸烟、饮酒及吸毒等诱发因素。

(2)主要症状:发作性胸痛是心血管系统疾病中常见的临床症状,要询问疼痛的部位,主要在胸骨体之后,可波及心前区,手掌大小范围,也可横贯前胸,界限不清。常放射至左肩、左臂内侧达无名指和小指,或至颈、咽或下颌部。疼痛的性质,胸痛常为压迫、发闷或紧缩感,也可有烧灼感,偶伴濒死感。持续时间一般数分钟至十余分钟,多为 3～5 min,一般不超过半小时。缓解方式,一般具有自行缓解的特性。尤其要询问发病的时间,变异型心绞痛发病时间多集中在午夜至上午 8 点之间。

(3)伴随症状:有无心悸、出汗、恶心、呕吐、呼吸困难或晕厥。

(4)诊治经过:胸闷、胸痛发作时是否含服药物,应用何种药物,具体剂量、是否缓解,缓解后是否再发,曾到哪就诊过,做过什么检查,检查结果如何,是否长期服药,服药后症状是否再发。

(5)既往史:需询问是否存在冠心病的高危因素,如高血压、糖尿病、高脂血症、脑梗死等。亦需询问与疾病相关的既往史,如有无气管炎、支气管哮喘、慢性阻塞性肺疾病等呼吸系统疾病;如反流性食管炎、消化性溃疡等消化系统疾病。如肾功能不全、颈椎病、肋间神经痛或肋软骨炎等疾病。

(6)个人史:需询问与本病相关的吸烟史、饮酒史及是否吸毒;其余要询问有无疫水、疫区接触史,有无工业、毒物、粉尘、放射性物质接触史。

(7)家族史:如冠心病、高血压、糖尿病等有家族遗传倾向。

问诊结果

患者为中年男性,个体职业,以"发作性胸闷、胸痛 2 年,加重 2 h"入院,2 年前晨起出现胸闷、胸痛,以心前区为主,呈压榨样疼痛,症状持续十几分钟后缓解,未在意、未诊治。后晨起再次出现上述症状,疼痛较前加重,持续不缓解,就诊于医院,行冠状动脉造影,结果示右冠近段 40%左右狭窄;左主干正常,前降支近段 30%～40%狭窄,回旋支近段 30%狭窄。术后强化药物治疗,未再发作。服药 2 个月后自行停药。入院前 2 h 再次出现胸闷、胸痛,呈压榨样,伴大汗,恶心,未吐,持续不缓解,急来医院,急诊行心电图提示窦性心律,下壁导联 ST 段抬高。急诊给予"阿司匹林肠溶片、氯吡格雷片"各 300 mg 口服,收入科。吸烟 40 年余,每天 20 支,未戒烟,无嗜酒。既往高血压病史 10 年,血压最高 170/110 mmHg,平素口服"美托洛尔片、缬沙坦、硝苯地平缓释片",血压控制可。

---

4. 思维引导　患者有胸闷、胸痛病史 2 年,现再发加重 2 h。该患者的胸痛性质呈压榨样,无撕裂样或刀割样剧痛,无两上肢或上下肢血压相差较大,上述症状不符。需进一步完善主动脉 CTA 进

行明确。另需排除肺栓塞,可有胸痛、咯血、呼吸困难和休克等表现,常有低氧血症,核素通气-灌注扫描异常,肺动脉 CTA 可检出肺动脉大分支血管的栓塞。此外,肺栓塞心电图有 I 导联 S 波加深,III 导联 Q 波显著,T 波倒置,胸前导联过渡区左移,右胸导联 T 波倒置等改变,患者心电图不符合此项特点。非致命性急症如胸壁疾病、肋间神经痛和肋软骨炎,此类患者局部固定压痛,胸廓活动使疼痛加重,该患者不符合。该患者发病过程中有恶心,应注意询问有无反酸、嗳气、吞咽困难,应注意有无纵隔及消化系统疾病如急性胰腺炎、消化性溃疡穿孔、急性胆囊炎、胆石症等。该患者胸痛,在咳嗽和呼吸时无加重,无发热,体格检查时需注意有无心包摩擦音及心脏杂音,不符合急性心包炎的特点。该患者有胸闷、胸痛典型临床症状,晨间、静息状态下发病,持续时间长,心电图符合急性下壁心肌梗死,但需关注心肌酶的结果及冠状动脉造影等资料明确诊断。

(二)体格检查

1. 重点检查内容及目的　患者胸痛,循环系统疾病的可能性大,但体格检查过程中首先要注意生命体征是否平稳,要注意皮肤是否湿冷,颈静脉是否充盈或异常搏动,心脏体格检查首先观察心尖搏动位置、范围;心浊音界是否扩大;第一心音是否减弱,是否存在第三心音(心室性)奔马律及第四心音(心房性)奔马律;是否有心脏杂音及心包摩擦音。如心尖区出现粗糙的收缩期杂音或伴收缩中晚期喀喇音,为二尖瓣乳头肌功能失调或断裂所致,室间隔穿孔时可在胸骨左缘 3~4 肋间新出现粗糙的收缩期杂音伴震颤,可有各种心律失常。10%~20% 患者在起病第 2~3 天出现心包摩擦音,为反应性纤维性心包炎所致。下肢水肿是凹陷性还是非凹陷性等。若合并心力衰竭多为肺底湿啰音,若双肺闻及大量湿啰音,急性肺水肿的可能性大。

体格检查结果

T 36.2 ℃,R 17 次/min,P 70 次/min,BP 122/67 mmHg

神志清,精神可,表情痛苦,急性病容,口唇无发绀,颈静脉无怒张,肝颈静脉回流征阴性,气管居中,浅表淋巴结不大,胸廓对称,双肺呼吸音清晰,无啰音。心前区无隆起,无异常搏动,心尖搏动位于左侧第 5 肋间锁骨中线内 0.5 cm,无摩擦感,无震颤,心脏相对浊音界不大,心率 70 次/min,心律整齐,第一心音正常,$P_2 < A_2$,无额外心音,无杂音,未闻及奔马律,无心包摩擦音。腹软,无压痛,肝脾未及,移动性浊音阴性,双下肢无水肿,余体格检查正常。

---

2. 思维引导　经上述体格检查,生命体征平稳,无明显阳性体征,需进一步行实验室检查及影像学检查,明确诊断。

(三)辅助检查

1. 主要内容及目的

(1)心电图:常有动态改变。

(2)心肌坏死标志物:明确是否有心肌坏死,以与急性心肌梗死相鉴别,判断病情的严重程度。

(3)血糖、血脂:了解有无冠心病危险因素。

(4)血常规:注意有无贫血及血小板情况。

(5)肝、肾功能,电解质:是否有肝、肾功能的损害、内环境紊乱失衡。

(6)胸部影像学:明确有无心脏增大及是否存在肺淤血。

(7)心脏彩超:有助于了解心室壁的运动和左心室功能,诊断室壁瘤和乳头肌功能失调,检测是否存在心包积液及室间隔穿孔等并发症。

(8)冠状动脉造影为有创检查手段,是诊断冠心病的"金标准",可发现狭窄性病变的部位并评估其程度。一般认为管腔直径减少70%～75%或以上会严重影响血供。IVUS、OCT、FFR以及最新的定量冠脉血流分数(OFR)等也可用于冠心病的诊断并有助于指导介入治疗。

(9)放射性核素检查:如核素心肌显像及负荷试验,放射性核素心腔造影,正电子断层心肌显像(PET)等。

辅助检查结果

(1)入院急查血常规:白细胞8.5×10^9/L,红细胞5.33×10^{12}/L,血红蛋白169 g/L,血小板205×10^9/L。

(2)入院急查心肌坏死标志物:cTnI 0.03 ng/mL;CK-MB 0.75 Ug/L;CK 60 U/L。

(3)急诊心电图:窦性心律,Ⅱ、Ⅲ、aVF导联ST段抬高,一度房室传导阻滞(图18-1)。

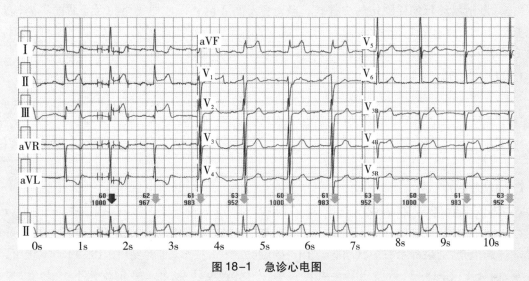

图18-1　急诊心电图

(4)入院心电图:窦性心律,Ⅱ、Ⅲ、aVF导联ST段回落(图18-2)。

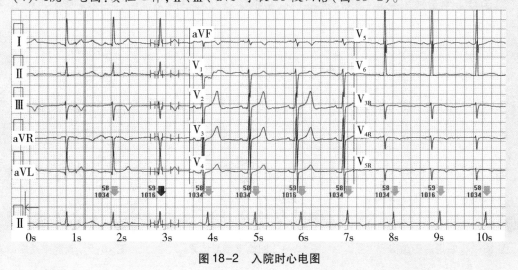

图18-2　入院时心电图

（5）次日复查血常规：白细胞 $7.47×10^9$/L，红细胞 $5.33×10^{12}$/L，血红蛋白 163 g/L，血小板 $197×10^9$/L。

（6）次日复查心肌坏死标志物：cTnI 1.94 ng/mL，CK-MB 13 Ug/L，CK 127 U/L，葡萄糖 6.20 mmol/L，低密度脂蛋白 2.65 mmol/L，总胆固醇 4.5 mmol/L，甘油三酯 2.66 mmol/L。

（7）肝肾功能、电解质：正常范围。

（8）心脏彩超：左心房内径 41 mm，左心室内径 48 mm，EF 45%；左心房增大，左心功能减低，左室下壁运动幅度减低，二尖瓣中度反流。

（9）胸片：正常。

2. 思维引导　根据该患者有典型的胸闷、胸痛症状，持续不缓解，结合心电图下壁导联 ST 段抬高，考虑诊断冠状动脉粥样硬化性心脏病。但患者发病 2 h，入院时肌钙蛋白及心肌酶不高，需动态观察心电图的变化；另患者发病时间短，心肌酶不高，需动态观察心肌酶，如心肌酶升高，考虑急性下壁心肌梗死，如心肌酶不高，心电图 ST 段回落，考虑冠状动脉痉挛所致的变异型心绞痛。

（四）初步诊断

分析上述病史、体格检查、实验室检查结果，支持以下诊断：①冠状动脉粥样硬化性心脏病、急性冠脉综合征、心功能Ⅰ级（Killip 分级）；②高血压病 3 级、很高危。

二、治疗经过

（一）初步治疗

（1）心电监护、吸氧、卧床休息。

（2）向家属沟通病情建议行冠状动脉造影检查，明确冠状动脉病变情况，征得家属同意后行冠状动脉造影检查，结果提示右冠状动脉（图 18-3）近段 40% 狭窄，回旋支（图 18-4）30% 狭窄，左主干正常，前降支（图 18-5）近段 30%~40% 狭窄。冠脉轻度病变，较 2 年前变化不明显。考虑与冠脉痉挛有关。

（3）治疗上给予地尔硫草片 30 mg qid po，根据症状及心率调整剂量；阿托伐他汀钙片 20 mg qn po；阿司匹林肠溶片 100 mg qd po。

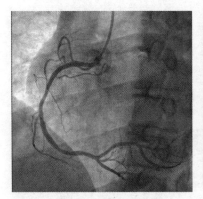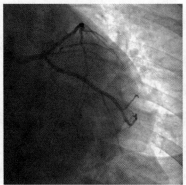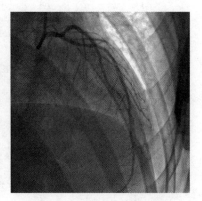

图 18-3　右冠造影结果　　　图 18-4　回旋支造影结果　　　图 18-5　前降支造影结果

治疗效果

(1)症状:胸闷、胸痛缓解,未再发作。
(2)体格检查:无明显阳性体征。
(3)心电图:窦性心律,无明显 ST-T 改变。
(4)心脏彩超:左心房内径 39 mm,左心室内径 48 mm,EF 52%。

(二)思维引导

患者胸闷、胸痛,持续不缓解,心电图有 ST 段抬高,急诊科给予阿司匹林肠溶片及氯吡格雷各 300 mg 口服,与家属沟通病情后行冠状动脉造影检查提示冠脉轻度病变,结合患者清晨发病,一过性 ST 段抬高,心肌酶学不高,冠脉造影提示轻度病变,考虑冠脉痉挛引起的变异型心绞痛,给予钙通道阻滞剂类药物地尔硫草口服,并给予他汀类药物稳定斑块,阿司匹林肠溶片抗血小板等治疗。

三、思考与讨论

患者有晨起胸闷、胸痛病史,曾行冠脉造影检查提示冠脉轻度病变,未规律口服药物,此次再次出现晨起胸闷、胸痛发作,发作时伴下壁导联 ST 段抬高,入院后复查心电图 ST 段回落,心肌酶不高,再次复查冠状动脉造影提示冠状动脉轻度病变,考虑冠状动脉痉挛引起的变异型心绞痛,本病表现为静息性心绞痛伴一过性 ST 段抬高,无体力劳动或情绪激动等诱因,发病时间集中在午夜至上午 8 点之间,患者常因恶性心律失常伴发晕厥。变异型心绞痛一般具有自行缓解的特性,有时心电图和常规冠状动脉造影难以捕捉,需行乙酰胆碱或麦角新碱激发试验。治疗上应在戒烟、戒酒的基础上,应用钙通道阻滞剂和硝酸酯类药物,是治疗冠状动脉痉挛的主要手段,β 受体拮抗剂可能会加重或诱发痉挛,但有固定性狭窄的患者不是禁忌,冠状动脉痉挛一般预后良好,5 年生存率可高达 89%~97%。多支血供或左主干痉挛患者预后不良。该类患者临床特点鲜明,因静息性发作与稳定型心绞痛不同,因 ST 段抬高与稳定型心绞痛、UA、NSTEMI 不同,因 ST 段抬高呈一过性,且心肌酶不高,与 ST 段抬高心肌梗死不同,因此可直接确立诊断。对于此类患者要做好健康宣教,预防冠状动脉痉挛的发生,主要在于养成良好的生活习惯,如戒烟限酒,日常杜绝高脂饮食,少食膨化零食、油炸食品、高糖饮料,规避发病相关危险因素如高血脂,学会自我调节精神压力、自我放松,避免长期的精神紧张。

四、练习题

1.变异型心绞痛与 ST 段抬高心肌梗死的鉴别要点有哪些?
2.变异型心绞痛的治疗原则是什么?

五、推荐阅读

[1]BELTRAME J F,FILIPOO C,CARLOS K J,et al. International standardization of diagnostic criteria for vasospastic angina[J]. Eur Heart J,2017,38(33):2565-2568.
[2]曾定尹.冠状动脉痉挛综合征诊断与治疗中国专家共识解读[J].中国循环杂志,2015,30(A2):82-84.

(李志娟　刘　威)

案例 19 不稳定型心绞痛（前降支病变）

一、病历资料

（一）门诊接诊

1. **主诉** 发作性胸痛2个月,加重2 h。

2. **问诊重点** 发作性胸闷、胸痛(心前区、胸骨后、剑突下、颈部、咽喉部),均为心血管系统疾病常见症状,中老年患者多发,近些年发病年龄年轻化,发病与活动、情绪等机体耗氧增加相关,病程中发作胸闷、胸痛的体力活动阈值突然或持久降低,症状发生频率、严重程度和持续时间增加,甚至出现静息状态或夜间心绞痛,考虑发生不稳定型心绞痛;问诊时应注意病程中主要症状及伴随症状特点、疾病演变过程、诊治经过、治疗效果等。

3. **问诊内容**

（1）诱发因素:体力活动增加、情绪激动(愤怒、焦急、过度兴奋等)、饱食、寒冷、熬夜、吸烟、酗酒、感染因素等。

（2）主要症状:稳定型心绞痛发作于体力活动、运动或情绪激动时,症状发作时逐步加重,达到一定程度后持续一段时间(数分钟至十余分钟,一般不超过 20 min),然后逐渐消失;疼痛的部位主要在胸骨体之后,可波及心前区,手掌大小范围,也可横贯前胸,界限不清。常放射至左肩、左臂内侧达无名指和小指,或至颈、咽或下颌部。疼痛的性质,胸痛常为压迫、发闷或紧缩感,也可有烧灼感,偶伴濒死感。不稳定型心绞痛患者,诱发症状的体力活动阈值降低,发作频率、严重程度及持续时间增加;同时可能合并出汗、恶心、呕吐、心悸或呼吸困难。该患者起初发病与体力活动相关,疼痛位于心前区,伴左上肢酸困;后症状加重,发作时间、诱发因素、次数发生改变。

（3）伴随症状:有无头晕、头痛、出汗等不适,有无恶心、呕吐等消化系统表现。需警惕急性心肌梗死,同时与胸膜炎、气胸、肺栓塞、急性胆囊炎、急腹症、胰腺炎等疾病鉴别。

（4）诊治经过:胸闷、胸痛发作时是否含服药物,应用何种药物,具体剂量、是否缓解,缓解后是否再发,曾到哪就诊过,做过何种检查,检查结果如何,是否长期服药,服药后症状是否再发。

（5）既往史:老年人大多有多种基础疾病,当出现一个症状或体征时,不能认为是某一种病所致,有可能是多种疾病逐步进展、恶化的结果,需询问是否存在冠心病的高危因素,如高血压、糖尿病、高脂血症、脑梗死等。亦需询问与疾病相关的既往史,如有无气管炎、支气管哮喘、慢性阻塞性肺疾病等呼吸系统疾病;反流性食管炎、消化性溃疡等消化系统疾病;肾功能不全、颈椎病、肋间神经痛或肋软骨炎等疾病。

（6）个人史:需询问与本病相关的吸烟史、饮酒史;其余要询问有无疫水、疫区接触史,有无工业、毒物、粉尘、放射性物质接触史。

（7）家族史:如冠心病、高血压、糖尿病等有家族遗传倾向。

问诊结果

患者 83 岁，老年男性，无高血压、糖尿病史，患者于 2 个月前活动时出现胸痛，以心前区为主，呈闷痛，向左臂放射，无咳嗽、咳痰，无反酸、嗳气，停止原来活动，持续约十几分钟好转，自行口服"阿司匹林肠溶片、单硝酸异山梨酯片"治疗，此后上述症状仍有发作，活动耐力下降。入院前 2 h 休息时无明显诱因出现胸痛，较前加重，伴出汗，持续 10 min 左右症状缓解，至社区医院就诊，行心电图检查提示前壁导联 T 波倒置。化验 cTnI 0.36 ng/mL，CK-MB 6.92 ng/mL，肌红蛋白 67.5 ng/mL。遂来医院就诊。

4. 思维引导　患者为老年男性，以胸痛入院，起初发作的胸痛，与活动有关，胸痛的性质与稳定型心绞痛相似，但程度更重，持续时间更长，可达十几分钟，此后反复发作，活动耐量下降，入院前休息状态下发病，持续时间长。结合病史，考虑不稳定型心绞痛，诱发心绞痛的体力活动阈值降低，心绞痛发生的频率、严重程度和持续时间增加，并出现了静息状态的心绞痛，发作时出现新的伴随症状，如出汗、呼吸困难、恶心、呕吐或心悸等。常规的休息或者含服硝酸甘油、消心痛等药物不能缓解或只能暂时缓解。此患者的胸痛性质较前剧烈，发作时间也明显延长，在静息状态下发作胸痛，诱发的因素发生了改变，因此患者的心绞痛由原来的稳定型心绞痛发展至不稳定型心绞痛。结合患者既往有心绞痛病史，近 1 个月内心绞痛恶化加重，休息状态下发作胸痛，考虑为恶化劳力性心绞痛。

（二）体格检查

1. 重点检查内容及目的　患者胸痛，循环系统疾病的可能性大，但体格检查过程中首先要注意生命体征是否平稳，要注意皮肤是否湿冷，颈静脉是否充盈或异常搏动，心脏体格检查首先观察心尖搏动位置、范围；心浊音界是否扩大；第一心音是否减弱，是否存在第三心音（心室性）奔马律及第四心音（心房性）奔马律；是否有心脏杂音及心包摩擦音。如心尖区出现粗糙的收缩期杂音或收缩中晚期喀喇音，为二尖瓣乳头肌功能失调或断裂所致，室间隔穿孔时可在胸骨左缘 3~4 肋间新出现粗糙的收缩期杂音伴震颤，可有各种心律失常。10%~20% 患者在起病第 2~3 天出现心包摩擦音，为反应性纤维性心包炎所致。下肢水肿是凹陷性还是非凹陷性等。若合并心力衰竭多为肺底湿啰音，若双肺闻及大量湿啰音，急性肺水肿的可能性大。

体格检查结果

T 36.8 ℃，R 19 次/min，P 68 次/min，BP 125/68 mmHg

神志清，精神可，表情痛苦，急性病容，口唇无发绀，颈静脉无怒张，肝颈静脉回流征阴性，气管居中，浅表淋巴结不大，胸廓对称，双肺呼吸音清晰，无啰音。心前区无隆起，无异常搏动，心尖搏动位于左侧第 5 肋间锁骨中线内 0.5 cm，无摩擦感，无震颤，心脏相对浊音界不大，心率 68 次/min，心律整齐，第一心音正常，$P_2 < A_2$，无额外心音，无杂音，未闻及奔马律，无心包摩擦音。腹软，无压痛，肝、脾未及，移动性浊音阴性，双下肢无水肿，余体格检查正常。

2. 思维引导　经上述体格检查，生命体征平稳，无明显阳性体征，需进一步行实验室检查及影像学检查，明确诊断。

(三)辅助检查

1. 主要内容及目的

(1)心电图:常有动态改变。

(2)心肌坏死标志物:明确是否有心肌坏死,以与急性心肌梗死相鉴别,判断病情的严重程度。

(3)血糖、血脂:可了解冠心病危险因素。

(4)血常规:注意有无贫血及血小板情况。

(5)肝肾功能、电解质:是否有肝肾功能的损害、内环境紊乱失衡。

(6)胸部影像学:明确有无心脏增大及是否存在肺淤血。

(7)心脏彩超:有助于了解心室壁的运动和左心室功能,诊断室壁瘤和乳头肌功能失调,检测有无心包积液及室间隔穿孔等并发症。

(8)冠脉造影:诊断冠心病的"金标准",可发现狭窄性病变的部位并评估其程度。

辅助检查结果

(1)血常规:白细胞 $8.5×10^9$/L,红细胞 $3.42×10^{12}$/L,血红蛋白 115 g/L,血小板 $183×10^9$/L。

(2)心肌坏死标志物:cTnI 0.25 ng/mL;CK-MB 11 U/L;CK 73 U/L。

(3)心电图:窦性心律,前壁导联 T 波倒置(图 19-1)。

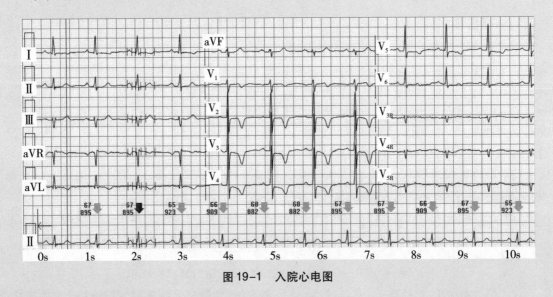

图 19-1 入院心电图

(4)血糖、血脂:葡萄糖 5.2 mmol/L;低密度脂蛋白 3.05 mmol/L;总胆固醇 5.01 mmol/L;甘油三酯 1.74 mmol/L。

(5)肝、肾功能,电解质:正常。

(6)心脏彩超:左心房内径 36 mm,左心室内径 49 mm,EF 64%;左心室舒张功能减低。

(7)胸片:无明显异常。

(8)动脉血气分析:pH 7.44,$PaCO_2$ 64 mmHg,$PaCO_2$ 80 mmHg,HCO_3^- 24.90 mmol/L。

2. 思维引导　根据该患者反复发作胸闷、胸痛症状，活动耐量进行性下降，直至出现静息性胸痛，入院时心电图前壁导联 T 波倒置，化验心肌酶不高，考虑诊断冠状动脉粥样硬化性心脏病、不稳定型心绞痛。该患者缺血症状在 48 h 内恶化，静息性胸痛时间大于 20 min，所以属于高危人群。此患者为老年男性，既往无高血压病史，胸痛的性质非撕裂样或刀割样剧痛，无两上肢或上下肢血压相差较大，不符合主动脉夹层的临床特点。另需排除肺栓塞，患者有胸痛，但无咯血、呼吸困难和休克等表现，血气分析无低氧血症，核素通气-灌注扫描异常，肺动脉 CTA 可检出肺动脉大分支血管的栓塞。一般心电图表现为 I 导联 S 波加深，Ⅲ 导联 Q 波显著、T 波倒置，胸前导联过渡区左移，右胸导联 T 波倒置等改变。心电图不符合此项特点。该患者胸痛，局部无固定压痛，胸廓活动无疼痛加重，不符合肋间神经痛和肋软骨炎。该患者发病过程中无恶心、反酸、嗳气、吞咽困难，不考虑纵隔及消化系统疾病如急性胰腺炎、消化性溃疡穿孔、急性胆囊炎、胆石症等。该患者胸痛在咳嗽和呼吸时无加重，无发热，不符合急性心包炎的特点，体格检查时需注意有无心包摩擦音及心脏杂音。

（四）初步诊断

分析上述病史、症状、体征及辅助检查结果，支持以下诊断：冠状动脉粥样硬化性心脏病、不稳定型心绞痛（高危）。

二、治疗经过

（一）初步治疗

1. 一般护理　心电监护，心内科常规护理，卧床休息。
2. 抗心肌缺血治疗　美托洛尔片 12.5 mg bid po；0.9% 氯化钠注射液 49 mL+硝酸甘油 20 mg，5~10 μg/min 起始静脉泵入，每 5~10 min 增加 10 μg/min。
3. 抗血小板治疗　阿司匹林 100 mg qd po，氯吡格雷 75 mg qd po。
4. 抗凝治疗　达肝素钠注射液 5000 IU q12h 皮下注射。
5. 调脂治疗　阿托伐他汀钙片 20 mg qd。

（二）思维引导

该患者 2 个月前反复出现与活动相关的胸痛，活动耐量下降，入院前 2 h 有静息下胸痛，心电图提示前壁导联 T 波倒置，急查心肌酶不高，属于不稳定型心绞痛的高危人群，为选择个体化的治疗方案，必须尽早进行危险分层，根据年龄、充血性心力衰竭史、心肌梗死史、静息时心率、收缩压、血清肌酐、心电图 ST 段偏离、心肌损伤标志物升高以及是否行血运重建等参数进行 GRACE 评分，用于不稳定型心绞痛的风险评估。此患者 GRACE 评分为 163 分。治疗该患者的主要目的有两个：即可缓解缺血症状和预防严重不良反应后果（死亡、心肌梗死或再梗死）。其治疗包括抗缺血治疗，减少心肌耗氧量（减慢心率或减弱左心室收缩力）或扩张冠状动脉，缓解心绞痛发作，抗血栓治疗和根据危险分层进行有创治疗。

（三）病情变化

1. 病情变化的可能原因及应对　经上述药物治疗，入院后 2 h，胸痛再发，伴出汗，发作时心电图广泛导联 ST 段压低，aVR 抬高，前壁导联 T 波假性正常化（见图 19-2）；给予硝酸异山梨酯片舌下含化，不缓解。

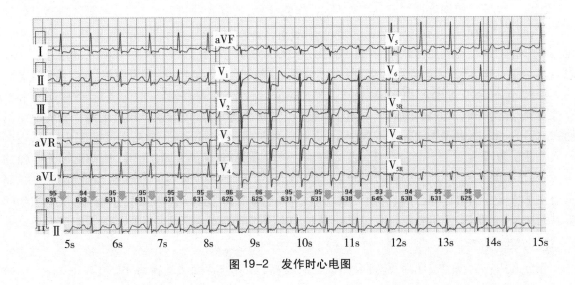

图 19-2　发作时心电图

2. 思维引导　该患者反复发作胸痛,药物治疗无效,持续不缓解,符合极高危标准的患者,向家属沟通病情后行冠脉造影检查,结果前降支中段 95% 以上狭窄,予以置入支架(图 19-3、图 19-4)。

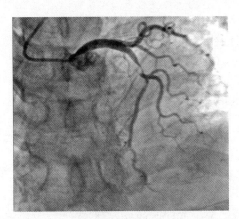

图 19-3　介入前

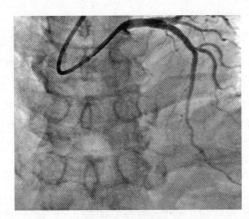

图 19-4　介入后

三、思考与讨论

　　患者是由于动脉粥样硬化不稳定斑块破裂或糜烂导致冠状动脉内急性血栓形成,其中血小板激活在其发病过程中起着非常重要的作用。而不稳定型心绞痛是由于动脉粥样斑块破裂或糜烂,伴有不同程度的表面血栓形成、血管痉挛及远端血管栓塞。

　　与 NSTEMI 的病因和临床表现相似,但程度不同,主要不同表现在缺血的严重程度以及是否导致心肌损害。根据典型的心绞痛症状、典型的缺血性心电图改变(新发或一过性 ST 段压低 ≥0.1 mV 或 T 波倒置 ≥0.2 mV)以及心肌损伤标志物($cTnT$、$cTnI$ 或 CK-MB)测定,可以作出 UA/NSTEMI 诊断。

　　在问诊过程中要注意认真询问病史,了解胸闷、胸痛的部位、性质、持续时间、缓解方式及诱发因素,在病程中是否发生改变,认真体格检查;仔细观察心电图是否有动态改变,了解是否存在心肌缺血及范围和程度;检测心肌损伤标志物,进行危险分层,确定治疗方案,保守治疗或介入治疗。

　　根据病情及各种事件,需要给予个体化治疗,包括冠心病 ABCDE 二级预防。冠状动脉造影仍是诊断冠心病的重要方法,可以直接显示冠状动脉狭窄程度,对决定治疗策略有重要意义。如需介入治疗,确定介入时机,包括急诊(<2 h)、早期(<24 h)及 72 h 以内;对于出现以下任意一条极高危险的患者推荐紧急侵入治疗策略(<2 h),包括血流动力学不稳定或心源性休克、药物治疗无效的反复发作或持续性胸痛、致命性心律失常或心搏骤停、心肌梗死合并机械并发症、急性心力衰竭以及反复的 ST-T 波动态改变尤其是伴间歇性 ST 段抬高等。对于出现以下任意一条高危标准的患者推荐早期侵入治疗策略(<24 h),包括心肌梗死相关的肌钙蛋白上升或下降、ST 段或 T 波的动态改变(有或无症状)以及 CRACE 评分>140 分。对于出现以下任意一条中危标准的患者推荐侵入治疗策略(<72 h),包括糖尿病、肾功能不全〔肾小球滤过率<60 mL/(min·1.73m^2)〕、EF<40% 或充血性心力衰竭、早期心肌梗死后心绞痛、PCI 史、CABG 史、CRACE 评分>109 分但是<140 分等。该患者胸痛进行性加重直至出现静息性胸痛,伴出汗,心电图有明显的 ST 段压低,药物治疗效果差,CRACE 评分 163 分,符合急诊介入治疗指征。出院前要健康教育。

四、练习题 ▶▶▶

1. 不稳定型心绞痛治疗原则是什么?

2. 不稳定型心绞痛危险分层及治疗策略是什么?

3. 不稳定型心绞痛与非 ST 段抬高心肌梗死如何鉴别?

五、推荐阅读 ▶▶▶

[1] HAMM C W, BASSAND J P, AGEWALL S, et al. ESC Guidelines for the management of acute coronary syndromes in patients presenting without persistent ST-segment elevation: the task force for the management of acute coronary syndromes(ACS) in patients presenting without persistent ST-segment elevation of the European society of cardiology(ESC)[J]. Eur Heart J, 2011, 32(23): 2999-3054.

[2] JNEID H, ANDERSON J L, WRIGHT R S, et al. 2012 ACCF/AHA focused update of the guideline for the management of patients with unstable angina/non-ST-elevation myocardial infarction(updating the 2007 guideline and replacing the 2011 focused update): a report of the American College of Cardiol-ogy Foundation/American Heart Association Task Force on Practice Guidelines[J]. J Am Coll Cardiol, 2012, 60(7): 645-681.

（刘　威）

案例 20 不稳定型心绞痛(右冠状动脉病变)

一、病历资料

(一)门诊接诊

1.主诉 发作性胸痛2年余,加重1周。

2.问诊重点 胸痛为心血管系统常见症状,患者慢性发病,近期加重,问诊时应注意2年余病程中主要症状及伴随症状特点、疾病演变过程、诊治经过、治疗效果等。

3.问诊内容

(1)诱发因素:有无体力劳动、情绪激动、饱餐等诱发因素。

(2)主要症状:胸痛常见于心绞痛、急性心肌梗死、肺栓塞、急性主动脉夹层、肋间神经痛、反流性食管炎、消化性溃疡、心脏神经症等,同时应询问疼痛的部位、性质、伴随症状、诱发因素、持续时间、缓解方式及冠心病危险因素等。患者病程达2年余,疾病的演变过程,本次病情加重的特点,1周来胸痛的性质有无变化。

(3)伴随症状:①胸痛常伴有高血压、糖尿病和/或冠心病史,伴有放射痛,心绞痛、心肌梗死;②胸痛常伴咳嗽,气管、支气管、胸膜疾病所致;③胸痛常伴吞咽困难,食管、纵隔疾病所致;④胸痛常伴有咯血,肺结核、肺栓塞、原发性肺癌;⑤胸痛常伴有呼吸困难,肺炎、气胸、胸膜炎、肺栓塞、过度换气综合征等;⑥胸痛伴起病急剧持续,胸痛迅速达高峰,往往提示胸腔脏器破裂,如主动脉夹层、气胸、纵隔气肿等。

(4)诊治经过:是否用药,用何种药、具体剂量、效果如何,以利于迅速选择药物。

(5)既往史:老年人大多有多种基础疾病,当出现一个症状或体征时,不能认为是某一种病所致,有可能是多种疾病逐步进展、恶化的结果,如患者既往有高血压、糖尿病时可导致冠状动脉粥样硬化、冠状动脉狭窄、斑块糜烂等,可引起胸痛症状。

(6)个人史:一些心血管疾病与吸烟、饮酒有很大关系,如冠心病、心肌梗死等。

(7)家族史:如冠心病、肺癌等有家族遗传倾向。

问诊结果

患者为老年男性,退休前是司机,有高血压病史30年余,最高170/110 mmHg,未规律服药,血压控制不详,吸烟40年余,每天20支,未戒烟,无嗜酒,患者于2年余前反复于劳累、爬楼、步行、情绪激动后出现胸骨后压榨样疼痛,范围约手掌大小,每次胸痛持续3~5 min,休息后缓解;疼痛向颈、左肩部放射,不伴出汗、头晕、黑矇。1周来患者感胸痛发作次数增加,轻微活动即可诱发,活动耐力明显受限,程度加重伴出汗,性质同前。多次门诊静息心电图检查均正常(未发作时),cTnI正常。曾用"复方丹参滴丸10粒 tid",未见好转来诊。

4.思维引导 患者有反复胸痛2年余,加重1周。cTnI正常,排除急性心肌梗死;肋间神经痛常累及1~2个肋间,为刺痛或灼烧痛,多为持续性而非发作性、咳嗽、用力呼吸和身体转动可使疼痛加剧,与上述症状不符;肺栓塞可出现心绞痛样疼痛,同时常有不明原因的呼吸困难及气促,尤以活动后明显,多有静脉血栓栓塞症(VTE)危险因素,包括长期卧床、恶性肿瘤、外科手术后等,心电图可

表现为 $S_IQ_{III}T_{III}$，该患者无上述危险因素，心电图正常，D-二聚体、肺动脉 CTA 可证实；主动脉夹层是致命性的急性大血管病变，表现为突发后背部、胸背部撕裂样疼痛，疼痛刚开始即达到高峰。患者多伴有高血压、动脉粥样硬化等高危因素，通过主动脉 CTA 可以鉴别；该患者反复于劳累、爬楼、步行、情绪激动后出现胸骨后压榨样疼痛，每次胸痛持续 3～5 min，疼痛向颈、左肩部放射，1 周前加重，为典型的不稳定型心绞痛症状，应注意胸痛发作时的心电图演变，注意复查心肌损伤标志物，应在体格检查时重点行心脏体格检查，注意患者的血压、心率、心脏杂音、心脏大小等。

（二）体格检查

1. 重点检查内容及目的　患者不稳定型心绞痛的可能性大，应注意心脏体征。体格检查时可发现一过性第三心音或者第四心音，以及由于二尖瓣反流引起的一过性收缩期杂音；体格检查应注意心界有无扩大，以明确有心脏结构的改变；注意主动脉瓣听诊区有无杂音，以排除主动脉瓣狭窄所致的胸痛。

体格检查结果

T 36.4 ℃，R 19 次/min，P 70 次/min，BP 170/100 mmHg

神志情，精神欠佳，口唇无发绀，颈静脉无怒张。心前区无隆起，双肺呼吸音粗，未闻及干、湿啰音，心界无扩大，心率 70 次/min，律齐，各瓣膜区未闻及杂音及额外心音。肝、脾肋缘下未触及，双下肢无水肿，周围血管征阴性，无杵状指（趾）。

---

2. 思维引导　经上述检查心脏体格检查未发现阳性体征，需进一步完善相关检查。

（三）辅助检查

1. 主要内容及目的

（1）心肌损伤坏死标志物：与急性心肌梗死鉴别。

（2）血常规：有无贫血所致的继发性心绞痛。

（3）甲状腺功能：有无甲状腺功能亢进所致的继发性心绞痛。

（4）肝、肾功能，血糖、血脂、电解质：了解冠心病危险因素，是否有肝、肾功能的损害、内环境紊乱失衡。

（5）心电图：不仅可以帮助诊断，而且其异常的严重程度和范围可以提供预后信息。大多数患者胸痛发作时有一过性 ST 段（抬高或压低）和 T 波（低平或倒置）改变。

（6）胸部 X 射线：一般无特殊诊断意义，有助于了解其他心肺情况。

（7）心脏超声：评价心脏结构和功能，有助于与主动脉瓣疾病和肥厚型心肌病所致的心绞痛鉴别，根据心功能评价预后。

（8）冠脉动脉造影：能提供详细的血管相关信息，确定狭窄部位和严重程度，帮助评价预后和指导治疗，是诊断冠心病的金标准。

辅助检查结果

（1）心肌损伤坏死标志物：Myo 27.90 ng/mL，CK-MB 0.7 ng/mL，cTnI 0.03 ng/mL。

（2）血常规：白细胞 5.60×10^9/L，中性粒细胞百分比 64.3%，淋巴细胞百分比 18.4%，单核细胞百分比 14.3%，红细胞 4.79×10^{12}/L，血红蛋白 128 g/L，血小板 147.0×10^9/L。

（3）甲状腺功能：正常。

（4）肝、肾功能，血糖、血脂、电解质：空腹血糖5.8 mmol/L；尿酸326 μmol/L；甘油三酯1.48 mmol/L；低密度脂蛋白5.14 mmol/L。

（5）心电图：静息心电图正常。

（6）胸部X射线：双肺纹理增多。

（7）心脏超声：室间隔厚度10 mm，左室壁厚度10 mm，左室舒张末内径53 mm，EF 60%，二尖瓣轻度反流。

（8）冠脉动脉造影：右冠开口及近段狭窄70%，中段狭窄95%，左室后支未见明显狭窄，后降支细小，近中段局限性狭窄85%（图20-1）。

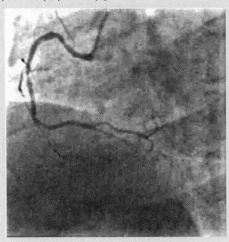

图20-1　右冠状动脉造影

2.思维引导　根据该患者反复胸痛2年余，心肌损伤标志物正常，不考虑急性心肌梗死；心脏彩超未见主动脉瓣狭窄，不考虑主动脉瓣狭窄引起的胸痛；冠脉造影显示右冠重度狭窄，支持不稳定型心绞痛的诊断。

（四）初步诊断

分析上述病史、体格检查、实验室检查结果，支持以下诊断：①冠状动脉粥样硬化性心脏病、不稳定型心绞痛；②高血压病3级、很高危；③高脂血症。

二、治疗经过 ▶▶▶

（一）初步治疗

1.一般护理　卧床休息，吸氧。

2.抗缺血药物　琥珀酸美托洛尔47.5 mg qd，硝酸异山梨酯缓释胶囊50 mg qd。

3.双联抗血小板治疗　阿司匹林300 mg嚼服后100 mg qd（长期）、替格瑞洛180 mg口服后90 mg bid（12个月）。

4.抗凝治疗　依诺肝素6 000 U H q12h（3 d）。

5.调脂治疗　依洛尤单抗注射液140 mg皮下注射q2w、阿托伐他汀钙片40 mg qd。

6.降压　非洛地平缓释片5 mg qd、培哚普利片4 mg qd。

7.经皮冠脉介入术　右冠中段置入1枚支架。

治疗效果

(1)症状:PCI 术后胸痛症状缓解,活动后无胸痛再发。

(2)体格检查:神志清,精神可,血压 130/80 mmHg,心率 69 次/min,律齐,各瓣膜区未闻及杂音及额外心音,肝、脾肋缘下未触及,双下肢无水肿。

(3)辅助检查:心电图未见异常。

(二)思维引导

药物治疗原则仍然是稳定斑块、抗血小板和改善心肌缺血、缓解症状。患者属于急性冠脉综合征范畴,因此需加强抗栓治疗;如胸痛发作频繁,可加用硝酸酯类静脉滴注,必要时可用吗啡等镇痛。患者为单支血管病变,血运重建策略选择 PCI,不管介入治疗抑或外科搭桥手术,药物治疗依然是治疗的基石。

三、思考与讨论

不稳定型心绞痛、非 ST 段抬高心肌梗死和 ST 段抬高型心肌梗死统称为急性冠状动脉综合征(acute coronary syndrome,ACS)。ACS 是冠心病中急性发病的临床类型(即除稳定型心绞痛以外的所有冠心病类型)。ACS 有基本相同的发病机制:斑块不稳定和血栓形成,因此 ACS 在治疗策略上均强调抗血栓治疗。不同的是,STEMI 一般为急性血栓闭塞病变,早期溶栓有益;而 UA/NSTEMI 一般为非急性闭塞病变,溶栓治疗无益。UA 是指介于稳定型心绞痛和急性心肌梗死(AMI)之间的临床状态,若 UA 伴有心肌损伤标志物明显升高,即可确立 NSTEMI 的诊断。

该患者肌钙蛋白正常,属于不稳定型心绞痛,由于缺乏发作时心电图表现,因此危险性尚难确定。冠脉造影结果提示右冠严重狭窄。有研究发现,UA 近期病死率低于心肌梗死,但 UA/NSTEMI 的远期预后比 STEMI 更差,可能与其冠状动脉病变更严重有关。事实上,ACS 是内科急症,各型之间可互相转变,病情演变迅速,ACS 病程中应密切观察病情,监测心电图,并多次测定心肌损伤标志物。UA/NSTEMI 患者应住院治疗;中高危患者进行心电监护;病情稳定后鼓励早期逐渐活动;保持大便通畅,避免情绪激动,低脂饮食。高危患者则宜接受早期介入治疗。所有 UA/NSTEMI 患者不主张溶栓治疗。

四、练习题

1.不稳定型心绞痛和稳定型心绞痛的病理生理基础与临床处理有何不同?

2.UAP/NSTEMI 的治疗原则是什么?

3.UAP 的 Braunwald 分级是什么?

五、推荐阅读

[1]葛均波,徐永健,王辰.内科学[M].9 版.北京:人民卫生出版社,2018.

[2]BONOW R O,MANN D L,ZIPES D P,et al. Braunwald's heart disease:a textbook of cardiovascular medicine[M]. 9th ed. Philadelphia:Elsevier Inc,2012.

[3]IBANEZ B,JAMES S,AGEWALL S,et al. 2017 ESC Guidelines for the management of acute myocardial infarction in patients presenting with ST–segment elevation[J]. Kardiologia Polska,2018,76(2):229–313.

(厉　菁)

案例 21　稳定型心绞痛（前降支狭窄）

一、病历资料

（一）门诊接诊

1. **主诉**　反复活动时胸痛 3 个月。

2. **问诊重点**　胸痛为心血管系统常见症状，患者反复活动时胸痛 3 个月，故需围绕胸痛问诊，如发病诱因、胸痛部位、胸痛性质、持续时间、缓解方式、胸痛影响因素及伴随症状特点、疾病演变过程、既往诊疗情况等。

3. **问诊内容**

（1）诱发因素：有无体力劳动、情绪激动（如愤怒、焦急、过度兴奋）等诱发因素。

（2）主要症状：稳定型心绞痛的胸痛部位主要在胸骨后，可波及心前区，手掌大小范围，也可横贯前胸，界限不清。常放射至左肩、左臂内侧达无名指和小指，或至颈、咽或下颌部。胸痛常为压迫、发闷或紧缩性，也可有烧灼感，但不像针刺或刀扎样疼痛，偶伴濒死感。有些患者仅觉胸闷不适而非胸痛。发作时患者往往被迫停止正在进行的活动，直至症状缓解。一般持续数分钟至十余分钟，多为 3～5 min，一般不超过半小时。一般在停止原来诱发症状的活动后即可缓解；舌下含用硝酸甘油等硝酸酯类药物也能在几分钟内使之缓解。

（3）伴随症状：有无胸痛时间延长、程度加重，如有应考虑变异型心绞痛、急性心肌梗死；有无血压急剧升高，如有应考虑主动脉夹层；有无平卧位缓解而在坐位尤其是前倾位加剧，如有应考虑心包炎；有无咳嗽、咳血、呼吸困难，如有应考虑肺栓塞；有无反酸、烧灼感，如有应考虑反流性食管炎；有无心悸、疲乏、失眠，如有应考虑心脏神经症。

（4）诊治经过：是否用药，用何种药、具体剂量、效果如何，以利于迅速选择药物。

（5）既往史：患者既往有无高血压，高血压病患者动脉粥样硬化发病率明显增高；有无高胆固醇血症，脂质代谢异常是动脉粥样硬化最重要的危险因素。有无糖尿病，糖尿病被认为是冠心病的"等危症"，稳定型心绞痛患者糖耐量减低者也十分常见，近年来的研究认为胰岛素抵抗与动脉粥样硬化的发生有密切关系。

（6）个人史：与不吸烟者比较，吸烟者本病发病率和病死率增高 2～6 倍，且与每天吸烟的支数成正比，被动吸烟也是危险因素。

（7）家族史：动脉粥样硬化有家族遗传倾向，早发冠心病家族史是指一级男性亲属发病时<55 岁，一级女性亲属发病时<65 岁。

问诊结果

患者为老年男性，退休前是钳工。既往有"高血压病"，病史 10 多年，血压最高 180/80 mmHg，平素规律口服"硝苯地平缓释片 po qd"降压治疗，血压控制可；有"糖尿病"，病史 10 多年，血糖最高餐后 13 μmol/L，平素规律口服"盐酸二甲双胍缓释片 po qd"降糖治疗，血糖控制可；无肝病、慢性肾疾病等。吸烟 40 年余，每天 10 支，未戒烟，无嗜酒，3 个月来反复活动时胸痛，快步行走时出现心前区压榨样闷痛感，持续数分钟，休息后可缓解。平时不活动或慢走时无明显不适。

4.思维引导 老年患者,胸痛位于心前区,为闷痛,同时和活动量有一定的相关性,安静状态和慢走时没有发作,快步走时发作,同时休息后可以缓解,是较典型的劳力性心绞痛的表现。这个患者为男性,老年人,有高血压病、糖尿病和吸烟史,有很多冠心病的危险因素,属于冠心病的高危人群。冠心病的主要危险因素包括:年龄、性别、高血压病、血脂异常、糖尿病、吸烟、肥胖、家族史等。

(二)体格检查

1.重点检查内容及目的 患者稳定型心绞痛的可能性大,稳定型心绞痛患者一般无异常体征,心绞痛发作时常见心率增快、血压升高、表情焦虑、皮肤冷或出汗,有时出现第四或第三心音奔马律,可有暂时性心尖部收缩期杂音,是乳头肌缺血以致功能失调引起二尖瓣关闭不全所致。有时可发现颈动脉杂音和双侧足背动脉搏动不对称,是外周动脉粥样硬化性血管狭窄的体现。

体格检查结果

T 36.0 ℃,R 15 次/min,P 70 次/min,BP 125/75 mmHg

神志清,精神可,睡眠可,饮食可,大小便正常。胸廓无畸形,胸壁无压痛,双侧呼吸运动度相等,触诊语颤双侧相等,未触及胸膜摩擦感,叩诊双肺呈清音,听诊双肺呼吸音清,未闻及湿啰音,心前区无隆起,心尖搏动不能明视,未触及心包摩擦感,心前区无震颤,心率75 次/min,律齐,$P_2=A_2$,心脏各瓣膜听诊区未闻及病理性杂音。双下肢无水肿,足背脉波动可触及。

2.思维引导 经上述检查,患者未见明显异常,进一步行实验室检查(血糖、血脂、心肌损伤标志物、肝功能及肾功能检查等)及影像学检查,明确诊断。

(三)辅助检查

1.主要内容及目的
(1)血糖、血脂:进一步了解冠心病危险因素。
(2)血清心肌损伤标志物:与急性冠脉综合征相鉴别。
(3)肝、肾功能,电解质:是否有肝肾功能的损害、内环境紊乱失衡。
(4)胸部 X 射线:了解其他心肺情况,如有无心脏增大、充血性心力衰竭等。
(5)心电图:明确是否有心肌缺血、心律失常等。
(6)心脏彩超:心脏大小及心脏内部结构,排除其他心脏疾病。
(7)冠脉造影:发现狭窄性病变的部位并估计其严重程度。

辅助检查结果

(1)血糖、血脂:血糖6.2 mmo/L,甘油三酯1.80 mmol/L,总胆固醇5.92 mmol/L,低密度脂蛋白3.25 mmol/L,高密度脂蛋白1.01 mmol/L。
(2)心肌损伤标志物:cTnT 和 CK-MB 均正常。
(3)肝肾功能、电解质:肝功能正常,钾3.3 mmol/L,钠130 mmol/L,氯100 mmol/L,肌酐96 μmol/L,尿素氮6.5 mmol/L。
(4)胸部 X 射线片:两侧胸廓对称,两侧肺野透亮度正常,无异常密度增高影,两肺纹理略增粗、增多;两肺门无增大、增浓,心影大小、形态正常。
(5)常规 12 导联心电图:窦性心律,正常范围心电图(图 21-1)。

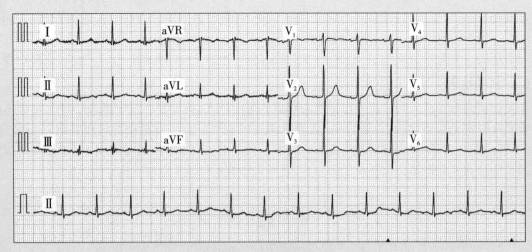

图21-1　入院时心电图

（6）动态心电图：患者活动后胸闷、胸痛发作，可见ST-T异常动态变化，提示下壁、前外侧壁心肌缺血（图21-2）。

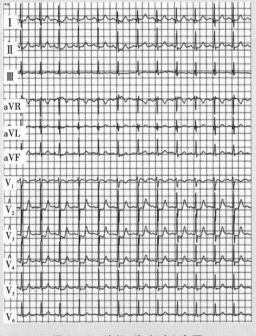

图21-2　胸闷、胸痛时心电图

（7）心脏彩超：右心房内径32 mm，右心室内径23 mm，左心室内径45 mm，三尖瓣轻度反流，EF 64%。

（8）冠状动脉造影：图21-3为右肩位（RAO30°+CRA30°），箭头所示为左前降支近中段的病变部位；图21-4为蜘蛛位（LAO45°+CAU25°），箭头所示为左前降支中段的病变部位。

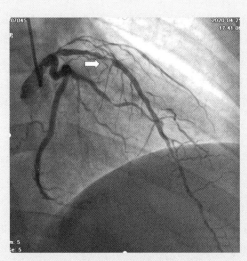
图 21-3　冠状动脉造影(右肩位)

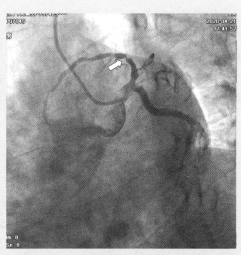
图 21-4　冠状动脉造影(蜘蛛位)

2. 思维引导　稳定型心绞痛患者约半数静息心电图可以是正常的,因此并不能仅依靠静息心电图诊断是否存在心绞痛。心绞痛发作当时的心电图更有临床价值。绝大多数患者可出现暂时性心肌缺血引起的 ST 段移位,发作缓解后恢复。有时出现 T 波倒置。该患者反复活动时胸痛,静息时心电图未见明显异常,活动后 ST-T 可见异常动态变化,提示下壁、前外侧壁心肌缺血,心肌损伤标记物正常,不考虑急性冠脉综合征;心脏彩超示三尖瓣轻度反流,且无瓣膜赘生物,不考虑风湿性心脏病;胸片未见异常,不考虑肺部疾病;肝功能及血肌酐正常,可排除肝、肾功能衰竭。

(四)初步诊断

患者近 3 个月症状较为稳定,持续时间没有延长,心电图没有相应的动态演变,cTnI 也正常,根据患者的临床表现和辅助检查结果,诊断为冠心病、稳定型心绞痛 CCS Ⅱ 级。

二、治疗经过

1. 可快速改善患者心肌缺血症状的药物　可以使用硝酸酯类药,此为内皮依赖性血管扩张剂,能减少心肌需氧和改善心肌灌注,从而减低心绞痛发作的频率和程度,增加运动耐量。硝酸甘油和二硝酸异山梨酯因起效快,可以作为急性发作时的药物。缓解期常用的硝酸酯类药物包括二硝酸异山梨酯和单硝酸异山梨酯。每天用药时应注意给予足够的无药间期,以减少耐药性的发生。硝酸酯类药物的不良反应包括头痛、面色潮红、心率反射性加快和低血压等。

2. 该患者基础心率为 70 次/min,是否需要使用 β 受体阻滞剂　β 受体阻滞剂能抑制心脏 β 肾上腺素能受体,减慢心率、减弱心肌收缩力、降低血压,从而降低心肌耗氧量以减少心绞痛发作和增加运动耐量,同时可显著减少死亡等心血管事件。用药后要求静息心率降至 55~60 次/min,严重心绞痛患者如无心动过缓症状,可降至 50 次/min。因此,该患者仍应使用 β 受体阻滞剂。

3. 钙通道阻滞剂与 β 受体阻滞剂的选用情况　如果患者症状控制不佳,可以考虑在 β 受体阻滞剂的基础上加用钙通道阻滞剂,包括维拉帕米、地尔硫䓬等,不良反应有头痛、头晕、失眠等。地尔硫䓬和维拉帕米能减慢房室传导,常用于伴有心房颤动或心房扑动的心绞痛患者,这两种药不能应用于已有严重心动过缓、高度房室传导阻滞和病态窦房结综合征的患者。如考虑存在冠状动脉痉挛因素,则可考虑应用钙通道阻滞剂替代 β 受体阻滞剂。

4. 稳定型冠心病患者选择抗血小板药物的情况　阿司匹林可以改善患者的预后,因此所有患者只要没有用药禁忌证都应该长期服用阿司匹林,不能耐受阿司匹林的患者可改用氯吡格雷作为替代治疗。如果植入支架则需要联合氯吡格雷进行一段时间的双联抗血小板药物治疗,目前建议的双联抗血小板治疗时间为1年,是否需要长期双联抗血小板,则应根据患者个体化情况确定。介入手术中的高危患者还可以临时加用 GP Ⅱ b/Ⅲ a 受体拮抗剂。

5. 血脂水平正常,他汀类药物的选用情况　他汀类药物能有效降低总胆固醇和低密度脂蛋白,还有延缓斑块进展、稳定斑块和抗感染等调脂以外的作用。所有冠心病患者,无论其血脂水平如何,均应给予他汀类药物,并根据目标低密度脂蛋白水平调整剂量和注意监测转氨酶及肌酸激酶等生化指标。

6. 患者接受正规的药物治疗后仍然存在心绞痛发作情况的治疗措施　可以考虑进行冠状动脉造影。对于严重心绞痛(CCS 分级 3 级或以上者),特别是药物治疗不能缓解症状者;经无创方法评价为大面积缺血的高危患者;心脏停搏存活者;有严重室性心律失常的患者;以往血管重建(PCI 或 CABG)的患者有早期的中等或严重的心绞痛复发;伴有慢性心力衰竭或左室射血分数明显减低的心绞痛患者,均可考虑进行冠状动脉造影检查。如果冠状动脉病变适合 PCI 者,可行冠状动脉支架置入术。糖尿病伴多支血管复杂病变,严重左心功能不全和无保护左主干病变者,首选 CABG。

患者行冠状动脉造影检查,显示左前降支近段狭窄近90%,置入支架一枚。术后在原有药物基础上加用氯吡格雷 75 mg qd。

三、思考与讨论

1. 冠心病的预防 ABCDE　根据住院期间的各种事件、治疗效果和耐受性,予以个体化治疗。所谓 ABCDE 方案对于指导二级预防有帮助:A(antiplatelet and ACEI):抗血小板和 ACEI。B(blocker and blood pressure):使用 β 受体阻滞剂和控制血压。C(cholesterol and cigrette):控制血脂和戒烟。D(diet and diabetes):控制饮食和糖尿病治疗。E(education and exercise):健康教育和运动。

2. 冠心病的预后　稳定型心绞痛患者大多数能生存很多年,但有发生急性心肌梗死或猝死的危险。有室性心律失常或传导阻滞者预后较差。合并有糖尿病者预后明显差于无糖尿病者。决定预后的主要因素为冠状动脉病变累及心肌供血的范围和心功能。左冠状动脉主干病变最为严重。左前降支病变一般较其他两支冠状动脉病变预后差。左心室造影、超声心动图或核素心室腔显影所示的射血分数降低和心室壁运动障碍也有预后意义。

四、练习题

1. 哪些症状、体征提示稳定型心绞痛病情加重?

2. 对由冠脉痉挛引起的心绞痛效果最佳的是什么?

3. 硝酸甘油为临床常用抗心绞痛药物,常与 β 受体阻滞剂合用,其重要理由为何?

五、推荐阅读

[1] 陈灏珠,林果为,王吉耀. 实用内科学[M]. 14 版. 北京:人民卫生出版社,2013.

[2] 葛均波,徐永健,王辰. 内科学[M]. 9 版. 北京:人民卫生出版社,2018.

[3] BONOW R O,MANN D L,ZIPES D P,et al. Braunwald's heart disease:a textbook of cardiovascular medicine[M]. 9th ed. Philadelphia:Elsevier Saunders,2013.

[4] TASK FORCE MEMBERS,MONTALESCOT G,SECHTEM U,et al. 2013 ESC guidelines on the management of stable coronary artery disease:the Task Force on the management of stable coronary artery disease of the European Society of Cardiology[J]. Eur Heart J,2013,34(38):2949-3003.

（刘士超）

稳定型心绞痛（右冠状动脉狭窄）

一、病历资料 »»

（一）门诊接诊

1. 主诉　快步走后心前区压榨感 5 个月余。

2. 问诊重点　心前区不适常见于心血管疾病，问诊时应注意患者发作时有无诱因，疼痛的性质、疼痛的部位、发作持续时间长短及缓解方式。

3. 问诊内容

(1) 诱发因素：有无过度劳累、情绪激动、饱食、受凉、心悸等因素。

(2) 主要症状：心前区不适可见于心绞痛，主动脉瓣重度狭窄，梗阻性肥厚型心脏病，肋间神经痛及肋软骨炎，心脏神经症等。心绞痛常由体力劳动或情绪激动（如愤怒、焦急、过度兴奋等）诱发，饱食、寒冷、吸烟、心动过速、休克等亦可诱发，疼痛在胸骨体上段或中段之后，可波及心前区，有手掌大小范围，甚至横贯前胸，界限不很清楚，常放射至左肩、左臂内侧达无名指和小指，或至颈、咽或下颌部。胸痛常为压迫、发闷或紧缩性，也可有烧灼感，但不尖锐，不像针刺或刀扎样痛，偶伴濒死的恐惧感。疼痛出现后常逐步加重，然后在 3～5 min 内逐渐消失，一般在停止原来诱发症状的活动后即缓解。舌下含用硝酸甘油也能在几分钟内使之缓解。主动脉瓣重度狭窄除心绞痛外，还可出现呼吸困难或晕厥。梗阻性肥厚型心肌病最常见的症状为劳力性呼吸困难与乏力。肋间神经痛及肋软骨炎并不一定局限于胸前，为刺痛或灼痛，多为持续性而非发作性，咳嗽、用力呼吸和身体转动可使疼痛加剧，心脏神经症患者常诉胸痛，但为短暂的刺痛或持久隐痛，患者常喜欢不时吸一大口气或作叹息样呼吸。症状多于疲劳之后出现，而非疲劳之时。

(3) 伴随症状：有无夜间阵发性呼吸困难，若有应考虑是否合并心功能不全。有无心悸，若有应考虑是否合并心律失常。

(4) 诊治经过：患者是否自行缓解，是否描记心悸发作时心电图，是否用药，用何种药物，具体剂量，效果如何，以利于迅速选择药物或治疗方式。

(5) 既往史：是否合并高血压病、糖尿病、高脂血症等。

(6) 个人史：是否有长期吸烟史及大量饮酒史。

(7) 家族史：是否有家族早发冠心病史，是否有家族遗传病病史。

问诊结果

患者为老年男性，发现"高血压病"4 年，血压最高达 165/100 mmHg，平素口服硝苯地平缓释片 20 mg qd，血压控制在 135/85 mmHg 左右，无"糖尿病"病史，否认"高脂血症"。吸烟 40 年，约 20 根/d，无酗酒史。无家族早发冠心病及遗传病病史。患者于 5 个月前快步走时出现心前区疼痛，呈压榨样，向左臂内侧放射，未出汗，休息 5 min 左右逐渐缓解，不伴呼吸困难、头晕、晕厥、发热等不适，未在意。后患者每于快步走时出现心前区疼痛，性质同前，在家人劝说下遂来医院。

4. **思维引导** 应仔细询问患者近期活动耐力有无下降,是否慢走时就出现心前区疼痛;心前区疼痛的范围有无变化,疼痛有无加剧,是否需要更长时间休息才可缓解。如患者近期心绞痛发作诱因无改变,性质同前,持续时间与缓解方式变化不大,考虑稳定型心绞痛可能性大。患者有高血压病病史,应询问近期是否监测血压,必要时行 24 h 动态血压监测评估血压控制情况。再次检测患者空腹血糖与血脂,评估有无糖尿病或高脂血症。患者吸烟 40 年,应再次询问有无咳嗽、咳痰,行肺部影像学检查明确有无肺部疾患。在患者体格检查时应注意患者体型,心脏大小,仔细听诊心脏有无杂音,有无肺部啰音。

(二)体格检查

1. **重点检查内容及目的** 患者稳定型心绞痛可能性大,应注意与梗阻性肥厚型心肌病、重度主动脉瓣狭窄、肋软骨炎、带状疱疹、肺栓塞相鉴别。如在胸骨右缘 1~2 肋间可闻及收缩期喷射样杂音,呈递增递减型,并向颈部传导,应考虑是否存在主动脉瓣重度狭窄。如于胸骨左缘 3、4 肋间闻及收缩期喷射样杂音,在 Valsalva 动作或站立位(心肌收缩力增加、前负荷减少)时增强,在蹲位(心肌收缩力减弱、前负荷增加)时减弱,应考虑是否存在梗阻性肥厚型心肌病。如在肋软骨处有压痛,应考虑是否存在肋软骨炎。如在沿肋间神经处有触痛并出现疱疹,应考虑是否存在带状疱疹。

体格检查结果

T 36.6 ℃,R 18 次/min,P 67 次/min,BP 142/90 mmHg

神志清,精神可,平卧位,体型中等,无颈静脉充盈,无肝颈静脉回流征阳性。双肺呼吸音清,未闻及湿啰音。心前区无隆起,无压痛,心界不大,心率 67 次/min,律齐,A_2 大于 P_2,心脏各瓣膜听诊区未闻及杂音。无双下肢凹陷性水肿。

---

2. **思维引导** 患者无特殊阳性体征,进一步行实验室检测、影像学检查明确诊断。患者为老年男性,现快步走时可诱发心前区疼痛,心电图负荷试验有一定风险,暂不考虑行该检查。

(三)辅助检查

1. **主要内容及目的**

(1)血常规:了解是否存在感染。

(2)血凝试验:了解是否存在 D-二聚体升高。

(3)肝、肾功能,血脂,血糖、电解质:是否存在肝、肾功能损害,高脂血症、内环境紊乱。

(4)传染病四项:是否存在乙肝、丙肝、梅毒及艾滋病。

(5)心肌酶、肌钙蛋白:是否存在心肌损伤。

(6)NT-proBNP:是否存在心功能不全。

(7)心电图:是否存在心律失常或心肌缺血。

(8)心脏超声:了解心脏大小及心脏内部结构。

(9)胸部影像学检查:是否存在肺部疾病。

(10)甲状腺功能三项:是否存在甲状腺功能亢进或甲状腺功能减退。

辅助检查结果

(1)血常规:白细胞 $8.54×10^9$/L,中性粒细胞56%,淋巴细胞27%,血红蛋白135 g/L,血小板 $255×10^9$/L。

(2)心电图:广泛导联T波低平(图22-1)。

(3)心脏超声:左室径49 mm;EF 62%。

(4)血凝试验:PT 10.50 s;APTT 25.50 s;D-二聚体0.29 mg/L;FDP 2.50 μg/mL。

(5)肝肾功能、电解质、血脂、血糖:肝肾功能正常,血钾4.08 mmol/L,血钠141 mmol/L,低密度胆固醇4.8 mmol/L,血糖4.9 mmol/L。

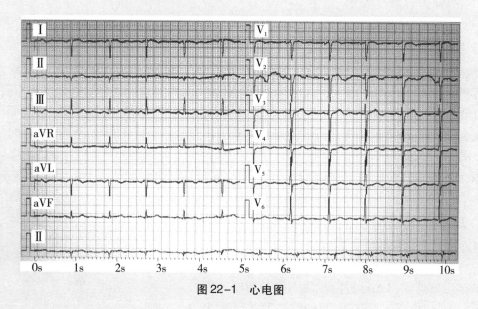

图22-1　心电图

(6)心肌酶、肌钙蛋白:未见异常。

(7)NT-proBNP:小于60 ng/L。

(8)传染病四项:未见异常。

(9)胸部16排CT:双肺慢性炎症。

(10)甲状腺功能三项:未见异常。

2.思维引导　患者快步走时心前区疼痛,呈压榨样,休息约5 min后可自行缓解,既往有高血压病。心电图检查可见广泛导联T波低平。血生化提示低密度脂蛋白4.8 mmol/L。患者血常规中白细胞及中性粒细胞、淋巴细胞均未升高,暂不考虑感染性疾病;查血红蛋白无明显降低,排除贫血造成心前区不适。患者查D-二聚体小于0.5 mg/dL,暂不考虑急性肺栓塞。心脏超声排除心包疾病、主动脉瓣重度狭窄、梗阻性肥厚型心肌病。

(四)初步诊断

分析上述病史、体格检查、实验室检查结果,支持以下诊断:①冠心病、稳定型心绞痛;②高血压病2级、很高危组;③高脂血症;④双肺慢性炎症。

二、治疗经过

(一)初步治疗

服用拜阿司匹林 100 mg qd po、瑞舒伐他汀 10 mg qn po、美托洛尔缓释片 47.5 mg qd po、单硝酸异山梨酯 40 mg qd po、硝苯地平缓释片 20 mg qd po。

治疗效果

患者心率 62 次/min,血压 132/80 mmHg,快步走后心前区疼痛较前缓解,但并未完全消失,休息 2 ~ 3 min 后可自行缓解。

(二)思维引导

患者现存在心绞痛,血压控制欠佳,未启动降脂治疗。应给予患者缓解症状、改善缺血药物及改善预后药物。现给予患者"拜阿司匹林"抗血小板治疗,若患者应用拜阿司匹林出现不耐受、胃肠道出血或消化道溃疡,可应用吲哚布芬 100 mg bid po;瑞舒伐他汀调脂、稳定斑块治疗,低密度脂蛋白目标值小于 1.8 mmol/L,如不达标可加用胆固醇吸收抑制剂依折麦布或前蛋白转化酶枯草溶菌素 9(PCSK9)抑制剂;美托洛尔缓释片、单硝酸异山梨酯、硝苯地平缓释片缓解症状、改善缺血,维持心室率在 55 ~ 60 次/min,血压控制在 130/80 mmHg 以下。

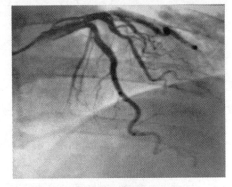

图 22-2　冠状动脉造影(前降支)

(三)调整治疗方案

患者在应用药物治疗后症状缓解,但并未完全消失,建议患者行"冠状动脉造影术"进一步明确冠状动脉病变程度。造影结果提示前降支(LAD)近段狭窄 30% ~ 40%(图 22-2);回旋支(LCX)内膜不光滑(图 22-3);右冠状动脉(RCA)近段狭窄 60% ~ 70%,远段狭窄最重 90% ~ 95%(图22-4)。

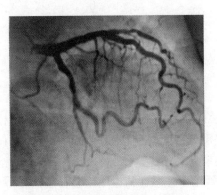

图 22-3　冠状动脉造影(回旋支)

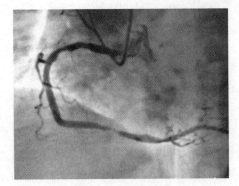

图 22-4　右冠状动脉造影

考虑患者 RCA 远段重度狭窄,应用药物治疗效果欠佳,决定行 PCI,术前补充应用"氯吡格雷"抗血小板治疗后置入 1 枚支架(图 22-5)。

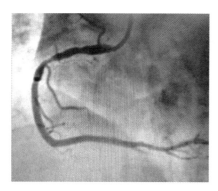

图 22-5　介入治疗后复查造影

术后患者继续应用拜阿司匹林 100 mg qd po、瑞舒伐他汀 10 mg qn po、美托洛尔缓释片 47.5 mg qd po、氯吡格雷 75 mg qd po、单硝酸异山梨酯 40 mg qd po、硝苯地平缓释片 20 mg qd po，未再出现快步走后心前区疼痛。

三、思考与讨论

稳定型心绞痛的治疗包括避免诱发因素；改善冠状动脉的血供和降低心肌的耗氧，减轻症状和缺血发作；治疗动脉粥样硬化，预防心肌梗死和猝死，改善生活质量。

患者发作时应立刻休息，一般在停止活动后症状即可消除。平时应尽量避免各种确知的诱发因素，如过度的体力活动、情绪激动、饱餐等，冬天注意保暖。调节饮食，特别是一次进食不宜过饱，避免油腻饮食，禁绝烟酒。调整日常生活与工作量；减轻精神负担；保持适当的体力活动，以不致发生疼痛为度；治疗高血压、糖尿病、贫血、甲状腺功能亢进等相关疾病。定期监测患者血糖、血压、血脂是否达标。

冠状动脉搭桥术（CABG）是使用患者自身的大隐静脉、游离内乳动脉或桡动脉作为旁路移植材料，一端吻合在主动脉，另一端吻合在有病变的冠状动脉段的远端；引主动脉的血流以改善该冠状动脉所供血心肌的血流供应。适应证如下：①冠状动脉多支血管病变，尤其是合并糖尿病的患者；②冠状动脉左主干病变；③不适合介入治疗的患者；④心肌梗死后合并室壁瘤，需要进行室壁瘤切除的患者；⑤闭塞段的远端管腔通畅，血管供应区有存活心肌。

四、练习题

1. 心绞痛问诊五要点是什么？
2. 稳定型心绞痛的药物治疗包含哪些？

五、推荐阅读

[1]陈灏珠,钟南山,杨宝峰.内科学[M].9 版.北京:人民卫生出版社,2021.
[2]朱国英.慢性稳定型心绞痛的药物和介入治疗[J].继续医学教育,2006,20(1):28-31.
[3]王斌,李毅,韩雅玲.中国稳定性冠心病诊断与治疗指南[J].中华心血管病杂志,2018,46(9):680-694.

（黄　镇）

一、病历资料

（一）门诊接诊

1. 主诉　发现血压升高 3 个月，头痛 1 h。

2. 问诊重点　高血压是心血管内科常见病、多发疾病，询问时应着重注意高血压诊断的信息及有无不良生活方式。在诊断高血压时需鉴别原发性或继发性，故应详细询问有无常见继发性高血压的症状，并注意询问有无可引起血压升高的用药史；并针对高血压状态进行危险分层，评估有无其他心血管疾病危险因素、高血压靶器官损伤及合并疾病，所以询问时应注意相关内容的问诊。最后要询问诊疗经过、治疗效果等。头痛、头晕可为高血压常见的症状，也可是与高血压并存的其他疾病所致，如急性脑梗死、脑出血、低血压等，所以应询问头痛、头晕的特点。除此之外还要询问有无心脏功能的改变，有无胸部不适及心率方面的改变。

3. 问诊内容

（1）诱发因素：是在何种情况下发现血压升高的，有无其他情况存在。头痛有无情绪激动、劳累等诱发因素。

（2）主要症状：高血压可无任何症状，或可有头晕、头痛、心悸等不适。诊断高血压需要有正确的测量方法，何种情况下测量血压升高，血压最高值是多少，血压高时有无头晕、头痛等不适，头痛发生在何种情况下，头痛时是否测量血压，头痛时是否合并头晕、颈项发硬、恶心、呕吐等不适，头痛持续存在还是间断发作。是否有其他心血管疾病危险因素同时存在，如吸烟、饮酒、肥胖、高脂血症等，是否有高血压靶器官损害，是否合并其他系统疾病，如心绞痛、心力衰竭、糖尿病、肾脏病等，为高血压分级和危险分层提供依据。

（3）伴随症状：有无发作性心悸、胸痛、胸闷、颈部发紧、磨牙处酸沉不适，若有，考虑合并冠心病或心律失常。有无胸闷、下肢水肿、恶心、呕吐、食欲减退等，若有，考虑合并心力衰竭。头痛时是否伴有恶心、呕吐等，以明确有无急性脑血管疾病。

（4）诊治经过：发现血压高后是否用药，用何种药物，具体剂量和用法、效果如何？有无，药物不良反应？为高血压进一步诊断和鉴别诊断提供线索。

（5）既往史：血压升高可作为其他疾病的症状之一，所以要问患者既往是否有肾脏疾病，如慢性肾小球肾炎、多囊肾。有无打鼾、日间嗜睡等提示睡眠呼吸暂停低通气综合征的表现。有无甲状腺疾病：甲状腺功能亢进可有怕热、多汗、易怒、体形消瘦等高代谢表现；甲状腺功能减退可有黏液性水肿、困倦、疲乏、面容呆滞等低代谢表现。有无先天性心脏疾病？有没有服用可导致血压增高的药物？是否服用糖皮质激素类药物？同时为了高血压危险分层，需要询问有无高脂血症、冠心病、心力衰竭、糖尿病、慢性肾病等。

（6）个人史：血压升高可以发生在情绪激动、劳累、精神压力大、作息不规律等情况下。为了高血压危险分层，需要询问有无吸烟、饮酒等其他心血管疾病危险因素等。

（7）家族史：原发性高血压有家族遗传倾向，继发性高血压如原发性醛固酮增多症亦有家族聚集性。

问诊结果

　　患者为中年女性，职业为公务员，3 个月前单位体检时测量血压升高，血压值为 150/95 mmHg，无相关伴随症状，后多次于当地诊所测量血压均在 140/90 mmHg 以上。当地诊所给予"硝苯地平缓释片 10 mg bid"口服，后监测血压控制可，规律服用上述药物，1 h 前情绪激动后出现头痛不适，无视物旋转、眩晕，无恶心、呕吐等，疼痛持续不缓解，当时测量血压 200/102 mmHg，给予口服"硝苯地平片 10 mg"后，急来医院，平素患者饮食、睡眠可，大小便正常，体力、体重无明显变化。既往：体健，无慢性肾病、冠心病、糖尿病等病史，夜间睡眠无打鼾，无多汗、体重下降，无长期口服避孕药。无吸烟、饮酒嗜好，其父有高血压，余均体健。

4. 思维引导

（1）高血压的诊断标准：在未用降压药的情况下，非同日 3 次测量，收缩压≥140 mmHg 和/或舒张压≥90 mmHg，可考虑诊断为高血压。

（2）诊室高血压诊断标准：收缩压≥140 mmHg 和/或舒张压≥90 mmHg。

（3）家庭自测血压诊断标准：收缩压≥135 mmHg 和/或舒张压≥85 mmHg。

24 h 动态血压诊断标准：24 h 平均血压收缩压≥130 mmHg 和/或舒张压≥80 mmHg，白天平均血压收缩压≥135 mmHg 和/或舒张压≥85 mmHg，夜间平均血压收缩压≥120 mmHg 和/或舒张压≥70 mmHg。

高血压急症是指原发性或继发性高血压患者，在某些诱因作用下，血压突然明显升高（一般超过 180/120 mmHg），伴有进行性心、脑、肾等重要靶器官功能不全的表现。包括高血压脑病、颅内出血（脑出血和蛛网膜下腔出血）、脑梗死、急性心力衰竭、急性冠脉综合征（不稳定型心绞痛、急性心肌梗死）、主动脉夹层、子痫、急性肾小球肾炎、胶原血管病所致肾危象、嗜铬细胞瘤危象及围术期严重高血压等。

高血压亚急症是指血压明显升高但不伴严重临床症状及进行性靶器官损害。患者可以有血压明显升高造成的症状，如头痛、胸闷、鼻出血和烦躁不安等。区分高血压急症与高血压亚急症的唯一标准是有无新近发生的急性进行性靶器官损害。

该患者为中年女性，有高血压家族史，未服用可引起血压升高的药物，反复测量血压均>140/90 mmHg，并口服降压药物治疗，故高血压诊断明确，但仍需要完善动态血压或家庭自测血压排除"白大衣性高血压"。并且，中年女性，二级及以上高血压均需要完善继发性高血压相关筛查，排除继发性高血压可能。患者 1 h 前情绪激动后出现头痛不适，无恶心、呕吐等高颅内压表现，需进一步完善头颅 CT、头颅磁共振检查了解有无急性脑血管病，如蛛网膜下腔出血、脑内出血等，进一步明确患者为高血压急症还是高血压亚急症。

（二）体格检查

1. 重点检查内容及目的　患者高血压诊断基本明确，体格检查注意测量四肢血压，如是否存在下肢血压低于上肢血压，或一侧上肢血压明显高于另一侧（>20 mmHg），如有明显差异，则要考虑是否存在腹主动脉狭窄、大动脉炎、一侧锁骨下动脉狭窄或闭塞等。为进一步排查有无继发性高血压可能，需注意体型、皮肤：是否肥胖、脖子粗、口唇发绀（睡眠呼吸暂停），是否有多血质面容，皮肤面容红紫（真性红细胞增多症），满月脸、水牛背、腹壁皮肤紫纹（皮质醇增多症），消瘦、甲状腺血管杂音、下肢黏液性水肿（甲状腺疾病），颈部血管、锁骨下动脉、胸骨旁、肩胛间区、腹主动脉走行区、肋腰点血管杂音、足背动脉搏动减弱或消失（大动脉炎、动脉狭窄）；着重心脏体格检查，是否存在心前区异常搏动、抬举样搏动、心脏杂音等提示左心室肥厚的体征。有无腹部肿块、腰部肿块，如多囊肾。该患者有头痛症状,需注意有无脑膜刺激征、病理征等神经系统阳性体征。

体格检查结果

T 36.2 ℃,R 20 次/min,P 80 次/min,BMI 30.78 kg/m²,腹围 96 cm

左上肢 BP 190/110 mmHg,右上肢 BP 198/108 mmHg,左下肢 BP 208/116 mmHg,右下肢 BP 210/119 mmHg。

神志清,精神可,体型肥胖,自主体位,结膜无苍白,巩膜无黄染,口唇红润,颈静脉无怒张,颈部未闻及血管杂音,气管居中,甲状腺无肿大,未闻及甲状腺血管杂音,胸廓对称,双肺呼吸音清,未闻及明显干、湿啰音,心界不大,心尖搏动位于第 5 肋间左锁骨中线内 0.5 cm,无抬举样搏动,心前区无异常搏动,无震颤,听诊心率 80 次/min,A₂>P₂,心律齐,未闻及期前收缩及病理性杂音、额外心音,胸骨旁、肩胛间区未闻及血管杂音,腹膨隆,腹壁及大腿内侧无紫纹,未触及肿块,腹主动脉、肋腰点未闻及血管杂音,双下肢无水肿,双侧足背动脉搏动可。脑膜刺激征、双下肢病理性征阴性。四肢肌力、肌张力正常。

2.思维引导　经上述检查患者四肢血压均明显升高,为 3 级高血压,双上肢血压相差<20 mmHg,双下肢血压>双上肢血压,且未闻及明显血管杂音,故基本可以排除腹主动脉狭窄、大动脉炎、锁骨下动脉狭窄、肾动脉狭窄等可能,无典型皮质醇增多症体征,无多血质面容,体型肥胖,但无夜间睡眠呼吸暂停史。心脏体格检查 P₂<A₂,同样提示动脉高血压。但仍可能存在不典型的继发性高血压,需进一步行实验室检查及影像学检查,明确诊断。患者有头痛症状,但神经系统体格检查无明显阳性体征,考虑可能不存在高血压脑病、急性脑血管疾病可能,但仍需进一步行头颅 CT 或头颅 MRI 检查核实。

(三)辅助检查

1.主要内容及目的

(1)血常规:进一步排除真性红细胞增多症。

(2)尿常规、尿蛋白/尿肌酐、肾功能:明确有无尿蛋白、尿糖、尿隐血,肌酐、尿酸是否升高等,进一步评估是否存在高血压肾损害、慢性肾小球肾炎等。

(3)肝功能、电解质、血糖、血脂、血同型半胱氨酸:了解肝功能情况,为下一步选择降压药物排查肝损伤。电解质是否存在低钾,可能为原发性醛固酮增多症的线索,但原发性醛固酮增多症患者不足 50% 合并低钾血症。血糖、血脂、血同型半胱氨酸可进一步了解患者是否合并糖尿病、高脂血症、高同型半胱氨酸血症,为高血压危险分层提供依据。

(4)甲状腺功能三项:了解有无甲状腺功能亢进或甲状腺功能减退。

(5)高血压三项(卧位+立体):排查是否为继发性高血压,如原发性醛固酮增多症。但注意多种药物均会影响醛固酮、肾素活性,从而出现假阳性或假阴性,检查前尽量先进行药物洗脱。

(6)皮质激素两项三次:排查是否存在皮质激素水平、节律异常等提示皮质醇增多症的依据。

(7)肾上腺髓质相关激素六项:主要为了排查嗜铬细胞瘤、副神经节瘤等导致儿茶酚胺释放增多的疾病。

(8)心电图:可以发现有无室壁增厚、左心增大、心肌缺血、心律失常等。

(9)心脏彩超:明确有无心脏增大、室壁增厚、瓣膜疾病、室壁运动情况。

(10)双肾肾动脉彩超:了解肾脏大小,有无多囊肾、肾动脉狭窄。

(11)颈部血管、锁骨下动脉彩超:评估有无外周动脉粥样硬化、斑块、狭窄。

(12)胸部、肾上腺 CT:了解有无胸主动脉缩窄、夹层,有无肾上腺结节、肾上腺增粗。

(13)头颅 CT 或头颅磁共振:该患者有头痛症状,明确有无急性脑血管疾病、脑出血、脑梗死、脑动脉瘤。

(14)全主动脉 CTA:如存在明显下肢血压低于上肢血压,可完善全主动脉 CTA,进一步明确有无主动脉缩窄。

辅助检查结果

(1)血常规:白细胞 $5.2×10^9$/L,中性粒细胞百分比 70%,淋巴细胞百分比 28%,红细胞 $4.88×10^9$/L,血红蛋白 135 g/L,血小板 $333×10^9$/L。

(2)尿常规:尿蛋白阴性,尿微量白蛋白阴性;尿蛋白/尿肌酐 0.01。

(3)肾功能:尿素氮 4.42 mmol/L,肌酐 72 μmol/L,尿酸 576 μmol/L。

(4)血生化:丙氨酸转氨酶 34 U/L,天冬氨酸转氨酶 25 U/L,空腹血糖 5.1 mmol/L,TC 6.12 mmol/L,LDL - C 3.58 mmol/L,TG 4.32 mmol/L,同型半胱氨酸 23 mmol/L,血钾 4.2 mmol/L,血钠 137 mmol/L。

(5)甲状腺功能三项:正常。

(6)高血压三项:卧位+立位均正常。

(7)皮质激素两项三次:正常。

(8)肾上腺髓质相关激素六项:正常。

(9)心电图:窦性心律,R_{V_5} 2.0 mV,$S_{V_2}+R_{V_5}<3.5$ mV,未见明显 ST-T 改变。

(10)心脏彩超:心脏各腔室大小正常,室间隔 9 mm,室壁运动良好,三尖瓣轻度反流,EF 64%。

(11)双肾肾动脉彩超:肾大小正常,回声均匀,肾动脉无狭窄。

(12)颈动脉、锁骨下动脉彩超:颈总动脉内膜 0.7 mm,颈内动脉起始处有一 1.2 mm× 0.8 mm斑块,锁骨下动脉无狭窄,血流通畅。

(13)胸部、肾上腺 CT:主动脉旁未见肿块,肾上腺无增粗,无结节。

(14)头颅 CT:未见明显异常。

---

2. 思维引导 该患者继发性高血压相关检查均正常,故排除常见继发性高血压,目前考虑原发性高血压,高血压病 3 级,同时合并体型肥胖、高脂血症、高尿酸血症,存在 3 个其他心血管疾病危险因素,故高血压危险分层为很高危组。患者入院时伴有头晕不适,完善头颅 CT 检查以排除脑出血、急性脑梗死,无进行性靶器官功能不全的临床表现,考虑为高血压亚急症。

(四)初步诊断

分析上述病史、体格检查、实验室检查结果,支持以下诊断:①高血压病 3 级、很高危组、高血压亚急症;②高脂血症;③高尿酸血症;④高同型半胱氨酸血症;⑤肥胖。

二、治疗经过

(一)初步治疗

(1)心电监测下,给予硝酸甘油持续泵入控制血压,数分钟至 1 h,血压控制目标为平均动脉压的降幅不超过治疗前水平的 25%;在随后的 2～6 h 内将血压将至较安全水平,一般为 160/ 100 mmHg 左右;如果可耐受,临床情况稳定,在随后 24～48 h 逐步降至正常水平。

（2）阿托伐他汀钙片 20 mg qn po 调脂。

（3）叶酸片 0.8 mg qd po 降同型半胱氨酸。

（4）非布司他 40 mg qd po 降尿酸。

治疗效果

（1）症状：头晕症状缓解。

（2）体格检查：双上肢血压 156/96 mmHg 左右。

（二）思维引导

患者为高血压亚急症，可静脉应用扩血管药物降压，亦可口服降压药物，但应避免短效降压药物舌下含服，从而使血压过低导致脑灌注不足。在血压降至安全水平时可联合口服降压药物，并逐渐停用静脉扩血管药物。同时合并其他疾病要一起治疗。

（三）优化治疗

1. 降压 患者为高血压 3 级，首选联合降压药物应用，推荐单片复方制剂，所以选择缬沙坦氨氯地平片（80 mg/5 mg）1 片 qd po。

2. 调脂 阿托伐他汀钙片 20 mg qn po。

3. 降同型半胱氨酸 叶酸片 0.8 mg qd po。

4. 降尿酸 非布司他 40 mg qd po。

5. 其他 控制体重、低盐低脂饮食、坚持运动。

三、思考与讨论

高血压急症需静脉应用扩血管药物控制血压，高血压亚急症可选择静脉扩血管药物，亦可选择口服降压药物，但是高血压急症/亚急症血压控制均不能过度，以免导致器官灌注不足引起继发心脑血管疾病。针对高血压，不同的患者高血压控制目标不同，但大多数人最初高血压目标为小于 140/90 mmHg，如患者可耐受，可进一步将血压降至 130/80 mmHg 以下，但不建议血压低于 120/70 mmHg，老年人根据其是否虚弱，可适当放宽至 150/90 mmHg，合并靶器官损害或心血管疾病、糖尿病、慢性肾脏病患者，血压要严格控制。

四、练习题

1. 哪些药物可以影响血压？

2. 隐匿性高血压是否需要治疗？

3. 不同高血压急症降压策略是什么？

五、推荐阅读

［1］陈灏珠，林果为，王吉耀.实用内科学［M］.14 版.北京：人民卫生出版社，2013.

［2］葛均波，徐永健，王辰.内科学［M］.9 版.北京：人民卫生出版社，2018.

（吕凤华）

案例 24　高血压（继发性高血压）

一、病历资料

（一）门诊接诊

1. 主诉　发现血压升高 2 周。

2. 问诊重点　高血压患者多因头痛、头晕或心悸就医而发现，或无症状（约占一半）因体检或其他疾病就医时测量血压后才偶然发现血压增高。问诊时应注意患者生活习惯、有无高血压家族史、有无危险因素及伴随症状特点、疾病演变过程、诊治经过、治疗效果等。

3. 问诊内容

（1）诱发因素：血压高与情绪改变、精神紧张、体力活动、气候、饮食等是否有关，休息或去除诱因血压能否下降。

（2）主要症状：询问血压变化的特点，初期血压呈波动性，可暂时性升高，仍可自行下降或降至正常；嗜铬细胞瘤可有阵发性血压升高，血压波动大为特点，也可突然发生低血压或休克；血压改变（增高为多）与休克表现（烦躁不安、面色苍白、大汗淋漓、皮肤湿冷、脉快而弱、发绀等）呈不平行性为特点，需考虑高血压伴主动脉夹层；收缩压升高、舒张压偏低或降低，除考虑单纯收缩性高血压外，还需考虑高动力性综合征所致高血压，例如甲状腺功能亢进、脚气性心脏病、体循环动静脉瘘、畸形性骨炎、原发性高动力性综合征等。

（3）伴随症状：病史中如有下列情况时须考虑继发性高血压。①以往有水肿和/或尿成分改变（蛋白尿、血尿、管型尿等）病史者，常提示肾小球肾炎性高血压。②有泌尿系统感染者或脓尿、白细胞尿，其高血压可能为肾盂肾炎性。③有多年反复血尿史者，多考虑先天性多囊肾性高血压，有时也可由肾结石、肾结核引起。④在无血尿的肾绞痛之后出现的高血压，须考虑肾破裂出血的可能性。⑤高血压伴周期性麻痹或瘫痪者，见于原发性醛固酮增多症。⑥阵发性高血压而伴有多汗者，应考虑嗜铬细胞瘤的可能性。⑦孕妇孕 20 周后发生高血压，且伴高度水肿、高体重、高蛋白尿，常为妊娠高血压综合征（简称妊高征）。⑧口服避孕药或雌（孕）激素且伴有高血压需考虑药物性高血压。⑨高血压伴急性腹痛者，需注意腹主动脉夹层分离、嗜铬细胞瘤、结节性多动脉炎、过敏性紫癜、急性血卟啉病、肾结石、慢性铅中毒等。⑩重度打鼾伴高血压，须注意阻塞型睡眠呼吸暂停低通气综合征（OSAS）。

（4）诊治经过：是否用药，用何种药、具体剂量、效果如何，以利于迅速选择药物。

（5）既往史：有多种危险因素者，高脂血症、高体重（肥胖）、高血糖（糖尿病、胰岛素抵抗）、高尿酸（痛风）、抽烟者易患高血压病。

（6）个人史：患者长期精神应激易患高血压。

（7）家族史：高血压与显性遗传和多基因遗传有关，父母均有高血压者其子女高血压发生率高达 46%，约 60% 高血压患者可询问到有高血压家族史，特别是一级亲属发病年龄<50 岁的患者。

问诊结果

　　患者为中年男性,无冠心病、脑梗死、高尿酸血症、糖尿病病史,无肝炎、结核、伤寒等传染病病史,吸烟20年余,每天30支,戒烟1年余,无嗜酒,无高血压病家族遗传史。患者于2周前于当地医院体检发现血压240/130 mmHg,不同时间多次测量收缩压均在240 mmHg,双肾CT示双侧肾上腺髓质增生,当地医院诊断为"高血压病3级,很高危",住院予多种降压药物联合治疗,平素服用"盐酸特拉唑嗪、沙库巴曲缬沙坦钠片、硝苯地平缓释片"等药物,血压控制效果欠佳,症状未见好转来诊,患病以来患者神志清,精神可,饮食尚可,睡眠时有打鼾,大小便均正常,近期体重无明显变化。

　　4.思维引导　患者有睡眠时打鼾伴高血压,待睡眠呼吸监测结果回报后需明确是否有阻塞型睡眠呼吸暂停低通气综合征。患者外院双肾CT示双侧肾上腺髓质增生,可复查下腹部CT增强,以及化验高血压四项,待结果回示考虑是否为原发性醛固酮增多症或嗜铬细胞瘤引起的继发性高血压。患者有抽烟史,易患原发性高血压,原发性高血压的血压变化特点:初期血压呈波动性,可暂时性升高,仍可自行下降或降至正常,须动态监测血压,观察血压能否下降至正常。

(二)体格检查

　　1.重点检查内容及目的　患者继发性高血压可能性大,应注意是否有伴随症状。有无肾区叩击痛,若有则提示有泌尿系统感染;测量身高、体重,并且计算体重指数,考虑是否为原发性高血压;心血管系统的检查要注意心脏大小、颈动脉、周围动脉、主动脉病变、心力衰竭的表现;肺部检查有无支气管痉挛的征象;腹部检查有无血管杂音,若有则提示可能有肾动脉狭窄;眼底检查,有无高血压视网膜病变等相关的检查。

体格检查结果

　　T 36.2 ℃,R 20 次/min,P 100 次/min,BP 180/118 mmHg

　　神志尚清,精神可,结膜正常,口唇无发绀,颈静脉正常,肝颈静脉回流征阴性,气管居中,浅表淋巴结不大,胸廓对称,呼吸运动正常,肺肝界位于右锁骨中线第7肋间,听诊双肺肺泡呼吸音正常,双肺底未闻及干、湿啰音,无胸膜摩擦音,心前区无异常隆起,未见心尖搏动,心界不大,心率100 次/min,律齐,心音有力,$A_2>P_2$,未闻及杂音及奔马律,腹软,无压痛,肝肋下未触及,压痛、叩击痛阴性,脾未及,双侧肾区叩击痛阴性,移动性浊音阴性,双下肢无水肿,无杵状指(趾),余体格检查正常。

　　2.思维引导　高血压的患者不排除库欣病、肾上腺功能异常所致,进一步行实验室检查(肝功能及肾功能检查等)及影像学检查,明确诊断。

(三)辅助检查

　　1.主要内容及目的

　　(1)血常规:了解是否有感染、贫血。

　　(2)血生化:是否有高脂血症、肝肾功能的损害、合并电解质紊乱。

　　(3)血糖及糖化血红蛋白:排除糖尿病及糖尿病肾病引起的高血压。

　　(4)高血压四项及儿茶酚胺:明确是否有原发性醛固酮增多症或嗜铬细胞瘤等内分泌疾病。

　　(5)胸部影像学:检查是否有心脏增大。

(6)甲状腺功能:明确是否有甲状腺功能亢进所致高动力综合征。

(7)睡眠呼吸监测:以明确是否有阻塞型睡眠呼吸暂停低通气综合征。

(8)下腹部 CT 平扫+增强:明确肾上腺增生的大小、性质,以明确诊断。

(9)双肾及肾血管彩超:排除是否有肾动脉狭窄。

(10)心电图:明确是否有心肌缺血、心律失常等。

(11)心脏彩超:了解心脏大小及心脏内部结构,排除其他心脏疾病。

辅助检查结果

(1)血常规:白细胞 $7.39×10^9$/L,中性粒细胞百分比 75.2%,淋巴细胞百分比 16.7%,红细胞 $4.28×10^{12}$/L,血红蛋白 126 g/L,血小板 $220×10^9$/L。

(2)血生化:CRP 6.07 mg/L;肝功能正常,钾 3.11 mmol/L,钠 143 mmol/L,氯 103 mmol/L,肌酐 88.1 μmol/L,尿素氮 3.9 mmol/L。

(3)空腹血糖:7.18 mmol/L,糖化血红蛋白 5.6%。

(4)高血压四项:ACTH 30.82 ng/L,醛固酮(卧)548.90 ng/L,皮质醇 18.838 μg/dL,肾素 1.487 ng/L,醛固酮/肾素 369.13。

(5)双肾及肾血管彩超:双肾大小、形态正常,双肾动脉血量阻力稍增高。

(6)甲状腺功能:T_3 1.61 nmol/L,T_4 110.80 nmol/L,FT_3 3.89 pmol/L,FT_4 18.79 pmol/L,TSH 1.21 μIU/mL。

(7)下腹部 CT 平扫+增强:左侧肾上腺增粗,密度尚均匀,增强强化均匀,增生?右侧肾上腺大小、形态未见异常。

(8)睡眠呼吸监测:轻度睡眠呼吸暂停。

(9)胸部 CT 平扫:右中肺见钙化灶,余平扫肺窗显示两肺纹理清晰,走行分布无异常,肺实质未见渗出或占位性改变。

(10)心电图:窦性心律,正常心电图。

(11)心脏彩超:室间隔增厚,其余未见异常。

2.思维引导 根据该患者高血压 2 周,最高 240/130 mmHg,诊断为高血压病 3 级,很高危。睡眠呼吸监测提示轻度睡眠呼吸暂停。糖化血红蛋白 5.6%,暂不考虑糖尿病及糖尿病肾病引起的高血压;双肾及双肾血管彩超未见明显肾异常及肾动脉血流改变,双侧肾区叩击痛阴性,不考虑肾性高血压及肾动脉狭窄;胸部 CT 未见明显异常;甲状腺功能五项未见明显异常,目前不考虑甲状腺功能亢进;高血压四项,醛固酮、醛固酮/肾素均明显高于正常值,且具有诊断意义,考虑原发性醛固酮增多症,肝功能及血肌酐正常,可排除肝肾功能衰竭。

(四)初步诊断

分析上述病史、体格检查、实验室检查结果,支持以下诊断:继发性高血压,原发性醛固酮增多症,低钾血症。

二、治疗经过

(一)初步治疗

(1)盐酸特拉唑嗪 2 mg qn po。

(2)厄贝沙坦氢氯噻嗪片 150 mg/12.5 mg qd po。

（3）硝苯地平缓释片（Ⅱ）20 mg bid po。

（4）琥珀酸美托洛尔缓释片 47.5 mg qd po。

（5）螺内酯片 20 mg bid po。

（6）枸橼酸钾颗粒 1.46 g tid,用水冲服。

治疗效果

（1）症状:1 d 后血压稳定在 146/97 mmHg。

（2）体格检查:神志清楚,呼吸 18 次/min,心率 76 次/min,心前区未闻及杂音,双下肢无水肿。

（3）辅助检查:钾 3.41 mmol/L,钠 140.2 mmol/L,氯 101.5 mmol/L。

（二）思维引导

电解质检验结果提示患者有低钾血症,患者饮食尚可,血钾浓度为 3.11 mmol/L,属于轻度低钾,优先口服补钾,给予患者枸橼酸钾颗粒 1.46 g tid,用水冲服。患者血压较高,入院时高达 180/118 mmHg,给予多种降压药物联合降压,首日降压不超过 25% 为宜,不应降至过低,防止出现器官灌注不足的情况。此外,患者肺部听诊双肺底有湿啰音,无痰可培养,经验性用药注射用哌拉西林钠他唑巴坦钠 4.5 g q8h 静脉滴注,使用广谱抗生素,哌拉西林钠他唑巴坦钠可适用于下呼吸道感染,针对许多革兰阴性和革兰阳性的厌氧菌和需氧菌具有抗菌活性。针对患者典型高血压、低血钾以及醛固酮/肾素>50,建议择期行双侧肾上腺静脉取血(AVS)以明确诊断。

（三）病情变化

1. 病情变化的可能原因及应对　入院第 6 天,患者再次出现高血压,血压 176/118 mmHg,T 36 ℃,双肺未闻及湿啰音,心律齐,无其他特殊不适。为明确诊断,为患者行 AVS,采集双侧肾上腺静脉、下腔静脉血,化验醛固酮三项及皮质醇以明确诊断(表 24-1),同时给予螺内酯 40 mg tid 诊断性治疗高血压。

检查结果

表 24-1　醛固酮三项及皮质醇检查结果

采血部位	皮质醇(μg/dL)	醛固酮(ng/L)	醛固酮/皮质醇
下腔远端	11.535	451.66	39.16
左侧肾上腺	19.202	2223.31	115.79
右侧肾上腺	10.667	477.03	44.72
—	—	—	LI 2.59

LI:优势侧醛固酮/皮质醇比值与非优势侧醛固酮/皮质醇比值之比;LI≥2∶1,提示有优势分泌,左侧为优势分泌。

---

2. 思维引导　患者突发血压升高需明确是否为原发性醛固酮增多症、嗜铬细胞瘤、难治性高血压。AVS 提示患者为左侧优势型。下腹部 CT 平扫+增强示左侧肾上腺增粗,密度尚均匀,增强强化均匀,考虑增生。右侧肾上腺大小、形态未见异常。结合生化指标以及临床症状,目前考虑为原发性醛固酮增多症特发性醛固酮增多症,采取药物保守治疗,醛固酮拮抗剂加量后血压稳定在 141/96 mmHg,血钾恢复至 3.86 mmol/L,低钾血症得到纠正。

治疗 2 周后

（1）体征：血压稳定在 136/86 mmHg 左右。

（2）体格检查：神志清，双肺呼吸音正常，无杂音，下肢无水肿。

（3）血常规：白细胞 8.69×10^9/L，中性粒细胞百分比 69.8%，淋巴细胞百分比 21.4%，红细胞 4.80×10^{12}/L，血红蛋白 148 g/L，血小板 303×10^9/L。

三、思考与讨论

患者有持续性高血压（>150/100 mmHg），使用 3 种常规降压药（包括利尿剂）无法控制血压（>140/90 mmHg），使用 ≥4 种降压药才能控制血压（<140/90 mmHg）；同时合并自发性或利尿剂所致的低钾血症；合并肾上腺意外瘤；合并轻度阻塞型睡眠呼吸暂停低通气综合征。以上症状与体征均推荐行原发性醛固酮增多症的筛查。

原发性醛固酮增多症分为 6 型，醛固酮瘤、特发性醛固酮增多症、原发性肾上腺皮质增生、家族性醛固酮增多症、分泌醛固酮的肾上腺皮质癌、异位醛固酮分泌瘤。原醛症的分型诊断一直是临床上的难点，在很大程度上影响治疗方案的选择，临床医生不能仅依靠影像学来判定病变的类型，而要结合生化指标、影像学表现及 AVS 结果进行综合分析。

醛固酮瘤的根治方法为手术切除。特发性增生者手术效果差，应采用药物治疗。有时难以确定为腺瘤或特发性增生，可先用药物治疗，随访其发展，定期做影像学检查，有时原来未能发现的小腺瘤，在随访过程中可显现出来。

四、练习题

1. 哪些人群推荐进行原发性醛固酮增多症筛查？

2. 原发性醛固酮增多症的筛查手段有哪些？

3. 双侧肾上腺静脉取血（AVS）采血方法和评价标准有哪些？

五、推荐阅读

[1] 陈灏珠，林果为，王吉耀. 实用内科学[M]. 14 版. 北京：人民卫生出版社，2013.

[2] 中华医学会内分泌学分会. 原发性醛固酮增多症诊断治疗的专家共识（2020 版）[J]. 中华内分泌代谢杂志，2020，36（9）：727-736.

[3] 葛均波，徐永健，王辰. 内科学[M]. 9 版. 北京：人民卫生出版社，2018.

（黄　琼）

案例 25　扩张型心肌病

一、病历资料

（一）门诊接诊

1. 主诉　胸闷、咳嗽 6 d,加重 1 d。

2. 问诊重点　胸闷、咳嗽为循环系统及呼吸系统常见症状。患者急性起病,问诊时应注意主要症状及伴随症状特点、疾病演变过程、诊治经过、治疗效果等。

3. 问诊内容

(1)诱发因素:有无受凉、感冒、劳累等诱发因素。

(2)主要症状:胸闷、咳嗽常见于呼吸系统及循环系统疾病。应重点围绕胸闷、咳嗽询问。胸闷是否与活动有关,是否伴有胸痛,若与活动或伴有胸痛有关,应考虑心肌缺血、心功能不全等;是否与体位变化有关,若卧位胸闷加重,高枕卧位或坐起胸闷减轻,应考虑心力衰竭;是否有久坐或制动,是否伴有双下肢水肿,若有久坐或制动病史,或伴有下肢水肿,尤其是不对称性水肿,提示肺栓塞;是否有季节性,是否有过敏情况等,若有应考虑气道高反应或支气管哮喘等。围绕咳嗽,应询问是干咳还是有痰,黄痰还是白痰,或是粉红色泡沫痰,是否伴有咯血,是否发热,若咳黄痰或伴有发热,应考虑呼吸道感染,若干咳,应考虑是否服用 ACEI 类药物等;咳嗽是否与体位变化有关,若平卧位咳嗽加重,坐起咳嗽减轻,应考虑心功能不全。

(3)伴随症状:有无胸痛,若有胸痛,进一步询问胸闷、胸痛的部位、性质、诱发因素、持续时间、缓解方式,若符合典型心绞痛症状,应考虑冠心病;有无发热、咳嗽、咳痰,若有应考虑呼吸系统感染性疾病;有无双下肢水肿,若伴双下肢对称性水肿,应考虑心功能不全;若伴下肢水肿,双下肢不对称,应考虑下肢静脉血栓、肺栓塞等;是否伴有发绀,若有应考虑先天性心脏病、肺动脉高压等。

(4)诊治经过:出现症状之后,是否进行诊治,有哪些检查结果,是否用药,具体用药方案,效果如何,以利于迅速指导鉴别诊断思路。

(5)既往史:青年男性,出现胸闷、咳嗽症状,应考虑多种心肺疾病可能。应询问患者既往是否有心肺系统疾病,如先天性心脏病、肺部感染、肺结核、肺部肿瘤、肺动脉高压、哮喘等病史。

(6)个人史:是否有吸烟史,不良环境如粉尘、有毒有害物质接触史,饮酒史等。

(7)家族史:如冠心病、心肌病、肺纤维化、支气管哮喘等,有家族遗传倾向。

问诊结果

患者为青年男性,农民,6 d 前受凉后出现胸闷,活动时加重,活动耐量显著下降,平卧位胸闷加重,坐起后胸闷减轻,伴气喘、咳嗽、咳黄痰,间断发热,体温最高 38.6 ℃,下肢轻度水肿,无胸痛,至当地医院就诊,给予"左氧氟沙星 0.5 g qd 静脉滴注"抗感染治疗,未见明显好转,仍感胸闷、气喘、咳嗽,来医院门诊就诊。

---

4. 思维引导　患者为青年男性,急性起病,自觉感冒后出现胸闷、咳嗽、发热,无胸痛,活动后加重,与体位变化有关,考虑存在心力衰竭可能性大,同时伴有感染。心力衰竭的常见原因有缺血性心脏病、心肌病、心肌炎、瓣膜病、感染性心内膜炎、先天性心脏病等。患者伴有感染表现,还需重点

鉴别感染是心力衰竭之诱因,还是上呼吸道感染后出现病毒性心肌炎,或者是否有感染性心内膜炎等。因此体格检查时,应重点关注体温、心率、呼吸音强弱,是否闻及干、湿啰音,注意心脏各瓣膜听诊区有无杂音,心尖搏动位置是否正常,注意心界有无扩大,有无腹胀、食欲减退,颈静脉是否充盈或怒张,有无下肢水肿、感染性心内膜炎相关体征等。

(二)体格检查

1. 重点检查内容及目的　患者心力衰竭、感染可能性大,应注意心肺系统相关体征。心脏视诊注意心前区有无隆起,是否有剑突下心脏搏动,其提示先天性心脏病、肺源性心脏病;心尖搏动位置是否正常,心尖搏动向左移位或弥散,提示心脏扩大。心脏触诊注意寻找心尖搏动位置,注意有无震颤,帮助判断心脏是否扩大及有无显著结构异常。心脏叩诊帮助判断心脏大小。心脏听诊注意心律、心率、心音、杂音、额外心音、心包摩擦音等,尤其注意有无节律异常、心率快慢、杂音等,协助初步判断病情轻重。肺部体格检查注意有无桶状胸、肋间隙增宽、呼吸音减弱;肺部是否有啰音,为湿啰音还是干啰音,哮鸣音提示气道痉挛或阻塞,心力衰竭多为肺底湿啰音。若闻及局限性湿啰音,应考虑肺炎、支气管扩张、肺结核等;若双肺闻及大量湿啰音,急性肺水肿可能性大;若下肺呼吸音消失,提示胸腔积液或肺实变可能。同时,应注意腹部是否膨隆,肝、脾肋下是否可触及,颈静脉是否有充盈、怒张,有无肝颈静脉回流征。下肢有无水肿,双侧是否对称,为凹陷性还是非凹陷性等。

体格检查结果

T 36.8 ℃,R 24 次/份,P 112 次/min,BP 128/72 mmHg

神志清,精神差,胸廓对称,肋间隙正常,呼吸频率增快,双肺底可闻及湿啰音。心尖搏动位置位于左锁骨中线外侧 1 cm,心脏听诊:律齐,心率 112 次/min,心尖部可闻及 2/6 级收缩期杂音,余瓣膜听诊区未闻及杂音。腹软,无压痛,肝、脾肋下未触及。颈静脉充盈,肝颈静脉回流征阳性。双下肢水肿,指压痕阳性,无杵状指(趾),余体格检查正常。

2. 思维引导　经上述检查提示心脏扩大,双肺底可闻及湿啰音,颈静脉充盈,肝颈静脉回流征阳性,双下肢凹陷性水肿,提示存在全心衰竭。但不排除肺部感染、低蛋白血症、肾功能不全、下肢静脉血栓、下肢静脉瓣功能不全等所致,进一步行实验室检查(肝功能、肾功能、D-二聚体等)及影像学检查(如胸部 CT、下肢静脉超声等),以协助鉴别。

(三)辅助检查

1. 主要内容及目的

(1)血常规、炎症指标:评估是否合并感染性疾病及程度。

(2)血生化:评估有无肝肾功能损害、电解质紊乱等。

(3)血脂、血糖、糖化血红蛋白:评估有无糖尿病、高脂血症等动脉粥样硬化性疾病危险因素。

(4)尿常规:了解有无泌尿系感染、尿糖、尿蛋白等情况。

(5)粪常规:注意大便性状、颜色有无异常,有无隐血阳性等情况。

(6)凝血全套:评估有无凝血功能异常,D-二聚体是否升高,评估纤维蛋白溶解情况,进一步提示有无急性血栓情况等。

(7)心肌损伤标志物:评估有无心肌损伤及心脏负荷情况。

(8)心电图:了解心律、心率,有无心肌缺血、心肌损伤、心肌坏死等表现。

(9)动态心电图:评估心率快慢,有无心律失常,有无心肌缺血等改变。

(10)超声:评估心脏结构及功能;了解有无胸腔积液、肝淤血等;泌尿系统超声检查协助了解肾形态、体积、肾动脉等有无异常,同时了解有无结石、前列腺增生等梗阻性因素存在;下肢静脉超声:评估有无下肢静脉血栓、静脉瓣功能不全等。

(11)胸部 CT:评估心影大小,有无肺部感染、肺水肿等情况。

(12)冠脉 CTA:评估有无冠脉病变。

(13)心脏磁共振:评估心肌有无异常及心功能情况。

辅助检查结果

(1)血常规:白细胞 $18.5×10^9$/L,中性粒细胞百分比 87%,淋巴细胞百分比 10.3%,单核细胞百分比 15.3%,红细胞 $4.28×10^{12}$/L,血红蛋白 134 g/L,血小板 $360×10^9$/L;C 反应蛋白 69.97 mg/L(参考值 0~5 mg/L),红细胞沉降率 87.00 mm/h(参考值 0~15 mm/h),降钙素原 0.140 g/L(参考值 0~0.046 g/L)。

(2)血生化:丙氨酸转氨酶 83 U/L,天冬氨酸转氨酶 40 U/L,白蛋白 36.5 g/L,总胆红素 44.4 μmol/L,非结合胆红素 33.5 μmol/L,结合胆红素 1.20 μmol/L。尿素 6.8 mmol/L,肌酐 194.1 μmol/L,尿酸 589 μmol/L,肾小球滤过率 36.73 mL/(min·$1.73m^2$);电解质、血糖、血脂、糖化血红蛋白、粪常规正常。

(3)凝血功能:D-二聚体 0.73 mg/L,FDP 8.4 mg/L,PT、APTT、Fib、TT 均未见异常。

(4)心肌损伤标志物:cTnI 0.051 μg/L,NT-proBNP 10033.60 ng/L,CK、CK-MB 正常。

(5)心电图:窦性心动过速,心率 112 次/min,I、aVL 导联 T 波低平,II、III、aVF 导联 ST 段下斜型压低、T 波倒置,V_5 导联 T 波低平,V_6 导联 ST 段下斜型压低、T 波倒置(图 25-1)。

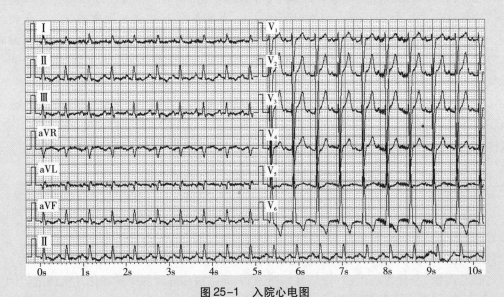

图 25-1　入院心电图

(6)动态心电图:①基础心律为窦性心律,全程平均心率及最慢心率均高于正常范围;②偶发房性期前收缩;③频发室性期前收缩,部分呈三联律;④部分导联 ST-T 呈持续性改变,未见明显异常动态改变;⑤心率变异性显著低于正常范围[记录历时 22 时 24 分 10 秒,心搏总数 118 367 次,平均心率 88 次/min,最快心率 111 次/min(发生在 23 时 19 分 38 秒),最慢心率 73 次/min(发生在 4 时 19 分 09 秒),室性期前收缩总数 1 038 次,单发室性期前收缩 958 次,室性期前收缩成对 32 阵,室上性总数 12 次,单发室上性期前收缩 12 次]。

（7）超声：扩张型心肌病样改变，左心增大，室间隔及左室壁搏动幅度普遍减弱，左心室内多发异常回声团块（考虑血栓），二尖瓣轻度关闭不全。三尖瓣轻度关闭不全，心包积液（少量），左心功能下降（收缩+舒张）（左心室舒张末期内径86 mm，EF 23%，肺动脉压35 mmHg，左心室可及多个稍高回声团块，较大者大小约36 mm×22 mm）；双侧胸腔积液（少量）（左侧深约18 mm，右侧深约22 mm）；肝、胆、脾、胰超声提示肝淤血；双肾及肾动脉、输尿管、膀胱、前列腺均未见异常；下肢静脉超声未见静脉瓣功能不全，未见下肢静脉血栓。

（8）胸部CT：双肺慢性炎症，双侧少量胸腔积液，右侧较多，心脏扩大，符合扩张型心肌病改变，心包少量积液。

（9）冠脉CTA：考虑到患者肾功能不全，暂未安排冠状动脉CTA或冠状动脉造影。

（10）心脏磁共振：考虑到患者肾功能不全，暂未安排心脏磁共振检查。

2.思维引导　根据患者胸闷、咳嗽症状，双肺底湿啰音，颈静脉充盈，肝颈静脉回流征阳性，双下肢水肿等体征，以及心脏超声、胸部CT、NT-proBNP等相关辅助检查，支持心力衰竭及肺部感染诊断。心脏超声未发现先天性心脏病、瓣膜异常病变及节段性搏动异常等，心脏扩大病因方面，无先天性心脏病、瓣膜病、冠心病等诊断依据。结合病史，患者无长期大量饮酒史，无高血压病史，不考虑酒精性心肌病、高血压性心脏病等。超声心动图及心脏磁共振未发现明显心肌增厚、局部纤维化、心肌致密化不全等表现，不支持心肌淀粉样变、心肌炎、心肌致密化不全等疾病。

（四）初步诊断

分析上述病史、体格检查、实验室检查结果，支持以下诊断：①扩张型心肌病、左室多发血栓形成、心力衰竭、心功能Ⅳ级（NYHA）；②肺部感染。

二、治疗经过

（一）初步治疗

（1）心电监护、氧气吸入。

（2）0.9%氯化钠注射液100 mL+硝酸甘油10 mg，10 mL/h微量泵泵入。

（3）头孢哌酮/舒巴坦钠注射液3.0 g，q12h静脉滴注。

（4）呋塞米注射液20 mg静脉注射，监测出入水量，动态调整用量，同时注意给予氯化钾缓释片0.5 g口服，监测肾功能、电解质，维持电解质平衡。

（5）呋塞米片20 mg qd、螺内酯片20 mg qd、琥珀酸美托洛尔23.75 mg qd、沙库巴曲缬沙坦片25 mg bid，达格列净10 mg qd，谷胱甘肽片0.4 g tid，海昆肾喜胶囊2粒tid po，监测血压、心率、出入水量、肝肾功能、电解质、NT-proBNP。

（6）低分子量肝素：4 000 U q12h皮下注射。

治疗效果

（1）症状：3 d后体温恢复正常，胸闷、咳嗽症状显著减轻。

（2）体格检查：神志清，精神可，血压98/64 mmHg，呼吸18次/min，可平卧，双肺呼吸音清，未闻及干、湿啰音，双下肢水肿显著减轻，颈静脉无怒张，肝颈静脉回流征阴性。

（3）血常规：白细胞 11.5×10^9/L，中性粒细胞百分比78%，淋巴细胞百分比9.3%，单核细胞百分比10.5%，红细胞 4.28×10^{12}/L，血红蛋白130 g/L，血小板 351×10^9/L；C反应蛋白21.76 mg/L，红细胞沉降率37.00 mm/h，降钙素原0.050 g/L。

（4）肝功能：丙氨酸转氨酶33 U/L，天冬氨酸转氨酶20 U/L，白蛋白37.5 g/L，总胆红素23.4 μmol/L，非结合胆红素23.5 μmol/L，结合胆红素1.40 μmol/L。

（5）肾功能：尿素6.3 mmol/L，肌酐124.1 μmol/L，尿酸429 μmol/L，肾小球滤过率56.73 mL/(min·1.73m²)。

（6）电解质：钾3.3 mmol/L。

（7）凝血功能：D-二聚体0.63 mg/L，FDP 6.4 mg/L，PT、APTT、Fib、TT均未见异常。

（8）心肌损伤标志物：NT-proBNP 3 018.20 ng/L，CK、CK-MB正常。

（二）思维引导

患者胸闷、咳嗽，结合患者症状、体征及辅助检查结果，考虑全心衰竭、心室附壁血栓、肺部感染，给予抗感染，祛除心力衰竭加重之诱因，同时积极给予减轻心脏负荷、改善心脏功能、抗心室重塑、维持电解质平衡、抗凝等治疗；患者肾功能不全，考虑可能与心功能不全有关，暂给予保肾药物对症治疗，继续监测肾功能；若心功能改善，肾功能仍无改善或持续恶化，考虑申请肾内科会诊，协助寻找肾功能不全病因及治疗。

（三）病情变化

1. 病情变化的可能原因及应对　经抗感染、改善心功能及保肝护肾等治疗，患者胸闷、咳嗽症状显著改善，出现乏力、心悸不适。心电监护示窦性心律，可见期前收缩，血压99/63 mmHg，心率在75 次/min 左右，鼻导管吸氧状态下，指脉氧饱和度96%~100%。体格检查：双肺呼吸音清，未闻及干、湿啰音。心脏听诊律不齐，可闻及期前收缩，心尖部可闻及2/6级收缩期杂音，余瓣膜听诊区未闻及杂音。腹软，无压痛，肝、脾肋下未触及。肝颈静脉回流征阴性。双下肢无水肿。

复查心电图提示窦性心律，窦性心律，心率74 次/min，I、aVL 导联T波低平，II、III、aVF 导联ST段下斜型压低、T波倒置，$V_4 \sim V_6$ 导联ST段下斜型压低、T波倒置，频发室性期前收缩（图25-2）。

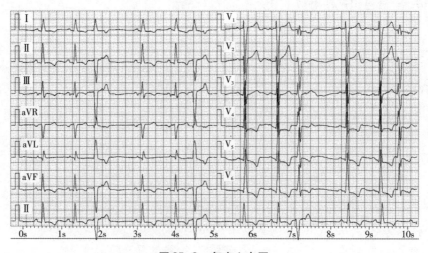

图25-2　复查心电图

2. 思维引导　患者出现乏力、心悸，考虑是否与电解质紊乱、心律失常有关。进一步临床证实症状与可能原因之对应关系。结合心电监护情况,证实患者心悸症状与室性期前收缩的出现同步。因此,进一步复查常规心电图,证实存在室性期前收缩。目前需要积极针对电解质紊乱及心律失常调整治疗。给予补钾纠正电解质紊乱,同时给予磷酸肌酸钠注射液、门冬氨酸钾镁注射液、曲美他嗪缓释片应用改善心肌能量代谢、调整内环境离子浓度稳定心电活动,应用参松养心胶囊调节心律,余治疗同前。

结合复查的结果,考虑患者乏力、心悸与低钾血症、室性期前收缩有关。患者心脏扩大,心功能差,电解质紊乱为心律失常出现的重要诱发因素,因此积极给予补钾纠正电解质紊乱,同时给予改善心肌能量代谢、调整内环境离子浓度稳定心电活动、中成药物调节心律,均对心律失常有改善作用,并继续积极改善心功能。

治疗 3 d 后患者乏力、心悸症状明显改善。复查电解质:钾 4.87 mmol/L,心电图提示窦性心律,心率 74 次/min,I、aVL 导联 T 波低平,II、III、aVF 导联 ST 段下斜型压低、T 波倒置,$V_4 \sim V_6$ 导联 ST 段下斜型压低、T 波倒置(图 25-3)。

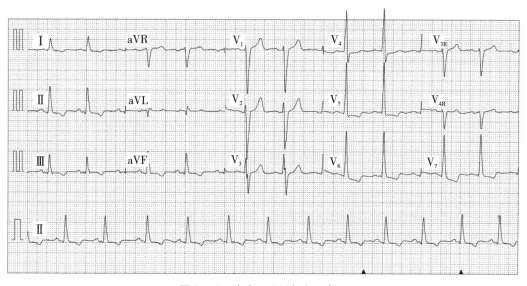

图 25-3　治疗 3 d 后复查心电图

患者症状好转,复查肝肾功能、NT-proBNP、心电图等结果明显好转。冠状动脉 CTA:冠状动脉未见明显狭窄病变。心脏磁共振:心脏扩大,心肌受累疾病,符合扩张型心肌病样改变,左心室壁可见异常信号,考虑左心室附壁血栓形成。

三、思考与讨论

患者为青年男性,以胸闷、咳嗽为首发临床表现,结合症状、体征,考虑患者存在心脏扩大、心力衰竭及呼吸道感染。结合病史,心脏扩大原因不考虑高血压性心脏病、先天性心脏病、酒精性心肌病。患者无高血压、糖尿病、高脂血症、吸烟等冠脉粥样硬化的危险因素,缺血性心肌病可能性较小。因患者首次就诊,心脏原发疾病未明,完善冠状动脉 CTA 检查未见冠状动脉病变,不支持缺血性心肌病。超声心动图未见瓣膜病变、室壁增厚、心肌致密化不全等改变,因此初步考虑扩张型心肌病可能性大。但患者有明确感染病史,需要与病毒性心肌炎相鉴别。结合心肌标志物及心脏磁共振等辅助检查结果,不支持病毒性心肌炎表现。因此,最终考虑诊断扩张型心肌病。

患者入院时肾功能不全,无高血压、糖尿病等导致肾损害的常见基础疾病,尿常规未见尿糖、尿蛋白、尿酮体、白细胞、细菌等异常情况,泌尿系统超声检查未见肾大小、形态及回声异常,未见肾动脉狭窄,未见泌尿系统结石、前列腺增生等梗阻性结构改变。结合患者病史及住院期间监测生化指标变化,考虑其肾功能不全与心功能不全有关。患者心功能不全导致肾灌注差,随着心功能改善,肾功能明显好转。因此,考虑为心肾综合征。

四、练习题

1. 哪些症状、体征提示心力衰竭?
2. 射血分数降低性心力衰竭的治疗原则有哪些?
3. 心力衰竭的器械治疗有哪些? 其适应证是什么?

五、推荐阅读

[1] 杨杰孚,廖玉华,袁璟,等. 中国扩张型心肌病诊断和治疗指南[J]. 临床心血管病杂志,2018, 34(5):435-436.
[2] 王华,李莹莹. 2022 年 AHA/ACC/HFSA 心力衰竭管理指南解读——从新指南看心衰分类和诊断评估[J]. 中国心血管病研究,2022,20(6):481-486.
[3] 郭志福,郑兴,秦永文. 心肾综合征研究进展[J]. 中华心血管病杂志,2005,33(8):774-776.

(张文静)

案例 26　肥厚型心肌病(介入治疗)

一、病历资料

(一)门诊接诊

1. **主诉**　活动后胸闷、头晕 20 年余,加重 2 年余。

2. **问诊重点**　注意询问病程中主要症状的特点、病情的发展和演变过程、有无病因与诱因、其他伴随症状、诊治经过等。

3. **问诊内容**

(1)诱发因素:了解与本次发病有关的病因(如外伤、中毒、感染)和诱因(如运动、情绪、体位、起居饮食失调等),有助于明确诊断和拟定治疗措施。

(2)主要症状:胸闷是心内科与呼吸科患者就诊的常见主诉之一,呼吸道疾病大多与气促、呼吸困难同时出现;心脏疾病常常伴随有胸痛,通过病史、临床表现、体格检查及辅助检查可明确诊断。胸痛提示可能存在心肌缺血。头晕多由全身性疾病引起,如心血管疾病、血液病和中毒性疾病。

(3)伴随症状:头晕、晕厥常作为伴随症状,每种疾病均有其特征性临床表现。运动后胸闷、头晕、晕厥可能是心脏病变或脑供血不足的表现。

(4)诊治经过:有无明确诊断,是否用药或手术,如有用药,具体的种类、剂量和治疗效果如何,以利于迅速选择药物。

(5)既往史:患者既往的健康状况和过去曾患的疾病,包括传染病、外伤手术、慢性基础性疾病。可以帮助综合判断患者病情及进行鉴别诊断,如高血压等疾病可引起左心室室壁增厚,是获得性肥厚型心肌病(hypertrophic cardio-myopathy,HCM)最常见的原因之一。

(6)个人史:包括职业、生活习惯等与疾病有关的个人史。

(7)家族史:家族中有无类似疾病及不明原因猝死者。

问诊结果

患者男性,62 岁,职业农民。20 年余前快跑爬坡 2~3 m 后出现胸闷,伴头晕、黑矇,休息 1~2 min 可缓解,无意识丧失,无胸痛,无头痛、耳鸣,无恶心、呕吐等,未诊治。症状逐渐加重,日常爬 2 层楼即出现上述症状。10 年前就诊于外院,运动负荷试验(-),心肌灌注显像未见异常,超声心动图示"左室舒张功能减退"。8 年前再次就诊于外院,心脏彩超示左心室非对称性肥厚,室间隔增厚(基底部最厚 18 mm),左心室后壁 12 mm,左心室流出道梗阻(LVOTO),压力阶差峰值(LVOTG)87 mmHg;可见二尖瓣收缩期前向运动(SAM 征)。冠状动脉造影未见异常。诊断:梗阻性肥厚型心肌病,行酒精化学消融术,服用"倍他乐克"一年后停用。两年前症状逐渐加重,爬 1~2 层楼、快步行走数十米,即出现胸痛、头晕、黑矇,休息 1~2 min 后好转。既往史:高血压病 11 年,血压 160/100 mmHg,诉服用氨氯地平半小时后出现头晕、黑矇,收缩压降到 80~90 mmHg,后未服药。高尿酸血症 8 年,无痛风发作,未服药。吸烟 30 年余,40 支/d,戒烟 2 年。家族中暂未发现类似疾病患者。近半年精神、睡眠、饮食可,二便如常,体重增加 5 kg。

---

4. **思维引导**　既往超声心动图提示心室不对称肥厚而无心室腔增大,舒张期室间隔厚度 18 mm

(>15 mm),二尖瓣前叶在收缩期前移(SAM征),左心室顺应性降低导致舒张功能障碍等,均提示梗阻性肥厚型心肌病。患者已行酒精室间隔消融术,但症状改善不佳。此次应再次进行临床评估和相应检查,为患者制定个体化治疗方案。

(二)体格检查

1. 重点检查内容及目的　注意血压控制情况和心脏体格检查,包括心界大小、心率、心律、心脏杂音等。胸骨左缘第3~4肋间收缩期杂音及Valsalva动作时杂音增强,提示肥厚型心肌病。

体格检查结果

T 36.3 ℃,R 16 次/min,P 58 次/min,BP 164/109 mmHg

神志清,精神可,发育正常,营养良好,自然体位,体格检查合作。双肺呼吸音清,未闻及干、湿啰音。心浊音界向左侧扩大心,心率58次/min,心律齐,心音有力,$A_2 = P_2$,胸骨左缘第3~4肋间可闻及收缩期3/6级吹风样杂音(Vasalva动作后杂音增强),无震颤,无心包摩擦音。腹软无压痛,肝、脾未触及肿大。双下肢无水肿。余体格检查正常。

---

2. 思维引导　该患者为62岁男性,运动中胸闷、头晕、黑矇,慢性病程逐渐加重。体格检查发现胸骨左缘第3~4肋间3/6级收缩期杂音。既往超声心动图提示室间隔明显增厚(>15 mm),呈非对称性,左心室流出道梗阻,支持梗阻性肥厚型心肌病。进一步做影像学检查评估左心室流出道梗阻程度。

(三)辅助检查

1. 主要内容及目的

(1)血常规:了解有无贫血、感染等。

(2)血生化:了解机体整体情况。

(3)常规12导联心电图:是否有左心室高电压、复极异常及心律失常。

(4)24 h动态心电图(Holter):监测是否存在心律失常及类型,以便评估心源性猝死(SCD)风险、植入型心脏转复除颤器(ICD)治疗适应证以及卒中风险。

(5)胸部X射线:评估心脏形态、大小。

(6)超声心动图:了解心脏大小及心脏内部结构,心肌、瓣膜、心包、各个心腔大小、心功能情况,判断病情严重程度及预后情况。

(7)心脏磁共振成像(CMR):诊断肥厚型心肌病,评估心肌纤维化,有助于肥厚型心肌病的危险分层及预后判断。

(8)二代测序(NGS):进行基因突变检测,明确遗传基础。

(9)心肌损伤标志物:评估心肌损伤以及心脏负荷情况或心脏功能状态。

辅助检查结果

(1)血常规:白细胞$5.02×10^9$/L,红细胞$5.06×10^{12}$/L,Hb 152 g/L,血小板$161×10^9$/L。

(2)血生化:总胆固醇5.22 mmol/L,甘油三酯1.56 mmol/L,高密度脂蛋白1.1 mmol/L,低密度脂蛋白3.96 mmol/L,尿酸440 μmol/L。

(3)心电图:Ⅰ、aVL、V_5~V_6导联T波倒置。

(4)24 h动态心电图(Holter):未见室上性和室性心律失常。

---

(5)胸部 X 射线:心影增大(心胸比 0.56)。

(6)超声心动图:静息状态,室间隔增厚,基底段最厚 17 mm,左室后壁 10.2 mm,左室流出道血流速度稍高(1.8 m/s),LVOTG 16 mmHg,未见 SAM 征,左心室舒张功能减退,LVEF 70%。运动后出现胸闷、头晕、黑矇,左室流出道血流速度 5 m/s,LVOTG 100 mmHg,SAM 征(+)。

(7)CMR:梗阻性肥厚型心肌病(室间隔型),不伴心肌纤维化。

(8)NGS:基因检测结果阴性。

(9)心肌损伤标志物:cTnT 0.027 ng/mL,心肌酶未见异常;NT-proBNP 520.3 ng/L。

2. 思维引导   肥厚型心肌病的诊断标准为心脏影像学检查发现一个或多个左心室节段舒张末期最大心室壁厚度≥15 mm;对于家族性肥厚型心肌病中除先证者外的家庭成员或基因检测阳性的个体,舒张末期最大心室壁厚度≥13 mm 可诊断肥厚型心肌病。

临床常根据血流动力学对肥厚型心肌病分型,这种分型有利于指导治疗措施选择。①梗阻性:左心室流出道(LVOT)瞬时峰值压差≥30 mmHg。又分为静息梗阻性(静息状态存在 LVOTO)和隐匿梗阻性(静息无梗阻,激发试验时出现 LVOTO)。②非梗阻性:静息时和激发时 LVOT 峰值压差均<30 mmHg。临床上静息梗阻性、隐匿梗阻性和非梗阻性肥厚型心肌病三种类型约各占 1/3。

该患者室间隔存在非对称性肥厚,基底段最厚 17 mm,激发时 LVOTG 100 mmHg,证实为梗阻性肥厚型心肌病(隐匿性)。不合并心房颤动、心腔内血栓,存在心力衰竭(HFpEF,LVEF≥50%)。无成人 SCD 危险因素,SCD 风险预测模型评估为低危。既往行酒精化学消融术,服用"倍他乐克"一年,症状无缓解,近来加重。考虑调整药物治疗,必要时再行侵入式治疗。

对于其他异常指标如血脂升高、NT-proBNP 轻度升高、尿酸升高,对症治疗。

心室壁增厚是肥厚型心肌病的典型特征,但有多种生理和病理因素可以导致心室壁增厚,称为肥厚型心肌病的"拟表型",应注意鉴别。①规律锻炼引起的心肌肥厚:长期规律锻炼可以使心脏发生适应性改变,表现为左心室轻度对称性肥厚(通常≤15 mm),但是左心室舒张功能正常,心肺运动功能良好,无心肌病家族史,基因检测阴性。停止锻炼 3 个月后心肌肥厚程度可以减轻或消退。②高血压引起的心肌肥厚:一般高血压病史较长,长期血压控制不达标,通常为对称性轻度肥厚(≤15 mm),肥厚心肌呈均匀低回声,失代偿期左心室腔可增大。心电图可见左心室高电压,基因检测一般阴性。严格血压控制 6~12 个月后左心室心肌肥厚可以减轻或消退。③主动脉瓣狭窄引起的心肌肥厚:主动脉瓣狭窄可以引起心脏后负荷增加,导致心肌代偿性肥厚,一般是轻度对称性肥厚(≤15 mm),与肥厚型心肌病存在以下区别,收缩期杂音位置较高,以胸骨右缘第 2 肋间和胸骨左缘第 3 肋间明显,杂音向颈部传导,改变心脏前后负荷措施对杂音强度影响不大;超声心动图检查可见主动脉瓣叶增厚、收缩期开放受限,瓣口面积缩小;心导管检查提示左心室与主动脉之间存在收缩期压差,而左心室腔与 LVOT 之间无压差。④其他:心脏淀粉样变、先天性代谢性疾病、神经肌肉疾病、畸形综合征、线粒体疾病等。

(四)初步诊断

分析上述病史、体格检查、实验室和影像学检查结果,支持以下诊断:①梗阻性肥厚型心肌病、心功能Ⅲ级(NYHA);②高血压 2 级(高危);③血脂异常;④高尿酸血症。

二、治疗经过

(一)治疗方案

(1)避免剧烈运动。

（2）比索洛尔 5 mg qd、维拉帕米 360 mg qd、阿托伐他汀 20 mg qd、苯溴马隆 50 mg qd、阿司匹林 100 mg qd。

（3）心内膜间隔射频消融术。

（4）术后甲强龙 30 mg qd 静脉滴注 3 d。

治疗效果

（1）症状：活动后胸闷症状明显缓解。

（2）体格检查：血压控制在 130/80 mmHg，心率静息状态下 55～60 次/min，心脏杂音明显减弱。

（3）术后超声心动图：参数变化（表26-1）提示流出道梗阻明显缓解。

（4）术后心电图：轻度不完全性左束支传导阻滞。

表26-1　术后超声心动图参数变化

参数	术前	术后4 d	术后2个月	术后6个月
室间隔最厚处(mm)	17.0	16.2	15.6	15.6
左室后壁(mm)	10.2	9.8	9.8	9.6
静息 LVOTG(mmHg)	13	9	10	7
运动后 LVOTG(mmHg)	100	13	18	9
SAM 征	(+)	(−)	(−)	(−)

（二）思维引导

肥厚型心肌病的治疗目标包括缓解临床症状，改善心肌功能，延缓疾病进展，减少死亡对于有症状的梗阻性肥厚型心肌病患者，治疗原则是使用药物治疗或侵入式治疗方式改善症状。

药物治疗的主要目的是缓解肥厚型心肌病患者的症状，评价药物治疗有效性主要是依据患者的症状反应。目前症状性梗阻性肥厚型心肌病患者的治疗药物种类主要包括：①β 受体阻滞剂，能抑制心肌收缩力、减慢心率。常用普萘洛尔、美托洛尔和比索洛尔等，从小剂量起始，逐渐滴定至治疗有效（症状缓解）或最大耐受剂量（通常指静息心率达到 55～60 次/min）。②心肌肌球蛋白抑制剂，马瓦卡坦，选择性心肌 β 肌球蛋白三磷酸腺苷酶变构抑制剂，通过选择性抑制心肌细胞内 ATP 酶过度激活，从而抑制心肌肌球蛋白与肌动蛋白耦联反应，降低肌节收缩分数，从而发挥降低心肌收缩力作用。马瓦卡坦是第一个靶向心肌肌球蛋白的一类新药，用于治疗症状性 NYHA 心功能 Ⅱ～Ⅲ级的梗阻性肥厚型心肌病成人患者。Aficamten 是一种新型选择性小分子心肌肌球蛋白抑制剂。③非二氢吡啶类钙离子通道阻滞剂（CCB），负性肌力和负性频率作用，可以减轻 LVOTO，改善舒张期心室充盈，改善患者症状。对于 β 受体阻滞剂治疗无效、无法耐受或有禁忌的症状性梗阻性肥厚型心肌病患者，推荐使用非二氢吡啶类 CCB，包括维拉帕米或地尔硫䓬。④丙吡胺、西苯唑啉：属于 Ⅰa 类抗心律失常药物，可以降低 LVOT 压差。对于使用 β 受体阻滞剂和非二氢吡啶类 CCB 后仍有与 LVOTO 相关的持续严重症状的患者，推荐加用丙吡胺或西苯唑啉，与 β 受体阻滞剂或非二氢吡啶类 CCB 联合应用并逐渐滴定至最大耐受剂量。对高血脂、高尿酸血症等对症治疗。

该患者为 HCM 合并 HFpEF，药物治疗的目标是控制心率以降低左心室舒张末压，改善左心室充盈。β 受体阻滞剂和非二氢吡啶类 CCB 是一线治疗药物。使用上述药物后仍有劳力性呼吸困难或液体潴留表现的患者,应该考虑谨慎使用小剂量利尿剂(袢利尿剂或噻嗪类利尿剂)。不推荐使用正性肌力药物(如洋地黄类、磷酸二酯酶抑制剂、β₁受体激动剂等)、动脉及静脉血管扩张剂(如血管紧张素转化酶抑制剂、血管紧张素受体阻滞剂、二氢吡啶类 CCB、硝酸酯类药物)、大剂量利尿剂。

　　侵入式治疗措施包括外科室间隔心肌切除术(SSM)、室间隔心肌消融术(septal myocardial ablation,SMA)和双腔起搏器植入术,前两种治疗方法可以使室间隔变薄,故统称为室间隔减容术(SRT)。

　　目前 SSM 与室间隔酒精消融(ASA)均是治疗梗阻性肥厚型心肌病的有效方法,在减轻 LVOTO、改善症状和生活质量、降低短期及长期病死率方面无显著差别。但 ASA 术后残余梗阻的发生率更高,可能需要再干预的概率更高。

　　其他 SMA 有经皮心肌内间隔射频消融术、心内膜间隔射频消融术。射频消融是继外科手术切除术、化学消融术之后近几年来兴起的针对梗阻性肥厚型心肌病的另一种非药物治疗方法。它通过心腔内三维超声导管逐层扫描描记出真正的梗阻区,再通过普通盐水灌注导管实时描记出室内传导束,包括 His 束、左束支及浦肯野纤维,然后直接在梗阻区进行精准射频消融。消融中能尽量避开传导束,也尽量不出现室性心动过速。消融先使梗阻区肥厚的室间隔心肌细胞短期内水肿,内膜下心肌顿抑,中期(3 个月)消融区心肌瘢痕化,远期消融区心肌萎缩。这些综合因素最终使左心室流出道跨瓣压差减低,缓解梗阻。该方法能以较小的消融损伤达到缓解梗阻的目的,与电生理技术相结合使得消融中能实时监测心率和房室传导,最大限度避免术后房室传导阻滞的发生。射频消融适宜人群广泛,几乎没有年龄限制,不受冠状动脉解剖限制,也不受肾功能限制,不需在外科手术室进行,普通导管室即可完成。相较于其他非药物治疗方法,其安全性高和适应证广是最大优点,但其有效性还需进一步扩大样本来验证。

　　考虑到该患者做过介入室间隔酒精消融术效果不佳,无 ICD 植入指征,又不愿接受外科室间隔减容术,因此采用经皮心内膜间隔射频消融术。术后早期消融区水肿严重,故给予地塞米松或其他糖皮质激素以遏制水肿。

三、思考与讨论 »»»

　　HCM 是一种全球性的、高度异质性的心脏疾病,随着基因检测技术进步,发现了更多携带致病性肌小节基因变异但临床无左心室肥厚表现的患者,即"基因型阳性表型阴性"个体;心脏磁共振检查等现代心脏影像学技术的发展,有助于识别更多既往超声心动图检查不能识别或容易漏诊的 HCM 表型。目前估测临床表达的 HCM 和未表达的基因携带者的患病率可以达到 0.5%。

　　HCM 患者中约 60% 存在致病基因变异,这些基因主要编码心肌肌小节相关蛋白,其中 MYBPC3 基因和 MYH7 基因是 HCM 患者最常见的两种致病基因,二者约占基因变异阳性患者的 70%。但仍有 40% 的 HCM 患者未检测到致病基因变异,主要见于一些散发病例(非家族性 HCM)或小型家系,通常发病较晚,临床表型相对较轻,提示可能有不同机制参与 HCM 发病。

　　成年 HCM 患者年病死率为 0.5%~1.0%,主要死因包括恶性心律失常(SCD)、心力衰竭及心房颤动导致的卒中等。其中年轻患者的死因主要是 SCD,老年患者的死因主要是 HCM 相关的心力衰竭和卒中。目前 ICD 是预防和治疗 SCD 的最有效措施,对于明确发生过心搏骤停或致命性室性心律失常导致血流动力学紊乱的肥厚型心肌病患者(包括成人和儿童患者),推荐植入 ICD 进行二级预防。对于成年肥厚型心肌病患者,存在上述 5 项(危险因素 2~6)成人 SCD 危险因素至少一项或 SCD 风险预测模型评估为高危,考虑植入 ICD 进行一级预防。

四、练习题 »»»

　　1.患者为什么服用氨氯地平后头晕、黑矇、血压下降?

2. 室间隔酒精消融术的治疗机制是什么?

3. 肥厚型心肌病的治疗流程是什么?

五、推荐阅读 >>>

[1]中国医师协会心力衰竭专业委员会,国家心血管病专家委员会心力衰竭专业委员会,中华心力衰竭和心肌病杂志编辑委员会.中国肥厚型心肌病管理指南2022[J].中华心力衰竭和心肌病杂志,2022,6(2):80-103.

[2]陈灏珠,林果为,王吉耀.实用内科学[M].14版.北京:人民卫生出版社,2013.

（张　娟）

案例 27　肥厚型心肌病（外科手术治疗）

一、病历资料

（一）门诊接诊

1. **主诉**　胸闷、气短 2 年余,突发晕厥 1 次。

2. **问诊重点**　胸闷、气短为循环系统及呼吸系统疾病常见症状,患者慢性起病,问诊时应注意这两年的病程中主要症状及伴随症状特点、疾病演变过程、诊治过程及治疗效果等。

3. **问诊内容**

（1）诱发因素:有无活动、感冒、着凉、劳累等诱发因素。

（2）主要症状:胸闷、气短常见于心血管系统及呼吸系统疾病,同时应询问发病年龄、胸闷的部位、是否与活动或情绪激动有关、能否自行缓解等。

（3）伴随症状:有无头晕、头痛、胸痛、心悸、晕厥、黑矇、咳嗽、咳痰、恶心、呕吐等其他明显不适。

（4）诊治经过:是否去医院就诊,做过何种检查,是否用药,用何种药,具体剂量、效果如何,以利于迅速选择治疗药物。

（5）既往史:患者是否有其他引起上述症状的疾病,如慢性支气管炎、哮喘、肺结核病等;如既往冠心病时可出现活动后胸闷、气短;如有高血压病进展致心肌肥厚也可出现胸闷等症状;如有糖尿病史,可产生糖尿病心肌病,另外对血管产生明显损害,加快冠心病进展,均可引起胸闷、气短症状等。

（6）个人史:患者是否有吸烟史、饮酒史,与高血压、冠心病、心律失常等疾病密切相关。

（7）家族史:有循环系统疾病如冠心病、高血压、肥厚型心肌病等家族史者,相应疾病的发病率会增加,特别是部分心肌病,具有基因突变或家族遗传背景,遗传方式主要为常染色体显性遗传。

问诊结果

患者为中年男性,35 岁。2 年前跑步时出现胸闷,伴心悸、气短等症状,无胸痛、头晕、大汗、黑矇、恶心、呕吐等不适,持续数分钟,休息后可缓解,未予治疗。后上述症状反复发作。近 2 个月来,上述症状再次出现,性质同前,程度加重,伴有头晕、黑矇等症状。5 d 前,患者活动时突感胸闷,随之意识丧失,倒地,无四肢抽搐、舌咬伤、大小便失禁等不适,持续数秒后意识恢复。今为求进一步诊治前来医院。自发病以来,食欲、睡眠、大小便、精神正常,体重无减轻。既往史:否认有高血压、糖尿病病史。家族史:其父亲生前诊断"肥厚型心肌病,冠心病",卒因不详。母亲体健。

---

4. **思维引导**　患者出现活动后胸闷、气喘,并有晕厥史。患者发病以来无咳嗽、咳痰等不适,可结合查时体胸部情况,查明呼吸音强弱,是否闻及干、湿啰音及异常呼吸音等排除呼吸系统疾病。冠心病患者具有活动时胸闷、胸痛症状,大多休息后或含硝酸甘油可缓解,可根据冠状动脉造影检查确诊;心脏瓣膜病、心肌病等临床表现有活动后胸闷等症状,患者有肥厚型心肌病遗传倾向,可根据超声心动图诊断;患者有晕厥史,可考虑心源性晕厥、脑源性晕厥等,结合其胸闷、气短症状,重点考虑心源性晕厥,包括心律失常、心肌病等,根据心电图、超声心动图可鉴别。该患者反复活动后胸

闷,有晕厥史,且有"肥厚型心肌病"家族史,考虑肥厚型心肌病的可能性大,应在体格检查时重点行心脏体格检查,查明心脏大小、心尖搏动位置及强弱、心音大小、心脏杂音、心率及心律,有无心包摩擦音等。

(二)体格检查

1. 重点检查内容及目的　患者为循环系统疾病的可能性大,应注意心脏体征,同时注意肺部体征。呼吸音是否正常,肺部是否有啰音,若闻及呼吸音粗,局限性湿啰音,则不排除肺炎等;若双肺闻及大量湿啰音,考虑存在急性肺水肿;重点查心脏体征,心脏浊音界是否增大,增大程度,心尖搏动是否移位;心音是否低钝遥远,提示是否有心包积液;心脏搏动时是否出现杂音,杂音部位及杂音性质,是否存在震颤,可提示心脏瓣膜病及心肌病等。另外,注意颈动脉是否充盈怒张,双下肢是否有水肿,考虑是否存在心力衰竭。

体格检查结果

T 36.3 ℃,P 75 次/min,R 18 次/min,BP 128/80 mmHg

神志清,精神可。颈动脉搏动无异常,未见颈静脉怒张。双肺呼吸音清,未闻及明显干、湿啰音。心浊音界向左侧扩大,心尖搏动向左下移位,心前区无隆起,心率 75 次/min,律齐,心音稍低,胸骨左缘 3~4 肋间闻及 3/6 级收缩期杂音(Vasalva 动作后杂音增强),无震颤,无心包摩擦音。腹软,无压痛及反跳痛。肝、脾肋下未触及,双下肢无水肿。

---

2. 思维引导　经上述检查双肺呼吸音清,未闻及明显干、湿啰音,提示肺功能良好,不考虑呼吸系统疾病;颈动脉搏动正常,颈静脉无怒张,双下肢无水肿,提示暂无心力衰竭;心浊音界向左侧扩大,心尖搏动向左下移位,提示左心室增大;胸骨左缘 3~4 肋间闻及 3/6 级收缩期杂音,提示室间隔穿孔、主动脉狭窄、梗阻性肥厚型心肌病等,Vasalva 动作后杂音增强,提示肥厚型心肌病;主动脉瓣狭窄症状和杂音性质与肥厚型心肌病相似,但杂音部位较高,并常有主动脉瓣区收缩期喷射音,第二心音减弱,还可能有舒张早期杂音;二尖瓣关闭不全与肥厚型心肌病杂音相似,但多为全收缩期,血管收缩或下蹲使杂音增强,超声心动图可鉴别。进一步行实验室检查及影像学检查,明确诊断。

(三)辅助检查

1. 主要内容及目的

(1)血常规:检测是否有异常。

(2)血生化:是否有肝肾功能损害、内环境紊乱失调等,血脂、血糖是否异常,明确是否存在高血脂、高血糖状态。

(3)肌钙蛋白、心肌酶:检测心肌是否有损伤、梗死。

(4)心电图:观察心电活动,有无心律失常、心肌损坏、心肌缺血等。

(5)超声心动图:判断心脏各腔室大小、心室壁厚度、肺动脉压力,二尖瓣、三尖瓣、主动脉瓣、肺动脉瓣等情况,鉴别多种心脏疾病。

(6)胸片:显示肺部和心脏的情况。可判断心脏大小、主动脉情况等。

(7)心脏 MRI 检查:心脏 MRI 成像较超声心动图提供的信息更多。延迟强化是识别心肌纤维化最有效的方法。

(8)冠脉造影:适用于有明显心绞痛症状,冠状动脉的情况将影响下一步治疗策略的患者或拟行心脏手术的患者。

辅助检查结果

(1) 血常规：白细胞 8.5×10^9/L，红细胞 4.42×10^{12}/L，血红蛋白 134 g/L，血小板 260×10^9/L。

(2) 血生化：肝肾功能在正常范围内，甘油三酯 3.16 mmol/L，胆固醇 4.57 mmol/L，高密度脂蛋白 0.91 mmol/L，低密度脂蛋白 3.11 mmol/L；空腹血糖 5.9 mmol/L。

(3) 肌钙蛋白、心肌酶：cTnT 0.011 ng/mL，Myo 65.9 ng/mL，CK－MB 10.1 U/L，LDH 125 U/L。

(4) 心电图：偶发期前收缩，$V_1 \sim V_4$ 导联 T 波倒置。

(5) 超声心动图：左心房内径 43 mm，左心室舒张末期内径 40 mm，室间隔中间段最厚，约 27 mm，前壁室壁厚 19 mm，侧壁室壁厚 19 mm，后壁室壁厚 13 mm。室间隔非对称性肥厚。M 型可见收缩期二尖瓣前叶前向运动，即 SAM 征阳性。多普勒示左室流出道呈五彩镶嵌花色血流信号，左室流出道最大瞬时流速和压差增大（Vmax 4.0 m/s，左室流出道压差 64 mmHg）。

(6) 胸片：心脏大小正常，两肺血管纹理正常。

(7) 心脏 MRI：梗阻性肥厚型心肌病，累及室间隔和左心室，左心室流出道梗阻。

(8) 冠脉造影：左优势型，左主干分叉处轻微狭窄，左前降支、回旋支及右冠状动脉未见明显异常。

2. 思维引导　根据患者活动后胸闷、气喘 2 年余，有突发晕厥史，经体格检查、心电图、超声心动图及心脏 MRI 检查等，支持梗阻性肥厚型心肌病的诊断。

肥厚型心肌病的诊断标准如下。

(1) 成人（年龄≥18 岁）诊断标准：①心脏彩超、CMR、CT 等心脏影像学检查发现一个或多个左心室节段舒张末期最大心室壁厚度≥15 mm，其中，左心室壁最大厚度≥30 mm 称为极度左心室肥厚；②对于家族性 HCM 中除先证者外的家庭成员或基因检测阳性的个体，舒张末期最大心室壁厚度≥13 mm 也可以诊断肥厚型心肌病。

(2) 儿童（年龄<18 岁）诊断标准：①对于无肥厚型心肌病家族史且无症状的儿童，当左心室壁最大厚度超过预测正常值的 2 个标准差，即 Z 值大于 2.5；②对于有明确肥厚型心肌病家族史或者治病基因检测阳性的儿童，建议采用 Z 值>2.0 的标准。

（四）初步诊断

分析上述病史、体格检查、实验室检查结果，支持以下诊断：梗阻性肥厚型心肌病。

二、治疗经过

（一）初始治疗

1. 生活指导　避免激烈运动、持重或屏气。

2. 药物治疗　美托洛尔 23.75 mg bid po，1 周后加倍。

3. 减轻流出道狭窄　考虑外科扩大的室间隔心肌切除术（改良的 Morrow 手术）。

治疗效果

(1)术后3 d复查超声心动图:左室流出道最大瞬时流速、压差分别为18.5 m/s和13 mmHg。

(2)术后6个月复查超声心动图:左室流出道最大瞬时流速、压差分别为16 m/s和10 mmHg。

(3)随访7个月:患者劳力性呼吸困难明显改善,未再发晕厥。

(二)思维引导

对于静息时或刺激后出现左心室流出道梗阻的患者,推荐一线治疗方案为无血管扩张作用的β受体阻滞剂(剂量可加至最大耐受剂量,通常指静息心率达到55~60次/min)。患者年轻,有突发晕厥史,静息时LVOT峰值≥50 mmHg,属于室间隔心肌切除术的适应人群。术后室间隔厚度显著降低,静息或激发后左心室流出道压力阶差进行性下降。

三、思考与讨论

肥厚型心肌病是一种呈常染色体显性遗传的原发性心肌病。主要由编码心肌肌小节相关蛋白的基因致病性变异引起,临床表现以心室壁增厚为突出特征。需排除其他可引起心室壁增厚的生理因素、心脏疾病、系统性疾病或代谢性疾病。

肥厚型心肌病具有复杂的病理生理机制,主要包括左心室流出道梗阻(LVOTO)、二尖瓣反流(MR)、舒张功能不全、心肌缺血和自主神经功能不全等。对于一个具体的肥厚型心肌病患者可能以一种机制为主,也可能涉及多种机制之间复杂的相互作用。依据血流动力学分型,本例患者心脏超声示静息时LVOT峰值压差65 mmHg,考虑为梗阻型肥厚型心肌病。

肥厚型心肌病临床症状变异性大:劳力性呼吸困难;胸痛,25%~30%的HCM患者有胸痛不适的症状,多呈劳力性胸痛;心悸;晕厥或晕厥前状态,原因主要为心律失常和/或血流动力学异常;心脏性猝死,主要机制是致命性室性心律失常,也可能是血流动力学异常。

肥厚型心肌病药物治疗:①无症状肥厚型心肌病,无论有无梗阻,不常规进行药物治疗;②存在心力衰竭和LVOT患者,推荐初始使用β受体阻滞剂、非二氢吡啶类钙通道阻滞单药治疗;③β受体阻滞剂有禁忌证,或无效,应用维拉帕米或地尔硫草;④β受体阻滞剂或非二氢吡啶类CCB联合丙吡胺或西苯唑啉可作为LVOT梗阻所致心力衰竭症状最有效的双联治疗;⑤避免应用大剂量利尿剂、硝酸酯类,慎用ACEI/ARB、二氢吡啶类钙通道阻滞剂。

四、练习题

1.肥厚型心肌病心功能不全如何纠正?

2.起搏器在肥厚型心肌病患者中的治疗作用是什么?

五、推荐阅读

[1]陈灏珠,钟南山,陆再英.内科学[M].8版.北京:人民卫生出版社,2013.

[2]宋雷,邹玉宝,汪道文,等.中国成人肥厚型心肌病诊断与治疗指南[J].中华心血管病杂志,2017,45(12):1015-1032.

[3]中国医师协会心力衰竭专业委员会,国家心血管病专家委员会心力衰竭专业委员会,中华心力衰竭和心肌病杂志编辑委员会.中国肥厚型心肌病指南2022[J].中华心力衰竭和心肌病杂志,2022,6(2):80-103.

(张欣欣)

一、病历资料

(一)门诊接诊

1. **主诉**　间断胸痛 4 个月,再发 3 d。

2. **问诊重点**　疼痛发生的部位、性质、持续时间、缓解方式,注意询问伴随症状特点,如有无咳嗽、咳痰、发热、呼吸困难、咯血等,并询问疾病的演变过程、诊治经过和治疗效果等。

3. **问诊内容**

(1)诱发因素:有无体力劳动、紧张焦虑、受凉感冒、寒冷、吸烟、饱食等诱发因素。

(2)主要症状:当胸部的感觉神经纤维(包括肋间神经、交感神经、迷走神经和膈神经纤维)受到刺激时,可产生痛觉冲动,其传至大脑皮质的痛觉中枢后,即引起胸痛症状。不同疾病引起的胸痛症状,其疼痛部位、性质、持续时间和缓解方式会存在差异。①胸痛部位。心绞痛和心肌梗死疼痛多位于胸骨后、心前区或剑突下,可有放射痛,放射至左肩和左臂内侧,也可放射至左颈部或面颊部;主动脉夹层疼痛多位于胸背部;胸膜炎疼痛多在胸侧部;胸壁疾病所致的疼痛常位置固定,局部有压痛。②胸痛性质。胸痛可表现为隐痛、轻微或剧烈疼痛。心绞痛常呈现压榨样疼痛,或为发闷、紧缩、烧灼或窒息感;心肌梗死则疼痛更加剧烈,并有恐惧和濒死感;主动脉夹层常呈胸背部撕裂样剧痛;肋间神经痛为阵发性灼痛或刺痛;食管炎多为烧灼痛。③胸痛持续时间。心绞痛发作时间短暂,多为数分钟;心肌梗死疼痛持续时间长,多达 30 min 以上,可持续数小时或更长时间;炎症、肿瘤等所致的胸痛常呈持续性。④缓解方式。心绞痛常在休息或含服硝酸甘油等药物后数分钟缓解,而心肌梗死引起的疼痛休息或用药效果较差;食管疾病所致疼痛多和进食有关;胸膜炎或心包炎所致疼痛多和咳嗽、呼吸相关。

(3)伴随症状:①咳嗽、咳痰、发热。多见于气管、支气管或肺部疾病。②呼吸困难。常提示病变累及范围大,如心肌梗死、心力衰竭、大面积肺栓塞、肺部严重感染等。③咯血。主要见于肺结核、肺癌、肺栓塞。④伴大汗、血压下降或休克。常见于大面积心肌梗死、主动脉夹层、肺栓塞。⑤伴咳粉红色泡沫痰。肺水肿的特征性表现,见于急性左心衰竭。⑥伴吞咽困难。多提示食管疾病,如食管癌、食管炎。

(4)诊治经过:就诊前去过哪个医院,做过何种检查,诊断何种疾病,接受了何种治疗措施,是否用药,用何种药物,具体剂量和效果如何。

(5)既往史:包括既往健康状况和曾患过的疾病,以及外伤、手术、预防接种和过敏史,特别注意与所患疾病密切相关的情况。中老年人大多有基础疾病,如高血压、糖尿病、高脂血症等。

(6)个人史:包括社会经历、职业及工作条件、习惯和嗜好、冶游史。吸烟、饮酒与心血管系统疾病密切相关,应记录患者的烟酒嗜好,摄入时间与摄入量。

(7)婚姻史:婚姻状况、结婚年龄、夫妻关系情况、配偶健康状况等。

(8)月经生育史:月经初潮年龄、月经周期和经期时间,经期症状,末次月经时间或绝经年龄等,妊娠与生育次数,流产次数,有无围产期感染等。

(9)家族史:双亲、兄弟姐妹及子女的健康与疾病情况,特别注意询问有无同样或类似疾病,有无遗传性疾病。

问诊结果

现病史：患者为54岁中年女性。4个月前情绪激动时突发胸痛，为胸骨后压榨样剧烈疼痛，向左肩部放射，伴胸闷、气促、大汗、恶心、呕吐，无咳嗽、咳痰、发热、咯血，无头晕、头痛，症状持续不缓解，急求诊于当地县人民医院，行心电图提示"急性前壁心肌梗死"，立即转往某市中心医院，诊断为"冠心病、急性前壁心肌梗死、心力衰竭"，急诊行经皮腔内冠状动脉成形术（PTCA），并给予"阿司匹林、氯吡格雷、阿托伐他汀、美托洛尔、沙库巴曲缬沙坦、呋塞米、螺内酯"等药物治疗，患者胸痛症状缓解，约10 d后出院。院外长期规律口服上述药物。3个月前活动后胸痛症状再发，同为胸骨后压榨性疼痛，伴胸闷、气促，程度较前轻，休息约5 min，自行缓解，于某市中心医院门诊行心脏彩超提示EF 33%，左心室舒张末期内径56 mm，未住院治疗，药物治疗同前。胸闷、胸痛症状反复发作，多于劳累后出现，休息后缓解，发作时舌下含服"硝酸甘油"有效。3 d前无明显诱因上述症状再发，持续时间10多分钟，难以平卧，含"硝酸甘油"效果较前不明显。为求进一步诊治来院，门诊以"冠心病、陈旧性前壁心肌梗死、心力衰竭"收入院。自发病以来，精神欠佳，食欲、睡眠、大小便正常，体力减轻，体重无明显变化。

既往史：平素体健，无高血压病史，无糖尿病、脑血管疾病病史，无肝炎、结核、疟疾病史，预防接种史随社会计划免疫接种，无手术、外伤、输血史，无食物、药物过敏史。

个人史：生于原籍，久居本地，无疫区、疫情、疫水接触史，无牧区、矿山、高氟区、低碘区居住史，无化学性物质、放射性物质、有毒物质接触史，无吸毒史，无吸烟、饮酒史，否认冶游史。

婚姻史：已婚，24岁结婚，爱人体健，夫妻关系和睦。

月经生育史：初潮14岁，5～7 d/28～30 d，46岁绝经。月经周期规则，月经量中等，颜色正常。无血块、无痛经。孕2产2，均为顺产，无流产、产褥感染等病史。

家族史：父母已故，死因不详。兄弟、姐妹、子女健康状况良好，无与患者类似疾病，无家族性遗传病史。

4.**思维引导**　54岁中年绝经后女性患者，4个月前情绪激动时突发胸痛，为胸骨后压榨样剧烈疼痛，向左肩部放射，伴胸闷、气促、大汗、恶心、呕吐，症状持续不缓解，症状特点符合"急性心肌梗死"，当地医院心电图、冠状动脉造影等检查结果证实存在"急性前壁心肌梗死"，急诊行冠状动脉球囊扩张治疗，术后患者胸痛症状缓解。3个月前活动后胸痛症状再发，表现为胸骨后压榨性疼痛，伴胸闷、气促，与活动有关，休息几分钟可自行缓解，发作时舌下含服"硝酸甘油"有效。结合既往病史和上述症状，考虑"冠心病、心绞痛"症状。其3个月前于当地医院行心脏彩超提示EF 33%，左室舒张末期内径56 mm，考虑存在"缺血性心肌病，心力衰竭"。3 d前无明显诱因上述症状再发，持续时间偏长，难以平卧，考虑心功能不全和冠状动脉狭窄加重，需行心脏彩超和冠状动脉造影检查进一步了解病情。体格检查时需特别注意患者的心肺情况，查明有无颈静脉怒张，胸廓是否正常，肺部呼吸音强弱，是否可闻及干、湿啰音及管样呼吸音，心脏大小，心前区震颤及心脏杂音，胸膜摩擦感和摩擦音等。

（二）体格检查

1.**重点检查内容及目的**　患者考虑诊断为"冠心病、陈旧性前壁心肌梗死、缺血性心肌病、心力衰竭"，体格检查应注意心脏和肺部体征。注意肺部是否有啰音，心力衰竭多为肺底湿啰音，通常出现在双侧，如果是单侧则右侧常见，急性肺水肿时，双肺可满布粗糙的水泡音和哮鸣音。呈现"缺血性心肌病"时心脏增大，心脏体格检查应注意视、触心尖波动的位置，触诊心脏震颤和心包摩擦感，叩诊心界的大小，听诊心率、心律、心音、心脏杂音、额外心音和心包摩擦音。此外，还需要检查口唇有无苍白、发绀,是否有颈静脉怒张、肝脾大、双下肢水肿和周围血管征等。

体格检查结果

T 36.5 ℃,P 88 次/min,R 20 次/min,BP 102/64 mmHg

神志清楚,自主体位,正常面容,全身皮肤黏膜无黄染。双侧瞳孔等大等圆,对光反射灵敏。颈动脉搏动正常。颈静脉无怒张。气管居中。肝颈静脉回流征阴性。甲状腺无肿大、压痛、震颤及血管杂音。胸廓对称,呼吸运动正常。听诊双肺呼吸音正常,双肺底可闻及少量细湿啰音。心前区无隆起,心尖搏动向左下移位,叩诊心浊音界向左下扩大,听诊心率 88 次/min,律齐,$P_2>A_2$,二尖瓣听诊区可闻及 2/6 级收缩期吹风样杂音,未闻及奔马律,无心包摩擦音。腹平坦,腹部无压痛、反跳痛。腹部柔软、无包块。肝、脾肋缘下未触及,墨菲征(Murphy 征)阴性,左、右肾区无叩击痛,移动性浊音阴性,肠鸣音正常。双下肢轻度凹陷性水肿。肌张力正常,肌力 5 级,病理征阴性。

2.思维引导　患者肺部存在少量细湿啰音,需考虑其存在心功能不全表现,同时需要注意有无肺部感染相关证据;患者心界向左下扩大,提示其心脏增大,需要与扩张型心肌病、心包积液等进行鉴别。二尖瓣听诊区可闻及收缩期杂音,可见于左心增大引起的二尖瓣相对关闭不全,也可见于风湿性心脏病。实验室检查和影像学检查有助于进一步明确诊断。

(三)辅助检查

1.主要内容及目的

(1)血常规:检查以排查贫血、血小板减少及感染性疾病。

(2)动脉血气分析:明确是否有低氧血症、呼吸衰竭。

(3)胸部 X 射线:明确是否有心腔增大、肺部疾病、主动脉夹层、心包或胸腔积液等。

(4)心电图、24 h 动态心电图:观察心肌缺血梗死、心脏肥大和心律失常相关表现。

(5)心脏彩超:观察心腔大小及心脏瓣膜等内部结构,观察心脏运动状态,判断左心收缩和舒张功能。

(6)心肌酶、肌钙蛋白:明确有无急性心肌损伤。

(7)NT-proBNP:判断是否有心力衰竭,以及严重程度。

(8)血生化:明确是否有肝、肾功能的损害,有无电解质紊乱失衡。

(9)血糖、血脂:了解患者血糖、血脂水平,评估患者心血管风险因素状况。

(10)炎性指标:了解患者炎性指标情况,评估患者急性冠脉综合征严重程度。

(11)凝血功能:了解有无凝血异常。

辅助检查结果

(1)血常规:白细胞 $4.31×10^9$/L,中性粒细胞 75.0%,淋巴细胞 18.1%,红细胞 $3.84×10^{12}$/L,血红蛋白 117.2 g/L,血小板 $148×10^9$/L。

(2)动脉血气分析(未吸氧):pH 7.41,$PaCO_2$ 36.2 mmHg,PaO_2 95 mmHg。

(3)胸部 X 射线:双肺纹理增粗,心影增大,心胸比约 0.64(图 28-1)。

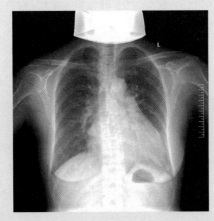

图 28-1

（4）12 导联心电图：①窦性心律；②$V_4 \sim V_6$ 导联 R 波递增不良，I、aVR 导联 Q 波形成，提示广泛前壁心肌梗死（图 28-2）。

（5）24 小时动态心电图：①基础心律为窦性心律，平均心率 62 次/min，最低心率 49 次/min，最高心率 87 次/min，全程最高心率低于正常范围；②偶发房性期前收缩，5 次/24 h，偶成对出现；③前间壁、心尖部心肌梗死；④持续性 ST-T 改变，未见明显异常动态变化；⑤心率变异性在正常范围。

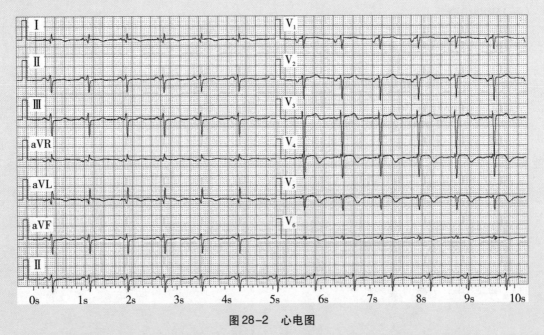

图 28-2   心电图

（6）心脏彩超检查：左心室内径 61 mm，右心室内径 21 mm，左心房内径 43 mm，右心房内径 41 mm×54 mm，室间隔厚度 6 mm，左室后壁厚度 7 mm，升主动脉内径 30 mm，肺动脉压 78 mmHg，EF 25%，左室壁节段性搏动异常，右室壁搏动幅度减低，全心增大，全心功能低下，左室心尖部室壁瘤形成，二尖瓣、三尖瓣中度关闭不全，主动脉瓣轻度关闭不全，肺动脉高压（重度）（图 28-3、图 28-4）。

（7）心肌酶、肌钙蛋白：天冬氨酸转氨酶 50 U/L，cTnT 0.02 μg/L，余均无异常。

（8）NT-proBNP：5 581 ng/L。

（9）血生化：丙氨酸转氨酶 50 U/L，天冬氨酸转氨酶 51 U/L，碱性磷酸酶 106 U/L，总蛋白 57.6 g/L，球蛋白 18.3 g/L，肾功能、电解质均正常。

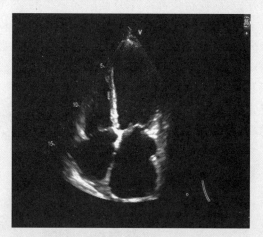 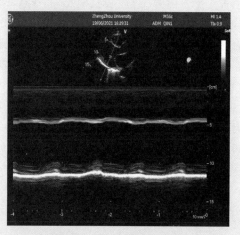

图 28-3　心脏彩超（心尖四腔心）　　　　　图 28-4　心脏彩超（M 超）

（10）血糖、血脂：血糖 4.11 mmol/L，糖化血红蛋白 5.3%，TC 2.87 mmol/L，LDL-C 1.56 mmol/L，TG 1.11 mmol/L，HDL 0.99 mmol/L。

（11）炎性指标：ESR 5 mm/h，CRP 1.5 mg/L。

（12）凝血功能：未见明显异常。

2. 思维引导　患者 54 岁中年绝经后女性患者，存在心血管风险因素，间断胸痛 4 个月，4 个月前当地诊断急性前壁心肌梗死，并行冠状动脉球囊扩张治疗，当前"冠心病、陈旧性心肌梗死"诊断明确。3 个月前胸痛症状再发，结合症状特点及心电图表现考虑"心绞痛"。患者体格检查可见肺部细湿啰音、心界左下扩大、二尖瓣收缩期杂音和双下肢轻度凹陷性水肿，化验 NT-proBNP 升高，心脏彩超检查结果提示心脏增大，左心功能低下，提示存在"缺血性心肌病、心力衰竭"。肝、肾功能正常，可排除肝肾衰竭。空腹血糖和糖化血红蛋白未见明显异常，"糖尿病"诊断基本可排除。化验血脂水平正常，但患者属于心血管风险超高危人群，根据最新指南，建议低密度脂蛋白水平控制在 1.4 mmol/L 以下，仍需要强化降脂药物应用。

（四）初步诊断

结合上述病史、体格检查、实验室和仪器检查结果，支持以下诊断：冠心病、陈旧性前壁心肌梗死、PTCA 术后、急性冠脉综合征、不稳定型心绞痛、心律失常、偶发房性期前收缩、缺血性心肌病、心力衰竭、心功能 IV 级。

二、治疗经过

（一）初步治疗

（1）吸氧（3 L/min）。

（2）阿司匹林 100 mg qd、氯吡格雷 75 mg qd、瑞舒伐他汀 20 mg qn、比索洛尔 1.25 mg qd、沙库巴曲缬沙坦 50 mg bid、螺内酯 20 mg qd。

（3）硝普钠注射液 12.5 mg 加入 250 mL 5% 葡萄糖注射液中，q8h 持续静脉滴注。

（4）呋塞米注射液：每日 2 次，每次 40 mg 静脉注射。

（5）去乙酰毛花苷 0.2 mg 加入 10 mL 5% 葡萄糖注射液中，每日 1 次静脉注射。

（二）思维引导

患者 4 个月前因"急性心肌梗死"行 PTCA 治疗，术后症状缓解，3 个月前胸痛症状再发，考虑仍存在"心绞痛"，治疗上给予吸氧，继续给予双联抗血小板聚集治疗，瑞舒伐他汀钙片 20 mg qn 强化降脂治疗，给予比索洛尔抗交感神经兴奋、抗心律失常、降低心率和心肌耗氧量，给予沙库巴曲缬沙坦和螺内酯抗心肌重塑，给予去乙酰毛花苷强心，硝普钠扩血管，呋塞米和螺内酯利尿，以改善心功能状态。经积极治疗 10 d 左右，患者胸闷症状缓解，可平卧休息，病情转稳定。考虑患者左心大，心功能差，心肌梗死 4 个月后 EF 25%，猝死风险高，结合最新指南和专家共识，建议行 ICD 植入。此外，考虑患者存在急性冠脉综合征，建议行冠状动脉造影检查，必要时行 PCI 治疗。

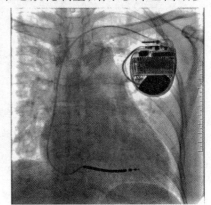

图 28-5   ICD 植入后

（三）进一步治疗

1. ICD 植入   入院第 12 天（图 28-5）。

2. 冠状动脉造影和 PCI   入院第 19 天。

（1）冠脉造影检查结果显示 LAD 近段狭窄最重处约 85%（图 28-6）。RCA 中段狭窄最重处约 90%（图 28-7）。

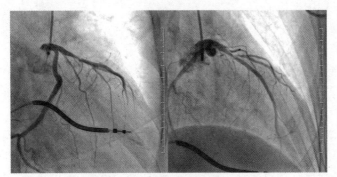

图 28-6   冠状动脉造影（前降支）

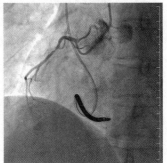

图 28-7   冠状动脉造影（右冠状动脉）

（2）于 LAD 近段植入支架 1 枚（图 28-8）。RCA 中段植入支架 1 枚（图 28-9）。

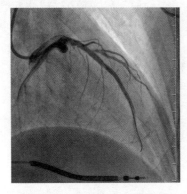

图 28-8   前降支介入治疗后

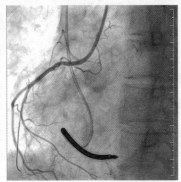

图 28-9   右冠状动脉介入治疗后

治疗效果(治疗 3 周)

(1)症状:胸闷痛症状缓解,运动耐力提升,6 min 步行距离 380 m。

(2)体格检查:T 36.6 ℃,P 63 次/min,R 16 次/min,BP 105/66 mmHg,神志清,肺部听诊未闻及干、湿啰音。听诊心率 63 次/min,律齐,二尖瓣听诊区可闻及 2/6 级收缩期吹风样杂音。双下肢无水肿。

(3)辅助检查:心脏彩超 EF 28%,左室内径 60 mm,肺动脉压 55 mmHg,NT-proBNP 811 ng/L,肝肾功能、电解质、心肌酶均未见明显异常。

三、思考与讨论 ▶▶▶

根据 2021 年《植入型心律转复除颤器临床应用中国专家共识》,患者心肌梗死 40 d 及血运重建 90 d 后,经优化药物治疗后心功能Ⅱ级或Ⅲ级,LVEF≤35%,植入 ICD 为缺血性心脏病患者心源性猝死一级预防的Ⅰ类适应证,遂于入院后第 12 天行 ICD 植入治疗。入院第 19 天,行冠状动脉造影检查,结果显示 LAD 近段狭窄最重处约 85%,RCA 中段狭窄最重处约 90%,于 LAD 近段植入支架 1 枚,RCA 中段植入支架 1 枚。入院第 22 天,患者运动耐力提升,双下肢水肿消失,复查 NT-proBNP 明显下降,心脏彩超示 EF 值较前提升,肺动脉压较前明显下降,达临床治愈标准,给予办理出院。

缺血性心肌病是由于长期的心肌缺血、缺氧,使心肌细胞减少、坏死,导致心肌弥漫性纤维化和心肌瘢痕形成,进而产生心绞痛、心力衰竭、心律失常等临床表现。该患者急性心肌梗死起病,罪犯血管位于前降支近段,涉及大面积左心室心肌,当地 PTCA 治疗后,仍存在严重狭窄,心肌缺血坏死范围大,导致出现左心室明显增大,发作心绞痛和心功能不全相关症状。需要注意的是,缺血性心肌病的早期预防非常重要,对缺血区域有存活心肌的患者,及早并完全的 PCI 或 CABG 血运重建治疗尤为关键。此外,需要积极控制患者的心血管风险因素如高血压、糖尿病和高脂血症等,并通过药物、ICD 或 CRT-D 植入,治疗心力衰竭,预防再次心肌梗死、恶性心律失常和猝死。

四、练习题 ▶▶▶

1.缺血性心肌病的诊断标准是什么?

2.缺血性心肌病与扩张型心肌病的主要区别有哪些?

五、推荐阅读 ▶▶▶

[1]中华医学会心电生理和起搏分会,中国医师协会心律学专业委员会.植入型心律转复除颤器临床应用中国专家共识(2021)[J].中华心律失常学杂志,2021,25(4):280-299.

[2]中华医学会心血管病学分会,中华心血管病杂志编辑委员会.急性 ST 段抬高型心肌梗死诊断和治疗指南(2019)[J].中华心血管病杂志,2019,47(10):766-783.

(户富栋)

案例 29 心肌炎

一、病历资料

(一)门诊接诊

1. **主诉**　发热 4 d,胸痛、胸闷 1 d。

2. **问诊重点**　发热伴胸痛为急性感染的常见症状,患者急性发病,问诊时应注意近期有无突发诱因,主要症状及伴随症状特点、疾病演变过程、诊治经过、治疗效果等。

3. **问诊内容**

(1)诱发因素:有无着凉、感冒、劳累、失眠等诱发因素。

(2)主要症状:发热的最高体温,体温波动幅度,发热时间规律,胸痛出现部位,缓解因素,与呼吸或者运动的关系。

(3)伴随症状:有无头晕、恶心,有无腹胀、呕吐,有无胸闷、心悸,有无咳嗽、咳痰。

(4)诊治经过:是否用药,用何种药、具体剂量、效果如何,以利于迅速选择药物。

(5)既往史:年轻男性,合并症较少,需询问有无遗传性疾病家族史。

(6)个人史:询问有无暴露因素。

(7)家族史:如高血压、冠心病、慢性阻塞性肺疾病、先天性心脏病等有家族遗传倾向。

问诊结果

青年男性,23 岁,既往史无特殊,无烟酒史。4 d 前受凉后出现发热、咽痛,伴头晕,最高 38.5 ℃,无头痛、恶心、呕吐、腹泻。至当地医院就诊,诊断为上呼吸道感染、扁桃体肿大,给予口服连花清瘟胶囊、阿莫西林克拉维酸钾治疗后体温正常。1 d 前突发胸痛,位于胸骨后,性质稍剧烈,无压榨感,无呼吸困难,持续 20 min 后自行缓解,再次至当地医院就诊查 cTnI 5.82 ng/mL,CK-MB 6.95 ng/mL,ECG 示大致正常心电图。给予辅酶 Q10 等对症处理。夜间再次发作胸痛,伴胸闷,性质同前,遂至医院就诊。

---

4. **思维引导**　患者急性起病,上呼吸道感染为诱因,服用对症药物后体温恢复,但再次出现胸痛不适,需行 CT 明确有无大叶性肺炎、心包炎、胸膜炎;cTnI 5.82 ng/mL,CK-MB 6.95 ng/mL,提示心肌损伤,警惕冠心病、冠状动脉痉挛、心肌炎等可能。

(二)体格检查

1. **重点检查内容及目的**　肺部有无呼吸音减弱,肺部是否有啰音,是湿啰音还是干啰音,有无呼吸音消失,有无胸膜摩擦音;心脏体格检查首先观察是否有剑突下心脏搏动,是否有心脏杂音,心音有无远钝。

体格检查结果

T 36.8 ℃,R 16 次/min,P 105 次/min,BP 124/70 mmHg

神志清,精神可,双肺未闻及明显干、湿啰音,无胸膜摩擦音,各瓣膜未闻及杂音,无心包摩擦音,心率 105 次/min,律齐,腹软,无压痛,脾未及,移动性浊音阴性,双下肢无水肿,无杵状指(趾),余体格检查正常。

2.思维引导　患者心率快,血压可,未触及明显胸膜摩擦音,无水肿,无心包摩擦音,需进一步行实验室检查(血常规、CRP、心肌酶及肌钙蛋白)及心脏彩超等影像学检查,明确诊断。

(三)辅助检查

1.主要内容及目的

(1)炎症相关指标:进一步证实目前感染情况。

(2)心肌酶、肌钙蛋白:再次复查明确有无急症 ACS 可能,血凝明确有无血栓可能。

(3)NT-proBNP、肝功能、肾功能、电解质:明确有无心力衰竭、低蛋白血症或电解质紊乱。

(4)心脏彩超:了解心脏大小及心脏内部结构,心包及心脏运动情况。

(5)冠脉 CTA 或造影、肺动脉 CTA:明确是否存在冠心病或肺栓塞问题。

(6)心电图:明确是否有心肌缺血、心律失常等。

辅助检查结果

(1)血常规:白细胞 $10.06×10^9$/L,中性粒细胞百分比 75%,淋巴细胞百分比 15%,红细胞 $4.97×10^9$/L,血红蛋白 149 g/L,血小板 $310×10^9$/L;C 反应蛋白 12.7 mg/L;T-spot 阴性。

(2)心肌酶:CK-MB 53.8 ng/mL,CK 564 ng/mL;cTnI 9.8 ng/mL;血凝正常。

(3)NT-proBNP:407.5 ng/L。

(4)肝、肾功能:均正常。

(5)血钾:3.82 mmol/L。

(6)心脏彩超:心内结构未见明显异常。

(7)CAG:各冠脉血管未见明显狭窄。

(8)心电图:窦性心动过速。

2.思维引导　根据该患者发热时间较短,发病时长较短,需考虑急性事件。经 CAG 排除急性心肌梗死,超声心电图未见明显异常。白细胞及 CRP 轻度升高,排除结核及肺部急性感染可能。心电图提示窦性心动过速。患者持续心肌酶及肌钙蛋白升高,且伴有胸痛、胸闷,与呼吸无关,须警惕心肌炎可能。

(四)初步诊断

分析上述病史、体格检查、实验室检查结果,支持以下诊断:①心肌炎;②上呼吸道感染。

二、治疗经过

(一)初步治疗

1.抗感染及抗病毒治疗　头孢哌酮舒巴坦联合更昔洛韦。

2. 营养心肌　磷酸肌酸和辅酶 Q10 及维生素 C。

3. 激素冲击　甲泼尼龙及人免疫球蛋白。

4. 对症处理　止咳、退热、控制心室率。

治疗效果

(1)症状:胸闷、胸痛缓解。

(2)体格检查:无特殊。

(3)心脏 MRI:心肌受累疾患,左室下侧壁近中段心外膜下及肌壁间异常强化,考虑心肌炎。

(二)思维引导

年轻男性,急性起病,上呼吸道感染,引起胸闷、胸痛症状,伴有心肌酶及肌钙蛋白升高,排除急性心肌梗死后,须警惕其他心肌损伤疾病,如心肌炎等。

患者经治疗胸闷、胸痛明显缓解,复查心肌酶及肌钙蛋白恢复正常。症状好转出院。

三、思考与讨论

年轻男性,发热,胸闷、胸痛,病程较短,须警惕肺部感染、冠心病、心肌炎及心包积液等容易产生危重症疾病;冠脉 CAG 排除冠心病;但心肌酶及肌钙蛋白进行性升高,且伴有症状,进一步行心脏 MRI 明确心肌情况。

四、练习题

1.心肌炎诊断标准是什么?

2.心肌炎治疗原则有哪些?

五、推荐阅读

[1]葛均波,徐永健,王辰.内科学[M].9 版.北京:人民卫生出版社,2018.

[2]胡品津,谢灿茂.内科疾病鉴别诊断学[M].7 版.北京:人民卫生出版社,2021.

（郑　璐）

案例 30 动脉导管未闭

一、病历资料

(一)门诊接诊

1. 主诉　气促、乏力 5 年,加重 5 d。

2. 问诊重点　患儿慢性病程,气促、乏力为循环系统及呼吸系统常见症状。问诊时应明确主要症状及加重或缓解因素,疾病演变过程、诊治经过、治疗效果等。

3. 问诊内容

(1)诱发因素:有无感冒、受凉、活动量过大等诱发因素。

(2)主要症状:气促、乏力儿童多见于呼吸系统疾病如急性上呼吸道感染、急性支气管炎、肺炎、支气管哮喘,发病与季节是否相关。患儿慢性病程考虑先天性心脏不能排除,明确气促、乏力与运动及体位是否相关。

(3)伴随症状:有无咳嗽、咳痰,有则考虑呼吸系统疾病;有无发热,有发热提示呼道感染可能性大;有无头晕、头痛,如有应考虑卵圆孔未闭;有无婴幼儿时喂养困难、苍白、多汗,如有考虑室间隔缺损不能排除;如患儿咳嗽、气急,考虑动脉导管未闭。

(4)诊治经过:是否用药、用何种药、具体剂量、效果如何,以利于迅速选择药物。

(5)既往史:是否有先天性心脏病,幼时患麻疹、百日咳等易患支气管扩张等。

(6)个人史:婴幼儿是否早产、出生时有无呛咳、出生后奶粉/母乳喂养。

(7)家族史:如先天性心脏病、高血压、冠心病、糖尿病等有家族遗传倾向。

问诊结果

6 岁患儿,既往体健,无肝病、慢性肾脏疾病、高血压、冠心病等,无麻疹、百日咳、鼻窦炎病史,系第 2 胎第 2 产。足月,剖宫产。出生时无窒息抢救史。出生后奶粉喂养,按时添加辅食,约 3 个月抬头,6 个月独坐,1 岁独立行走,生长发育同正常同龄儿相仿。患儿于 5 年前活动后出现气促、乏力,休息后缓解,为求进一步诊疗,就诊于医院门诊。

---

4. 思维引导　患儿活动后出现气促、乏力 5 年。明确气促的具体表现形式是吸气性、呼气性,昼夜是否一致。引起活动后呼吸困难的病因较多,主要为呼吸系统与循环系统;该患儿幼时无麻疹、肺炎、百日咳史,无大量脓臭痰史,完善胸部影像学检查排除有无支气管扩张;患儿无低热、食欲缺乏、盗汗等症状,行 X 射线检查明确有无结核性病变;咳嗽气促应注意肺部有无 velcro 啰音,排除间质性肺疾病;循环系统疾病应注意心脏听诊有无杂音,完善心脏超声,明确有无心功能不全,合并感染的可能性大,应在体格检查时重点行胸部体格检查,查明胸廓是否正常,呼吸音强弱,是否闻及干、湿啰音,心脏大小、心脏杂音等。

(二)体格检查

1. 重点检查内容及目的　患儿循环系统疾病可能性较大,应注意心脏体格检查。胸骨左缘第 2 肋间收缩期搏动增强多见于肺动脉高压,胸骨右缘第 3/4 肋间及胸骨上窝收缩期搏动多见于升主动脉瘤、主动脉扩张或者严重贫血、甲状腺功能亢进。胸骨左缘第3/4肋间搏动出现强有力且持久时间,为右心室持久的压力负荷增加所致的右心室肥厚征象,多见于先天性心脏病如房间隔缺损等所致的右心室肥厚。听诊如听到胸骨左缘下方全收缩期响亮粗糙的吹风样杂音,向心前区及后背传导,并有震颤,心尖部伴随较短的舒张期隆隆样杂音,考虑室间隔缺损可能性大;如在胸骨左缘上方有一连续性"机器"样杂音,占整个收缩期与舒张期,于收缩末期最响,当肺血管阻力增高时,杂音的舒张期成分可能减弱或消失,此为动脉导管未闭的特征性听诊。注意明确患儿有无周围血管体征如水冲脉、枪击音、指甲床毛细血管搏动等。

体格检查结果

T 36.7 ℃,P 87 次/min,R 21 次/min,BP 110/68 mmHg

一般情况良好,发育正常,营养良好,体重22 kg,身高127 cm,正常体型,正常面容,表情自如,自主体位,步入病室,神志清楚,体格检查合作。口唇无发绀,颈静脉无怒张,气管居中,浅表淋巴结不大,胸廓对称无畸形,呼吸运动正常,双肺叩诊呈清音,呼吸音清,未闻及啰音,心前区无隆起及凹陷,心尖搏动点不能明视。未触及心包摩擦感,未触及心脏震颤。心率87 次/min,心律齐,心音有力,主动脉听诊区可闻及收缩期及舒张期连续性机械样杂音,肺动脉瓣听诊区可闻及第二心音亢进,未闻及心包摩擦音。腹软,肝脾未触及,腹水征阴性,双下肢无水肿,生理反射正常,病理反射未引出。

---

2. 思维引导　体格检查可见主动脉听诊区可闻及收缩期及舒张期连续性机械样杂音,肺动脉瓣听诊区可闻及第二心音亢进,提示有先天性心脏病动脉导管未闭体征,进一步完善实验室检查及影像学检查以明确诊断。

(三)辅助检查

1. 主要内容及目的

(1)血、尿、粪常规,常规生化检查,心肌标志物等:了解有无感染性疾病及重要脏器情况,是否有肝肾功能的损害、内环境紊乱。

(2)动脉血气分析、D-二聚体:明确是否有呼吸衰竭及肺栓塞可能。

(3)心电图、动态心电图:明确有无心肌缺血、心律失常情况及类型。

(4)心脏超声:了解心脏大小及心脏内部结构,间接测量肺动脉压,排除其他心脏疾病。

(5)头颅影像检查:必要时行头颅CT或磁共振了解颅脑情况。

辅助检查结果

(1)血常规:白细胞$5.0×10^9$/L,中性粒细胞百分比63.3%,淋巴细胞百分比22.4%,单核细胞百分比6.6%,血红蛋白111 g/L,血小板$146×10^9$/L。

(2)尿、粪常规:正常。

(3)血生化:丙氨酸转氨酶34 U/L,天冬氨酸转氨酶23 U/L,总蛋白65 g/L,BUN 8.12 mmol/L,Cr 74.1 μmol/L,钾4.12 mmol/L,钠137 mmol/L,钙2.01 mmol/L,氯101 mmol/L。

(4)心肌损伤标志物:cTnI 0.012 ng/mL,Myo 59 ng/mL,CK-MB 1.2 ng/mL。

(5)动脉血气分析:$PaCO_2$ 29 mmHg,PaO_2 100 mmHg。

(6)心电图:正常心电图。

（7）心脏超声：先天性心脏病动脉导管未闭（5 mm×4 mm，降主动脉→左肺动脉根部分流，分流峰速 5.19 m/s）。

（8）头颅 CT：未见明显异常。

（9）胸部正位片：两肺未见明显实质性病变，心影外形不大，肺动脉段膨隆；两侧膈面光整，两侧肋膈角锐利。

2. 思维引导　根据该患儿活动后气促、乏力 5 年，经心脏彩超及胸片检查支持先天性心脏病、动脉导管未闭的诊断。结合胸部 CT 及肺功能不考虑支气管扩张、哮喘；肺结核好发部位为上叶尖后段、下叶背段，结核菌阴性，目前不考虑；肝功能及血肌酐正常，可排除肝肾功能衰竭。

（四）初步诊断

分析上述病史、体格检查、实验室检查结果，支持以下诊断：先天性心脏病、动脉导管未闭、心功能 I 级（NYHA）。

二、治疗经过

（一）一般治疗

（1）完善相关检查，包括凝血功能、术前四项等。

（2）持续心电监护、吸氧（2 L/min）。

（3）应用环磷腺苷营养心肌。

（4）住院第 3 天行动脉导管封堵术治疗。

（5）术后给予阿司匹林肠溶片 100 mg qd（6 个月）。

治疗效果

患儿神志清，精神、饮食、睡眠好，大小便正常，未诉不适。体格检查：T 36.8 ℃，P 104 次/min，R 20 次/min，BP 102/81 mmHg。双肺呼吸音粗，未闻及明显干、湿啰音。心律齐，心脏杂音消失。辅助检查：胸部正位，两肺纹理增重、模糊，左肺下野见条片状高密度影，心影增大，肺动脉段膨隆；左膈及肋膈角模糊；右侧膈面光整，肋膈角锐利。心脏超声：动脉导管封堵术后，未见明显异常分流束。

（二）思维引导

动脉导管未闭分流量较小的患者可无症状，存活至成人期的患者多伴有肺动脉高压和发绀，30 岁以后多数发生心力衰竭且患感染性心内膜炎的危险性较高，超声心动图可显示未闭的导管和血液分流；在出现以右向左分流为主之前，可采用经导管封堵或手术结扎未闭的动脉导管，该患儿目前以左向右分流为主，排除手术禁忌证后，给予行动脉导管封堵术后，复查超声提示未见明显异常分流束，提示封堵手术成功。

三、思考与讨论

动脉导管未闭是常见的先天性心脏病之一，占先天性心脏病总数的 12%～15%，女性约 2 倍于男性。动脉导管连接肺动脉总干与降主动脉，是胎儿期血液循环的主要渠道。出生后一般在数个月内因失用而闭塞，如 1 岁后仍未闭塞，即为动脉导管未闭。早产儿发病率明显增加，体重<1 kg 发

病率高达80%,其可单独存在或与其他任何形式的先天性心脏病并存。为防止心内膜炎,有效治疗和控制心功能,动脉导管未闭均应干预以使其关闭。处理方式以病情而定,出生一周以内使用吲哚美辛;药物治疗或患者年龄较大采用介入疗法关闭动脉导管。

1. 我国动脉导管未闭介入治疗适应证　①左向右分流不合并须外科手术的心脏畸形者的动脉导管未闭,动脉导管未闭最窄直径≥2.0 mm;年龄通常≥6个月,体重≥4 kg。②外科术后残余分流。

2. 动脉导管未闭介入治疗禁忌证　①依赖动脉导管未闭存在的心脏畸形;②严重的肺动脉高压并已导致右向左分流;③败血症,封堵术前1个月内患有严重感染;④活动性心内膜炎,心内有赘生物;⑤导管插入途径有血栓形成。

术后如果出现连续性心脏杂音,提示封堵器移位、脱落或存在残余分流,应及时行超声心动图检查观察穿刺局部组织是否出血或血肿;足背动脉搏动情况;如果发现洗肉水或酱油色尿液,提示有溶血发生,应该密切观察及相应处理。无肺动脉高压的患者术后运动不受限制,合并肺动脉高压患者术后可进行低强度运动。术后定期随访,复查超声心动图、心电图等。超声心动图检查应包括左心房、左心室大小,左心室功能,肺动脉压,是否存在残余分流或相关病变。

四、练习题

1. 我国动脉导管未闭介入治疗适应证有哪些?
2. 动脉导管未闭外科手术与介入封堵治疗适应证是否一致?

五、推荐阅读

陈灏珠.实用心脏病学[M].5版.上海:上海科学技术出版社,2016.

(陈志刚)

案例 31　房间隔缺损

（一）门诊接诊

1. **主诉**　体检发现房间隔缺损 7 年,活动后胸闷 3 个月。

2. **问诊重点**　活动后胸闷也可以描述为活动后呼吸困难、活动不耐受、乏力,需要追问是否曾出现心悸、发绀、头痛等并发症状。轻微的初始症状易被忽略,核实儿童期是否有症状、参加体检的真正原因,从而进一步了解患者的全部症状群及出现时间,提炼出患者最主要的不适及时间线,评估是否有并发症的存在。另外,小部分 ASD 有家族史,需要关注患者家族史。还需要询问发现房间隔缺损(atrial septal defect,ASD)后诊疗计划、近期出现症状可能的诱因。

3. **问诊内容**

(1)诱发因素:有无剧烈运动、劳累、贫血、感染;应用浓茶、咖啡、甲状腺素片等也可以诱发。

(2)主要症状:活动后胸闷应注意诱发的活动耐量、持续时间及缓解方式,有无伴随症状。青年人活动后胸闷的机制和病因也非常多,具体如下。①呼吸系统疾病,胸闷型哮喘,原发性肺动脉高压。②心血管系统疾病,单纯肺动脉瓣狭窄、肺静脉畸形引流、合并二尖瓣反流、心肌炎、心包炎、心肌病等。③生理性原因,心脏神经症。

(3)伴随症状:①伴心悸。房性心律失常(特别是心房颤动,但也包括心房扑动和其他室上性心动过速)通常发生在 30 岁以上的 ASD 患者中。这些心律失常可导致心悸和呼吸困难,并增加心源性栓塞事件的风险。②伴头痛(头颅 CT 及 MRI 可排除其他病因)。还需要确定房间隔缺损导致头痛有关特点,如头痛的性质、持续时间、加重以及缓解因素、是否与体位有关。③伴发绀。ASD 患者中发绀往往与合并的肺动脉瓣狭窄导致右心压力升高并出现右向左分流或艾森曼格综合征有关。

(4)诊治经过:缺损部位与相邻心脏结构间的关系决定了与 ASD 相关的异常表现,并影响自然病程以及修复的要求,7 年前发现 ASD 后未进行修复的原因是什么。

(5)既往史:是否有反常栓塞、肺高压和艾森曼格综合征等疾病。

(6)个人史:社会经历、职业、吸烟和饮酒等。

(7)家族史:有无 ASD 家族史,ASD 的基因突变包括 *NKX*2.5 突变,引起常染色体显性遗传 ASD 综合征伴或不伴传导缺陷。表现为骨骼异常伴 ASD 的遗传综合征包括多种遗传性心血管上肢畸形综合征,这些也是常染色体显性遗传,其中遗传性心血管上肢畸形综合征(Holt-Oram 综合征)(由于 *TBX*5 基因突变)最为熟知。

问诊结果

　　患者为 35 岁青年女性,公司职员,平素无重体力劳动,既往无基础疾病,无 ASD 家族史,7 年前入职体检心脏超声检查发现房间隔缺损(具体未见报告),无明显症状,未处理,近 3 个月前活动后胸闷,伴心悸、乏力、食欲减退,无发绀,无头痛,无一过性黑矇、感觉、肢体障碍等不适,休息后自行缓解,至当地医院检查心脏超声示房间隔缺损、肺动脉高压(中度)、心包积液,为进一步诊治来医院。

4.思维引导　ASD 是成人中最常见的先天性心脏病,大部分 ASD 为自发性或称孤立性,不过也有少量家族遗传性病例。根据缺损在房间隔的位置分为继发孔型(70% ~75%)、原发孔型(15% ~20%)、静脉窦型缺损(5% ~10%)和无顶冠状静脉窦(<1%)。

ASD 引起的分流从左心房流经右心房、右心室、肺循环,回到左心房,并通过缺损处再次进入右心房,这会导致右心腔和肺动脉容量超负荷,当分流量相当大时,晚期可能发生进行性肺血管阻塞性疾病和肺高压,这种情况更常见于静脉窦型缺损和原发孔型 ASD。因此不同类型 ASD 胚胎发育、病理生理过程不同,自然病程、临床表现及修复的难度均不同。鉴于有可能是家族性,务必要仔细询问 ASD 患者的家族史。另外,自发性 ASD 患者通常能数年都较好地耐受右心容量超负荷,尽管存在右心腔扩大(超声心动图和胸片可见),可能直到成年才有运动不耐受、呼吸困难和乏力的常见症状,初始症状可能轻微且非特异性而被忽略,或者出现反常栓塞、房性心律失常、肺动脉高压、感染性心内膜炎等并发症的症状才被发现。该患者就是成年后体检发现,近 3 个月活动后胸闷就是 ASD 运动不耐受、呼吸困难的表现。及时修补 ASD 可改善结局,进一步体格检查和辅助检查确定 ASD 类型和修复的方案。

(二)体格检查

1.重点检查内容及目的　临床最常见到自发性或孤立性 ASD,这里也主要总结这类 ASD 的体征。其典型表现与缺损大小和位置、心房水平分流量以及肺动脉压有关。

(1)视诊:无长期肺动脉高压及艾森曼格综合征几乎正常。

(2)触诊:扩大的和高动力状态的右心室可造成右心室隆起,在胸骨左缘和剑突下最为明显。其也可导致胸壁畸形,表现为双侧胸壁不对称和左心前区隆起。肺动脉扩张可能导致在胸骨左上缘触及肺动脉搏动。这在肺高压患者中可能更显著。

(3)听诊:①心音,典型听诊表现是宽的、固定分裂的第二心音(S_2),固定分裂是由肺血流量增加相关的肺血管床特征改变导致。正常情况下 P_2 发生在 A_2 之后,S_2 的这种分离("分裂")随吸气增加。但存在 ASD 时,在整个呼吸周期中肺血管床容量都是增加的,不会因呼吸发生太大变化,造成了 S_2 两个成分之间较宽的分裂且几乎不随呼吸变化。②心脏杂音,肺动脉瓣听诊区,2 ~3/6 级收缩中期(喷射性)杂音,通常不伴有震颤,由增加的血流通过肺动脉瓣导致,是中等至大量左向右分流的典型表现。出现震颤提示分流量巨大或肺动脉狭窄。大量左向右分流时,三尖瓣听诊区可闻及舒张期隆隆样杂音,随吸气增强(由增加的血流通过三尖瓣产生)及低调的收缩期杂音(由于严重右心室扩大和瓣环扩张致三尖瓣反流)。肺动脉瓣反流的低沉舒张期杂音是由肺动脉扩张导致。二尖瓣反流性杂音也可被闻及,由原发孔型缺损中的二尖瓣裂以及继发孔型缺损中二尖瓣脱垂导致。③偶有 ASD 患者因肺动脉高压出现右向左分流,可闻及右心室第四心音、收缩中期喷射性喀喇音,由于射血量减少,收缩中期肺动脉瓣杂音更柔和短促,S_2 的肺动脉瓣成分增强,但没有固定分裂,如存在肺动脉瓣反流杂音,一般为高调杂音、三尖瓣反流的全收缩期杂音。④很少数患者因长期肺动脉高压发展成艾森曼格综合征出现发绀、杵状指及右心室衰竭特征,包括颈静脉压升高、肝淤血、三尖瓣反流(听诊)和足部水肿。

体格检查结果

T 36.5 ℃,P 90 次/min,R 18 次/min,BP 105/70 mmHg

发育正常,身高 170 cm,体重 52.6 kg,营养良好,神志清楚,自主体位,正常面容,体格检查合作。全身皮肤黏膜无黄染。双侧瞳孔等大等圆,对光反射灵敏。口唇无苍白、发绀。颈静脉无怒张,肝颈静脉回流征阴性。胸廓对称,呼吸运动正常。肺部听诊未闻及干、湿啰音。心前区无隆起,心尖搏动正常,叩诊心浊音界正常,听诊心率 90 次/min,律齐,各瓣膜听诊区未闻及病理性杂音,无心包摩擦音。腹平、软,无压痛及反跳痛,肝脾未触及,双肾区无叩击痛,双下肢无水肿。无杵状指(趾)。

2. 思维引导　经上述体格检查,未发现大量左向右分流、艾森曼格综合征及并发症、合并其他疾病体征,需要复查心脏彩超、胸片等影像学检查,进一步了解心脏结构和功能情况,以明确治疗方案。

(三)辅助检查

1. 主要内容及目的

(1)心电图:小型 ASD(右心容量无超负荷),心电图可能正常。若存在明显的分流,心电图示电轴右偏、右心室肥厚或右心室传导延迟(V_1 导联呈现 rSR′波形,伴有高 R′)。下壁导联中 R 波切迹(钩形 R 波)也被认为是继发孔型 ASD 的敏感且特异的心电图表现。原发孔型缺损典型心电图表现为合并完全性右束支阻滞和左前分支阻滞。除此之外,动态心电图重要作用是识别间歇性房性心律失常。

(2)胸片:孤立性 ASD 的胸片可显示扩张的右心房、右心室和肺动脉。

(3)超声心动图:①诊断 ASD 的主要检查方法,经胸超声心动图(TTE)是诊断的初始检查,明确大小、部位、周边关系,同时寻找可能伴发的先天性病变,指导制定修复方案。如果缺损不够明显,可以采用右心声学造影,配合一些动作(如 Valsalva 动作和咳嗽),有助于发现心内分流。如果 TTE 技术欠佳或在疑似 ASD 患者中未能发现 ASD,建议行经食管超声心动图检查(TEE)。TEE 比 TTE 更敏感,能诊断静脉窦型缺损(上/下腔静脉型),有助于测量继发孔型 ASD 的大小(以及确定是否适合经导管装置封堵)。②评估右心室容量超负荷,右心室扩张伴舒张期室间隔变平提示右心室容量超负荷。肺动脉也可出现扩张。③评估肺动脉压,二维超声图像收缩期室间隔变平提示右心室压力超负荷;同时利用多普勒超声测量三尖瓣反流峰值,可以推算右心室及肺动脉收缩压,以评价肺动脉压高低。

(4)血常规、血凝、血型、传染病:为进一步修复治疗的术前检查。

辅助检查结果

(1)心电图:电轴右偏,V_1 导联呈现 rSR′波形,Ⅱ、Ⅲ、aVF 导联 R 波有切迹。动态心电图:偶发房性期前收缩。

(2)胸部影像学:心影增大。

(3)超声心动图:右心增大;房间隔中央部回声中断,胸骨旁大动脉短轴切面缺损 17 mm,距主动脉 4 mm,距对侧 6 mm;心尖四腔切面缺损 18 mm,距二尖瓣前瓣 13 mm,距房顶 9 mm,剑下两腔切面缺损 14 mm,距上腔静脉 17 mm,距下腔静脉 19 mm;三尖瓣少量反流,峰值流速2.4 m/s,估测肺动脉压 35 mmHg(右心房压按 10 mmHg 估算);无其他结构异常(图 31-1 ~ 图 31-3)。

(4)血常规、血凝、传染病:未见异常。

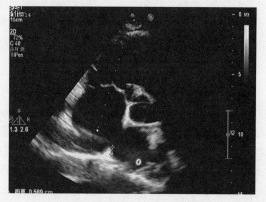

图 31-1　胸骨旁大动脉短轴切面

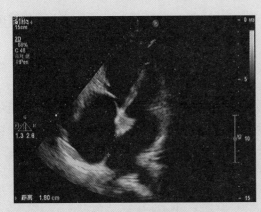
图31-2　心尖四腔切面

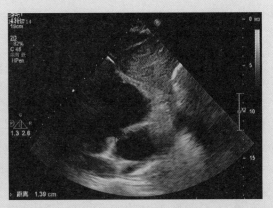
图31-3　剑突下二腔切面

2.思维引导　患者存在活动不耐受、乏力症状或反常栓塞、感染性心内膜炎等临床事件时,体格检查发现胸骨左缘收缩期杂音合并 S₂ 固定分裂,检查结果提示不明原因的右心室容量超负荷或肺高压、房性心律失常时,需评估是否存在 ASD。超声心动图检查十分关键,很大程度上决定下一步治疗方案。

（四）初步诊断

分析上述病史、体格检查、实验室检查及影像结果,支持以下诊断:①房间隔缺损(继发型);②右心增大;③肺动脉高压(轻度)。

二、治疗经过

（一）初步诊疗计划

1.初步诊疗方案

（1）阿司匹林抗血小板。

（2）术前半小时给予预防性抗感染药物应用。

（3）经皮介入封堵治疗:股静脉穿刺置入 6F 鞘管,沿鞘管送入房间隔封堵伞系统,成功释放并确认无残余分流、无心包积液后结束手术,封堵器直径 24 mm。

2.思维引导

（1）是否可以封堵:小型 ASD（<10 mm）患者若没有右心容量负荷增大或肺动脉高压的证据,则应接受定期常规随访,以及时监测是否出现右心室增大或肺动脉高压、心律失常或反常栓塞,必要时行闭合治疗。中型及大型 ASD（≥10 mm）患者,无论有无症状,若无中重度肺动脉高压或艾森曼格综合征,都推荐行 ASD 封堵术;合并不可逆转的重度肺动脉高压或艾森曼格综合征时禁忌行 ASD 封堵术,不仅并发症和死亡风险过高,而且预计生存率也会下降。合并中度肺动脉高压要根据患者具体情况决定,另外,部分 ASD 患者中至重度肺动脉高压可能更与左心系统疾病有关,可采取措施降低肺动脉压,有助于满足 ASD 封堵术的条件。

（2）封堵方式:对于绝大多数继发孔型 ASD 患者,经皮介入封堵可替代外科修复,少数情况不适合,包括 ASD 缺损直径过大（>38 mm）、缺损周围组织边缘（<5 mm）或过薄过软难以固定、多个缺损一至两个封堵伞无法覆盖,罕见的继发孔型 ASD 可合并部分型肺静脉异位连接则推荐外科修复。原发孔型 ASD、静脉窦型 ASD 和冠状窦型缺损需外科手术闭合。

（3）经皮介入封堵术的准备和术后注意事项:术前给予抗生素预防治疗;应给予至少 6 个月的

抗血小板治疗(阿司匹林或氯吡格雷)来防止血栓形成;术中、术后应行 TTE 评估修复的程度,并确认成功修复后预期的右心房和右心室减小以及肺动脉压下降;也应该用 TTE 排除术后心包积液/心包填塞;注意并发症出现。与经导管闭合继发孔型 ASD 相关的并发症包括:装置栓塞或位置不当、穿刺点并发症、房性心律失常、房室传导阻滞(常为一过性)、侵蚀/穿孔和猝死。

治疗效果

(1)症状:活动后胸闷症状缓解。

(2)超声心动图:右室内径较术前减小,封堵器位置正常,无残余分流,无心包积液。

(二)出院时诊疗方案及随访计划

1. 治疗方案　①阿司匹林抗血小板;②介入术后 3～6 个月,若患者没有肺动脉高压、心肌功能障碍和心律失常,则可参与所有运动项目,如果患者存在肺动脉高压、心肌功能障碍或心律失常,可考虑参与低强度运动;③封堵术后 6 个月内,如果患者接受很可能导致菌血症的相关干预,且病原体有可能引起心内膜炎,则操作前应预防性使用抗生素。

2. 随访内容　症状和活动耐量及临床事件、心电图、超声心动图。

三、思考与讨论

虽然 ASD 通常在儿童期被发现,但有时直至成人才发现。该病可能在引起症状时被发现,也可能在患者因其他原因接受检查时意外发现。成人感觉到呼吸困难或极易疲劳时应就诊,接受体格检查,心脏听诊胸骨左缘上方可闻及典型的 2/6～3/6 级收缩中期(喷射性)杂音并伴有第二心音(S_2)固定分裂,心电图示电轴右偏、右心室肥厚或右心室传导延迟,X 射线片中可见右心房、右心室均增大,肺动脉段突出以及肺血纹理增多,超声心动图确定缺损的解剖位置和大小,并评估右心房和右心室容量超负荷的程度,此时 ASD 的诊断及治疗方案基本确定。肺动脉压或艾森曼格综合征是否存在不仅决定临床预后,也决定了闭合修复是否会有获益。当明确 ASD 应当闭合,解剖特点合适时经皮介入封堵可替代外科手术治疗。无论哪种方式闭合,术后除了关注手术效果外还要关注 ASD 的并发症及手术并发症。

四、练习题

1. 房间隔缺损的典型心脏听诊特点及血流动力学原因是什么?

2. 房间隔缺损经皮介入封堵的适应证有哪些?

五、推荐阅读

[1] BAUMGARTNER H, DE BACKER J, BABU-NARAYAN S V, et al. 2020 ESC Guidelines for the management of adult congenital heart disease[J]. Eur Heart J,2021,42(6):563-645.

[2] OSTER M,BHATT AB,ZARAGOZA-MACIAS E,et al. Interventional therapy versus medical therapy for secundum atrial septal defect:a systematic review (part 2) for the 2018 AHA/ACC guideline for the management of adults with congenital heart disease:a report of the American College of Cardiology/American Heart Association task force on clinical practice guidelines[J]. J Am Coll Cardiol,2019,139(14):e835.

(陈　熙)

案例 32　室间隔缺损

一、病历资料

(一)门诊接诊

1. 主诉　间断胸闷 1 年余,再发加重 1 个月。

2. 问诊重点　患者慢性病程,胸闷为循环系统及呼吸系统疾病常见症状。问诊时应明确主要症状及加重缓解因素,疾病演变过程、诊治经过、治疗效果等。

3. 问诊内容

(1)诱发因素:有无感冒、受凉、活动量过大等诱发因素。

(2)主要症状:心源性的胸闷特点为劳累后的胸闷,呼吸困难或夜间阵发性呼吸困难,患者可以从睡眠中憋醒,见于心脏病患者,出现心力衰竭、肺淤血等情况。呼吸系统疾病引起的胸闷常因为气道受阻,如气管支气管内肿瘤、气管狭窄,气管受外压(甲状腺肿大、纵隔内肿瘤)等。

(3)伴随症状:有无心悸、恶心、濒死感、心前区压榨憋闷感,如有考虑循环系统疾病可能性大;有无咳嗽、咳痰,有则考虑呼吸系统疾病;有无发热,有发热提示呼吸道感染可能性大。

(4)诊治经过:是否用药,用何种药、具体剂量、效果如何,以利于迅速选择药物。

(5)既往史:是否有冠心病、高血压、先天性心脏病、慢性阻塞性肺疾病,幼时是否患麻疹、百日咳等易患支气管扩张等。

(6)个人史:有无疫区、疫水接触史。有无工业毒物、粉尘及放射性物质接触史。有无吸烟、饮酒史。

(7)家族史:如先天性心脏病、高血压、冠心病、糖尿病等有家族遗传倾向。

问诊结果

43 岁女性,既往高血压病病史 2 年,未规律药物治疗;无糖尿病病史。无脑血管病史。1 年前劳累后出现胸闷、气短,伴出汗,无胸痛,无发热,咳嗽、咳痰,无恶心、呕吐,无头痛等,休息数分钟后缓解,就诊于某医院,行动态心电图检查提示:频发房性期前收缩,有成对房性期前收缩,房性期前收缩二联律、三联律,短阵房性心动过速,给予"美托洛尔片"(剂量不详)等药物治疗,自觉效果一般,后上述症状间断出现,发作较前频繁,症状持续时间逐渐延长,最长时间约 2 h;1 个月前搬重物后再次出现胸闷、气短,性质基本同前,休息后缓解。

---

4. 思维引导　中年女性劳累后出现胸闷 1 年余,再发加重 1 个月,既往有高血压病、心律失常病史。引起活动后呼吸困难的病因较多,主要为循环系统与呼吸系统疾病;循环系统疾病应注意心脏听诊有无杂音,完善心脏超声评估心脏结构及功能,动态监测心电图明确心率、心律变异程度,可完善运动平板试验协助确诊冠心病。该患者无咳嗽、咳痰病史,无大量脓臭痰史,完善胸部影像学检查排除有无支气管扩张,并行支气管舒张试验评估肺功能。

(二)体格检查

1. 重点检查内容及目的　患者循环系统疾病可能性较大,应注意心脏体格检查。胸骨左缘第

2 肋间收缩期搏动增强多见于肺动脉高压,胸骨右缘第 3/4 肋间及胸骨上窝收缩期搏动多见于升主动脉瘤、主动脉扩张、严重贫血或甲状腺功能亢进时。胸骨左缘第 3/4 肋间搏动出现强有力且持久时间,为右心室持久的压力负荷增加所致的右心室肥厚征象,多见于先天性心脏病如房间隔缺损等所致的右心室肥厚。听诊如听到胸骨左缘下方全收缩期响亮粗糙的吹风样杂音,向心前区及后背传导,并有震颤心尖部伴随较短的舒张期隆隆样杂音考虑室间隔缺损(ventricular septal defect,VSD)可能性大;如在胸骨左缘上方有一连续性"机器"样杂音,占整个收缩期与舒张期,于收缩末期最响,当肺血管阻力增高时,杂音的舒张期成分可能减弱或消失,此为动脉导管未闭的特征性听诊。注意明确患者有无周围血管体征如水冲脉、枪击音、指甲床毛细血管搏动等。

体格检查结果

T 36.5 ℃,P 88 次/min,R 19 次/min,BP 142/82 mmHg

一般情况尚可,发育正常,营养良好,正常体型,正常面容,表情自如,自主体位,步入病室,神志清楚,体格检查合作,气管居中,甲状腺未触及肿大,未闻及血管杂音,胸廓双侧对称,胸壁未见静脉曲张,胸骨无叩击痛。双侧肋间隙正常,双侧呼吸运动对称,节律规整。双侧语音震颤对称,双侧未触及胸膜摩擦感,双侧肺部叩诊为清音,双肺呼吸音清晰,双侧未闻及干、湿啰音,双侧未闻及胸膜摩擦音。心前区无隆起及凹陷,心尖搏动点不能明视。未触及心包摩擦感,未触及心脏震颤。心率脉搏次 88/min,心律齐,心音有力,胸骨左缘 3~4 肋间可闻及 3/6 级收缩期杂音,未闻及心包摩擦音。右肋下及剑突下均未触及肝。未触及胆囊。脊柱正常生理弯曲,活动自如,无压痛及叩击痛。肢体活动自如,无畸形,无杵状指(趾),无静脉曲张,关节无异常。双下肢无水肿。肌肉无萎缩,肌张力正常,四肢肌力 5 级。生理反射存在,双侧病理反射未引出。

2.思维引导　经上述检查可见胸骨左缘 3~4 肋间可闻及 3/6 级收缩期杂音,考虑有先天性心脏病体征,进一步完善实验室检查及影像学检查以明确诊断。

(三)辅助检查

1.主要内容及目的

(1)血、尿、粪常规,常规生化检查,心肌损伤标志物等:了解有无感染性疾病及重要脏器情况,是否有肝肾功能损害、内环境紊乱。

(2)动脉血气分析、D-二聚体:明确是否有呼吸衰竭及肺栓塞可能。

(3)心电图、动态心电图:明确有无心肌缺血、心律失常情况及类型。

(4)心脏超声:了解心脏大小及心脏内部结构,间接测量肺动脉压,排除其他心脏疾病。

(5)头颅 CT 或磁共振:了解颅脑情况。

辅助检查结果

(1)血常规:白细胞 $5.2×10^9$/L,中性粒细胞百分比 64.5%,淋巴细胞百分比 23.6%,单核细胞百分比 5.6%,血红蛋白 102 g/L,血小板 $154×10^9$/L。

(2)尿、粪常规:正常。

(3)肝肾功能:未见明显异常。

(4)电解质:钾 4.22 mmol/L,钠 133 mmol/L,钙 2.03 mmol/L,氯 100 mmol/L。

（5）心肌损伤标志物：TnI 0.012 ng/mL，Myo 59 ng/mL，CK-MB 1.2 ng/mL。

（6）动脉血气分析：$PaCO_2$ 29 mmHg，PaO_2 100 mmHg。

（7）心电图：正常心电图。

（8）心脏超声：多切面可见室间隔上部连续中断 3 mm，缺损呈"管状"；先天性心脏病，室间隔缺损（膜部）。

（9）头颅 CT：未见明显异常。

（10）胸部正位片：两肺未见明显实质性病变，心影外形不大，肺动脉段膨隆；两侧膈面光整，两侧肋膈角锐利。

2.思维引导　根据该患者间断胸闷 1 年余，再发加重 1 个月，经心脏彩超及胸片检查支持先天性心脏病室间隔缺损（膜部）的诊断。结合胸部 CT 及肺功能不考虑支气管扩张、哮喘。初步诊断为：先天性心脏病、室间隔缺损。

二、治疗经过

（一）初步治疗

（1）完善相关检查，包括凝血功能、术前四项等。

（2）术前 1 天口服阿司匹林 200 mg，小儿 3~5 mg/（kg·d），成人 3 mg/（kg·d）。

（3）持续心电监护、吸氧（2 L/min）。

（4）应用环磷腺苷营养心肌。

（5）住院第 3 天行室间隔介入治疗。

（6）术后持续心电监护，24 h 内复查心脏彩超。

（7）24 h 肝素化。

（8）术后口服阿司匹林 200 mg 共 6 个月。

治疗效果

术后患者未诉明显不适，饮食、睡眠可，大、小便正常。体格检查：血压 125/86 mmHg，心率 69/min，律规整，右下肢皮肤及颜色正常，温度正常，股动脉及股静脉搏动可。穿刺点愈合良好，余心肺、腹部、下肢体格检查基本同前。术后心电图显示正常。辅助检查：血常规、尿常规、电解质、肾功能、凝血功能未见异常。心脏彩超：三尖瓣关闭不全（轻度）。左心室舒张功能异常。

（二）病情变化

1.病情变化的可能原因及应对　患者有劳累后胸闷，室间隔封堵后进一步行冠状动脉造影提示前降支近段中度狭窄病变，考虑合并冠心病，建议药物治疗，定期复查。术后给予抗血小板治疗、调脂、减慢心室率降低心肌耗氧、活血等药物应用。

2.思维引导　室间隔缺损（VSD）是一种常见的先天性心脏畸形，占成人先天性心血管疾病的 10%~20%。可单独存在，亦可与其他畸形合并发生。根据缺损的部位，室间隔缺损可分为膜部缺损、漏斗部缺损、肌部缺损。典型室间隔缺损根据临床表现及超声心动图即可确诊。需与肺动脉瓣狭窄、肥厚型心肌病鉴别，合并肺动脉高压者应与原发性肺动脉高压及法洛四联症鉴别。

对于有介入治疗适应证的患者经心导管介入行封堵器安置治疗,封堵器安置后在 TTE/TEE 及左室造影下观察,确定封堵器放置位置恰当,无明显主动脉瓣及房室瓣反流或新出现的主动脉瓣和房室瓣反流,为封堵治疗成功。如术中并发三度房室传导阻滞,应放弃封堵治疗。符合适应证条件的膜周部 VSD 基本上可全部获得成功,相对适应证的患者成功率稍低,总体成功率在 95% 以上。

三、思考与讨论

1. 介入适应证

(1)明确适应证:①膜周部 VSD,年龄通常≥3 岁;体重大于 10 kg;有血流动力学异常的单纯性 VSD,直径>3 mm,<14 mm;VSD 上缘距主动脉瓣≥2 mm,无主动脉瓣脱入 VSD 及主动脉瓣膜反流;超声在大血管短轴五腔心切面 9~12 点位置。②肌部 VSD>3 mm,外科手术后残余分流;心肌梗死或外伤后室间隔穿孔。

(2)相对适应证:①直径<3 mm,无明显血流动力学异常的小 VSD,封堵治疗的目的是避免或减少患者因小 VSD 并发感染性心内膜炎。②嵴内型 VSD,缺损靠近主动脉瓣,成人患者常合并主动脉瓣脱垂,超声和左心室造影多低估 VSD 的大小。尽管此型 VSD 靠近主动脉瓣,根据目前介入治疗的经验,如缺损距离肺动脉瓣 2 mm 以上,直径<5 mm,大多数患者可成功封堵,但其长期疗效尚需随访观察。③感染性心内膜炎治愈后 3 个月,心腔内无赘生物。④VSD 上缘距主动脉瓣≤2 mm,无主动脉右冠窦脱垂,不合并主动脉瓣反流,或合并轻度主动脉瓣反流。⑤VSD 合并一度房室传导阻滞或二度 I 度房室传导阻滞。⑥VSD 合并动脉导管未闭,有动脉导管未闭介入治疗的适应证。⑦伴有膨出瘤的多孔型 VSD,缺损上缘距离主动脉瓣 2 mm 以上,出口相对集中,封堵器的左心室面可完全覆盖全部入口。

2. 介入禁忌证

(1)感染性心内膜炎,心内有赘生物,或存在其他感染性疾病。

(2)封堵器安置处有血栓存在,导管插入径路中有静脉血栓形成。

(3)巨大 VSD、缺损解剖位置不良,封堵器放置后可能影响主动脉瓣或房室瓣功能。

(4)重度肺动脉高压伴双向分流。

(5)合并出血性疾病和血小板减少。

(6)合并明显的肝肾功能异常。

(7)心功能不全,不能耐受操作。

四、练习题

1. 封堵方法:膜周部与肌部的差异性有哪些?

2. 室间隔缺损与艾森曼格尔综合征有关吗?

五、推荐阅读

[1]陈灏珠.实用心脏病学[M].5 版.上海:上海科学技术出版社,2016.

[2]秦永文.常见先天性心脏病介入治疗中国专家共识 二、室间隔缺损介入治疗[J].介入放射学杂志,2011,20(2):87-92.

(陈莹恩)

案例 33 二尖瓣狭窄（介入治疗）

（一）门诊接诊

1. **主诉** 间断胸闷、心慌 2 个月余，加重 2 d。

2. **问诊重点** 胸闷、心慌为循环系统疾病常见症状，患者于 2 个月余前发病，问诊时应注意主要症状及伴随症状特点、疾病演变过程、诊治经过、治疗效果及病情恶化的相关因素等。

3. **问诊内容**

（1）诱发因素：有无受凉、感冒、劳累等诱发因素。

（2）主要症状：胸闷、心慌常见于冠心病、心力衰竭、心脏瓣膜病、心律失常等心血管系统疾病；也可见于慢性阻塞性肺疾病、支气管哮喘、肺部感染、气胸等呼吸系统疾病；亦可见于消化性溃疡、反流性食管炎等消化系统疾病。同时应该询问胸闷发作有无规律性，如劳力后、夜间发作多为心血管系统疾病，餐后发作多为消化系统疾病，受凉后发作多为呼吸系统疾病；同时询问发作的持续时间及缓解方式。根据患者病程数年，疾病的演变过程，本次疾病加重的特点来考虑初步的诊断。

（3）伴随症状：是否伴有胸痛，胸痛提示可能伴有冠状动脉病变、肺炎、胸膜炎、气胸、肺栓塞等；如有腹胀、呕吐，应考虑肝淤血、肝功能不全、肾衰竭、腹水等；尿量是否正常；若伴有晕厥、头晕等，应考虑心律失常或者神经系统病变。

（4）诊治经过：是否用药、用何种药、具体剂量、效果如何，以利于迅速选择药物。

（5）既往史：中年女性患者，有胸闷、心慌症状，应询问既往是否合并高血压、高血脂、糖尿病等冠状动脉粥样硬化性心脏病等相关的危险因素；是否存在心律失常的证据；女性患者是否合并甲状腺功能亢进等内分泌系统疾病。

（6）个人史：吸烟、饮酒史，一些心血管系统疾病如冠心病、高血压与长期大量吸烟、饮酒史相关。

（7）家族史：如冠心病、高血压、肥厚型心肌病、扩张型心肌病有家族遗传倾向。

问诊结果

中年女性患者，无高血压、糖尿病、脑血管疾病病史，无吸烟、饮酒史，无家族性遗传性心血管疾病史。患者 2 个月前劳力后出现胸闷、心慌不适，无胸痛及肩背部放射痛，无恶心、呕吐，无头晕、黑矇，休息后可缓解，至当地医院完善心电图检查示心律失常，心房颤动；心脏彩超提示风湿性心脏病，二尖瓣狭窄；甲状腺超声提示甲状腺结节。治疗上给予"华法林、倍他乐克、螺内酯、呋塞米"等药物治疗；症状有所缓解，但仍于劳力、情绪激动时有胸闷的症状，休息后数分钟至半小时可好转。2 d 前受凉后出现咳嗽，咳白痰，夜间睡眠时突发呼吸困难，急需端坐位，至当地医院按"心力衰竭"予以对症处理，胸闷、呼吸困难症状改善不明显。为求进一步治疗，转诊至医院。

---

4. **思维引导** 中年女性患者，2 个月来有胸闷、心慌症状，多于劳力后及情绪激动时发作，2 d 前受凉后呈加重趋势，逐渐出现夜间阵发性呼吸困难、端坐呼吸等心力衰竭的表现。该患者需要完善

心脏彩超、心肌标志物检查以确定有无心力衰竭,当地医院行心脏彩超提示风湿性心脏病,二尖瓣狭窄。接下来需完善心脏彩超,必要时完善经食管超声检查明确二尖瓣狭窄的程度;同时完善胸部CT 检查排除肺部疾病。

(二)体格检查

1. 重点检查内容及目的　患者二尖瓣狭窄导致心力衰竭、肺水肿的可能性大,应注意观察患者是否存在二尖瓣面容,口唇是否发绀,心前区是否有隆起;触诊心尖区是否有舒张期震颤,心尖搏动是否左移,剑突是否触及抬举样搏动;叩诊胸骨左缘第 2、3 肋间心浊音界是否向左扩大,心腰是否消失,心浊音界是否呈梨形;听诊是否有局限于心尖区的低调、隆隆样、舒张中晚期递增型杂音,心尖区 S_1 是否亢进;心律是否不规则,S_1 强度是否变化不定;若双肺闻及大量湿啰音,急性肺水肿的可能性大。

体格检查结果

T 36.2 ℃,R 24 次/min,P 128 次/min,BP 106/78 mmHg

神志清,精神差,全身皮肤黏膜无黄染,无皮疹、出血点等,急性病容,呼吸急促,端坐位,气管居中,浅表淋巴结不大。胸廓对称,肋间隙正常,呼吸运动增强,两肺呼吸音粗,双肺可闻及湿啰音。心率 146 次/min,心律不齐,脉搏短绌,心尖区可闻及 S_1 亢进、舒张中晚期隆隆样杂音,左侧卧位明显,无心包摩擦音。双下肢轻度水肿。

---

2. 思维引导　中年女性患者,间断胸闷、心慌 2 个月余,加重 2 d,考虑是否存在心肌缺血及心律失常;患者多于劳力后及情绪激动时发作,且呈加重趋势,逐渐出现夜间阵发性呼吸困难、端坐呼吸心力衰竭的表现。住院后体格检查心率 146 次/min,心律不齐,脉搏短绌,心尖区可闻及 S_1 亢进,心尖区可闻及舒张中晚期隆隆样杂音,左侧卧位明显,无心包摩擦音。两肺呼吸音粗,双肺可闻及湿啰音。双下肢轻度水肿。结合患者心脏彩超提示风湿性心脏病、二尖瓣狭窄,体征与检查结果相符。

(三)辅助检查

1. 主要内容及目的

(1)血常规:明确患者是否存在贫血。

(2)肝、肾功能,电解质:明确是否有肝、肾功能的损害、内环境紊乱。

(3)凝血功能:明确是否存在凝血功能障碍。

(4)甲状腺功能:明确是否合并甲状腺功能异常。

(5)传染病检测:明确患者是否合并梅毒等疾病。

(6)心肌标志物:明确是否合并心力衰竭及心肌损伤情况。

(7)胸部 X 射线检查:了解心影的形状及大小,明确是否存在肺部病变。

(8)心电图、动态心电图:明确是否有心肌缺血、心律失常、心房颤动等。

(9)心脏彩超:了解心脏大小、各瓣膜的状态、心脏结构及功能,进一步明确二尖瓣是否存在病变及病变的严重程度。

(10)左心房及肺静脉 CTA:明确左心房及肺静脉内是否有血栓形成,同时评估能否行二尖瓣球囊扩张术。

辅助检查结果

(1)血常规:白细胞9.45×10⁹/L,中性粒细胞百分比76.2%,红细胞3.32×10¹²/L,血红蛋白86 g/L,血小板189×10⁹/L。

(2)血生化:丙氨酸转氨酶54 U/L,天冬氨酸转氨酶58 U/L,谷氨酰转移酶13 U/L,总蛋白56.6 g/L,白蛋白38.3 g/L,尿素3.7 mmol/L,肌酐47μmol/L,尿酸261μmol/L,钾4.27 mmol/L,钠140 mmol/L,氯107 mmol/L。

(3)凝血功能:PT 29.3 s,PT% 27.8%,INR 2.64,APTT 32.6 s,Fib 1.92 g/L,TT 19.4 s,D-二聚体0.26 mg/L。

(4)甲状腺功能:FT_3 4.14 pmol/L,FT_4 10.96 pmol/L,TSH 4.57 μIU/mL。

(5)传染病:全阴性。

(6)心肌损伤标志物:BNP 2 384 Pg/mL,cTnT 0.02 ng/mL,CK 106 U/L,CK-MB 13 U/L,LDH 212 U/L。

(7)胸片:心、肺、膈未见明显异常。

(8)心电图:心房颤动心律、完全性右束支传导阻滞(图33-1)。

(9)动态心电图:基础心律为异位心律,全程心搏总数、平均心率均高于正常范围;持续性心房颤动;完全性右束支传导阻滞;ST-T未见明显异常的动态变化。

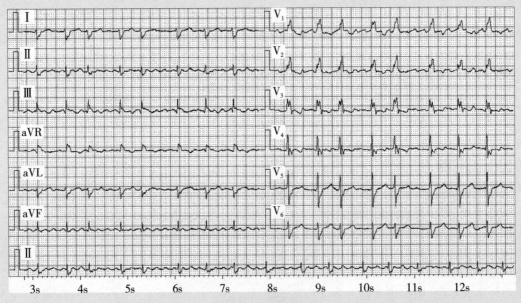

图33-1　心电图

(10)心脏彩超:左心室舒张末期内径46 mm,右心室内径15 mm,左心房内径45 mm,右心房内径52 mm×42 mm,升主动脉内径30 mm,EF 63%,风湿性心脏病,二尖瓣重度狭窄并轻度关闭不全;三尖瓣轻中度关闭不全;肺动脉轻度高压;双房增大;心律失常,心房颤动。

(11)左心房及肺静脉CTA:左心房及左心耳充盈可,左心房及所示肺静脉内未见明确血栓形成。

2. 思维引导　分析上述病史,结合患者体格检查及检验检查结果,支持以下诊断:风湿性心脏病,二尖瓣重度狭窄并轻度关闭不全;心律失常,快室率心房颤动;中度贫血。

二、治疗经过

(一)初步治疗

(1)吸氧、心电监护。

(2)硝酸甘油扩张静脉减轻心脏前负荷。

(3)快心室率心房颤动,使舒张期充盈时间缩短,导致左房压力急剧增加,同时心排血量减少,立即静脉注射洋地黄类药物如西地兰,以减慢心室率。

(4)给予口服螺内酯 20 mg qd;呋塞米片 20 mg qd;逐渐加用美托洛尔 25 mg bid po。

(5)继续给予华法林抗凝。

(6)患者中度贫血,积极寻找病因,并给予琥珀酸亚铁。

(7)每日监测出入水量,依据患者容量状态调整利尿剂的剂量。

治疗效果

(1)症状:患者胸闷、呼气困难症状有所缓解。

(2)体格检查:神志清,呼吸趋于平稳,18 次/min,可半卧位,心率 108 次/min,心律不齐,脉搏短绌,可闻及 S₁ 亢进,心尖区可闻及舒张中晚期隆隆样杂音,左侧卧位明显,无心包摩擦音。两肺呼吸音粗,双肺可闻及少许湿啰音。双下肢未见明显水肿。

(二)病情变化

1. 病情变化的可能原因及应对　患者于入院第 2 天再次出现胸闷、呼吸困难,心率 148 次/min,心律不齐,呼吸 21 次/min,血压 102/74 mmHg,两肺呼吸音粗,可闻及湿啰音。再发急性左心衰竭?询问患者发病前状态,患者出现发热,体温增高至 38.0 ℃,心率增快,舒张期充盈时间缩短,导致左心房压力急剧增加,急性左心衰竭发作。听诊两肺湿啰音较前增多,给予吸氧、吗啡应用、静脉西地兰及退热后患者胸闷症状明显缓解。

2. 思维引导　患者住院后给予减轻心脏负荷等治疗,胸闷症状有所缓解,次日胸闷、心慌、呼吸困难再发,查看患者后考虑为发热,心室增快,耗氧量增加,心房颤动快室率使舒张期充盈时间缩短,导致左心房压力急剧增加,急性左心衰竭发作。发作时心率 148 次/min,呼吸 21 次/min,血压 102/74 mmHg,两肺呼吸音粗,可闻及湿啰音。立即给予吸氧、心电监护、退热、3 mg 吗啡静脉注射、静脉应用硝酸甘油及西地兰后患者胸闷症状明显缓解。同时给予抗生素,常规治疗同前。

治疗效果

患者感染情况迅速控制,内科治疗 7 d 后,与家属充分沟通,在 INR<1.5 时给予经导管二尖瓣球囊扩张术。

三、思考与讨论

风湿热是二尖瓣狭窄主要的原因,在二尖瓣置换时发现 99% 切除的狭窄二尖瓣有风湿因素参与。约 25% 的风湿性心脏病患者为单纯二尖瓣狭窄,40% 的患者为二尖瓣关闭不全,女性患者占所有风湿性二尖瓣狭窄的 2/3。正常成人的二尖瓣口横截面积为 4 ~ 6 cm^2,当瓣口面积缩小至约 2 cm^2 时,提示二尖瓣轻度狭窄,无症状者无需特殊治疗,但应避免剧烈的体力活动。当二尖瓣开放减小到 1 cm^2 时,则为二尖瓣重度狭窄。

左心房室跨瓣压力阶差约为 20 mmHg,才足以维持静息时正常心输出量,左心房压升高引起肺静脉和毛细血管压升高,将导致劳力性呼吸困难。该患者为女性,心电图显示为心房颤动,心脏彩超提示二尖瓣重度狭窄并轻度关闭不全,在劳力、情绪激动及感染后引起心动过速,增加了血液流经二尖瓣口的速度,进一步导致左心房压升高,诱发了胸闷、心慌、呼吸困难。

患者出现急性肺水肿时的处理原则与急性左心衰竭所致的肺水肿相似,但需注意以下两点:①避免使用以扩张小动脉为主、减轻心脏后负荷的血管扩张药物,应选用扩张静脉系统、减轻心脏前负荷为主的硝酸酯类药物;②正性肌力药物对二尖瓣狭窄肺水肿无益,仅在心房颤动快室率时可静脉注射毛花苷丙,以减慢心室率。二尖瓣狭窄的患者容易合并心律失常心房颤动快室率,若应用毛花苷丙注射液效果不满意,可静脉注射地尔硫䓬或艾司洛尔;当血流动力学不稳定时,如出现肺水肿、休克、心绞痛或晕厥时,应立即电复律。

二尖瓣狭窄另一个不容忽视的并发症为体循环栓塞,在抗凝和外科手术治疗前,约 25% 的二尖瓣疾病患者的死因为体循环栓塞。体循环栓塞的发展趋势直接与患者的年龄及左心耳的大小相关,而与心排血量呈负相关;80% 发生体循环栓塞的二尖瓣狭窄患者是由于心房颤动。因此长期口服华法林抗凝是二尖瓣狭窄合并心房颤动患者重要的治疗部分。

对于中重度二尖瓣狭窄、呼吸困难进行性加重或有肺动脉高压发生者,需通过机械性干预解除二尖瓣狭窄,降低跨瓣压力阶差,缓解症状。该患者为二尖瓣重度狭窄合并轻度关闭不全,二尖瓣无钙化且瓣叶活动度较好,且左心房及肺静脉 CTA 显示无左心房内血栓形成,选择经皮球囊二尖瓣成形术,术后患者症状迅速改善,恢复良好。而严重瓣叶和瓣下结构钙化、畸形,不宜行经皮球囊二尖瓣成形术或分离术者,二尖瓣狭窄合并明显二尖瓣关闭不全者,人工瓣膜置换术将是更好的选择。经皮二尖瓣球囊成形术、二尖瓣分离术,可以使二尖瓣口显著扩大,很好地改变其临床病程,否则疾病会进一步发展。

四、练习题

1. 哪些症状、体征提示风湿性心脏病二尖瓣狭窄?
2. 二尖瓣狭窄的内科治疗与外科治疗的适应证有哪些?
3. 二尖瓣狭窄进行经皮球囊二尖瓣成形术的禁忌证有哪些?

五、推荐阅读

陈灏珠,实用心脏病学[M].5 版.上海:上海科学技术出版社,2016.

(肖莉丽)

案例 34 二尖瓣狭窄（外科手术治疗）

一、病历资料 »»

（一）门诊接诊

1. **主诉** 活动后呼吸困难1年,加重伴心悸、下肢水肿2周。

2. **问诊重点** 呼吸困难、心悸、下肢水肿均为心血管系统疾病常见症状,患者慢性发病,问诊时应注意患者病程中主要症状及伴随症状特点、疾病演变过程、诊治经过、治疗效果等。

3. **问诊内容**

（1）诱发因素:有无受凉、劳累、情绪激动、快速心律失常等诱发因素。

（2）主要症状:呼吸困难大多为肺源性呼吸困难及心源性呼吸困难,应询问有无慢性咳嗽、咳痰的病史、有无青少年过敏史;询问患者活动耐量,有无进行性下降;呼吸困难缓解方式及时间,呼吸困难与体位的关系,有无夜间阵发性呼吸困难及端坐呼吸,有无腹胀、恶心、呕吐、食欲减退等;询问患者心悸发生的诱因,是否与活动有关,心悸发生的时间、频率及缓解方式,有无突发突止;下肢水肿的范围、性质(凹陷性、非凹陷性)、是否对称、加重及缓解方式;体重变化情况及大小便情况。

（3）伴随症状:有无发热,发热提示呼吸道的感染,如肺炎、肺脓肿、肺结核等;有无咳嗽、咳痰,见于慢性阻塞性肺疾病、肺炎、支气管扩张等;伴哮鸣音多见于支气管哮喘、心源性哮喘;有无胸痛,见于肺炎、胸膜炎、气胸、肺栓塞、急性心肌梗死等;有无意识障碍,见于脑出血、脑膜炎、糖尿病酮症酸中毒、尿毒症、肺性脑病、恶性心律失常等。

（4）诊治经过:既往是否就诊,是否用药,用何种药,具体剂量、效果如何。

（5）既往史:既往是否有冠心病、高血压病、心肌病、肺源性心脏病、先天性心脏病等病史;是否有急性风湿热、反复链球菌感染扁桃体炎或咽峡炎等;是否有慢性气管炎、支气管哮喘等病史;有无慢性肾病病史等;是否有糖尿病病史。

（6）个人史:有无长期吸烟、饮酒史;有无职业暴露史等。

（7）家族史:有无冠心病、高血压病、心肌病等有家族遗传倾向等病史。

> **问诊结果**
>
> 46岁,女性,工人,既往无冠心病、高血压病、糖尿病、慢性肾病、肝病等病史,无麻疹、百日咳、鼻炎等病史,既往反复出现急性扁桃体炎。患者1年前出现活动后呼吸困难,但日常活动基本不受限制,无夜间阵发性呼吸困难及端坐呼吸,无双下肢水肿,无腹胀、食欲减退、恶心、呕吐,无咳嗽、咳痰、咳血等,一直未进行治疗。2周前患者受凉后呼吸困难症状明显加重,日常一般活动后即感觉明显的呼吸困难伴心悸,伴咳嗽、咳痰,无咳血及发热,同时出现双下肢水肿,晨轻暮重,夜间高枕卧位。患病后,食欲减退,体重增加5 kg,大便正常,小便减少。

4. **思维引导** 患者活动后呼吸困难1年,加重伴心悸、下肢水肿2周。首先应判断呼吸困难的原因是肺源性呼吸困难还是心源性呼吸困难,肺源性呼吸困难多见于慢性阻塞性肺疾病、支气管扩张、间质性肺病等,慢性阻塞性肺疾病多有慢性咳嗽、咳痰病史,支气管哮喘春夏季多发,青少年发病,伴哮鸣音,间质性肺病亦有咳嗽病史,应注意肺部有无哮鸣音及Velcro啰音,必要时可完善胸部

CT 及肺功能检查。该患者有劳力性呼吸困难,随病情进展出现端坐呼吸,并出现双下肢水肿、食欲减退(右心衰竭症状),首先考虑充血性心力衰竭急性加重,心力衰竭恶化诱因为呼吸道感染及水钠潴留,需进一步通过体格检查及辅助检查寻找心力衰竭的病因。

(二)体格检查

1. 重点检查内容及目的　为了初步判断心力衰竭的原因,体格检查时应重点注意:①体温、脉搏、脉律、呼吸、血压。②睑结膜及皮肤色泽,颈静脉充盈程度,肝颈静脉回流征、肝大小。③心脏的视、触、叩、听,视诊注意心尖搏动的位置及范围,判断有无心脏扩大,有无心前区搏动,触诊时注意心尖搏动的位置及范围、有无震颤,叩诊心脏浊音界的范围,听诊心率、心律的情况,如果出现心律绝对不齐、第一心音强弱不等、脉搏短绌,则考虑有心房颤动,注意心脏各个瓣膜区的听诊,判断有无心脏瓣膜病及先天性心脏病;注意有无额外心音,如果闻及开瓣音,考虑可能有二尖瓣狭窄。④肺部体征,有无胸腔积液,肺部是否有啰音,是湿啰音还是干啰音,哮鸣音提示有气道痉挛或阻塞,心力衰竭多为肺底湿啰音,若闻及局限性湿啰音,则考虑肺炎、肺结核、支气管扩张。

体格检查结果

T 36.5 ℃,R 25 次/min,P 115 次/min,BP 97/55 mmHg

神志清,呼吸急促,端坐位,慢性病容,二尖瓣面容。平卧位颈静脉怒张,心尖搏动点位于第 5 肋间隙左锁骨中线内 0.5 cm 处,剑突下可触及抬举样搏动,心界向左侧扩大,右心缘与胸骨边缘重叠,心率 122 次/min,心律绝对不齐,第一心音强弱不等,肺动脉瓣区 P_2 亢进,心尖区可闻及舒张中晚期隆隆样杂音,未闻及开瓣音,三尖瓣区及余瓣膜未闻及杂音。右下肺闻及湿啰音,双肺无干啰音。肝颈静脉回流征阳性,肝右侧肋缘下 1 cm 可触及,双下肢对称性、凹陷性水肿。

---

2. 思维引导　通过上述体格检查可以发现患者存在心律不齐、脉搏短绌、心界扩大、肺动脉瓣区 P_2 增强及心尖区的舒张中晚期隆隆样杂音,这些体征为典型的二尖瓣狭窄合并心房颤动、肺动脉高压的体征,应考虑心脏瓣膜病、二尖瓣狭窄、心脏扩大、右心衰竭、继发性肺动脉高压、心房颤动、心功能Ⅲ级(NYHA 分级)。关于二尖瓣狭窄的病因,患者既往反复出现急性扁桃体炎,考虑患者心脏瓣膜病的首要原因是风湿性心脏病。患者肝大、水肿,提示右心功能不全,同时不排除低蛋白血症、肾功能不全所致,进一步行实验室检查及影像学检查明确诊断。

(三)辅助检查

1. 主要内容及目的

(1)血常规、ESR、CRP、抗"O"抗体:判断有无感染及风湿活动。

(2)动脉血气分析:明确是否有呼吸衰竭,判断病情的严重程度。

(3)肝、肾功能,电解质,凝血功能:判断有无肝、肾功能不全,电解质紊乱及凝血功能异常。

(4)NT-proBNP:判断心力衰竭严重程度。

(5)胸部影像学:判断有无肺部感染、肺淤血及心脏大小。

(6)心电图:测定心率、心律,判断有无心肌缺血、心律失常。

(7)超声心动图:判断心脏大小、结构、有无瓣膜异常,间接测量肺动脉压。

辅助检查结果

(1)血常规、CRP、ESR、抗"O"抗体:未见异常。

(2)动脉血气分析:PaO_2 86 mmHg,$PaCO_2$ 33 mmHg,pH 7.40。

(3)肝肾功能、电解质、凝血功能:均正常。

(4)NT-proBNP:8 300 ng/L。

(5)胸部 X 射线片:心影呈梨形心,肺动脉段突出,提示肺动脉高压,可见肺淤血征象,无胸腔积液。

(6)心电图:心房颤动,心室率 122 次/min。

(7)超声心动图:左心室舒张末内径39 mm,左心房内径38 mm,右心室内径32 mm,右心房内径46 mm,左心室射血分数62%。风湿性心脏病、二尖瓣狭窄(重度)、三尖瓣反流(中度)、肺动脉高压(中度)。

2. 思维引导   该患者劳力性呼吸困难 1 年,加重 2 周,夜间端坐呼吸,并出现食欲减退及双下肢水肿,符合心力衰竭的诊断,心脏超声提示左心房扩大,二尖瓣瓣叶增厚、粘连、钙化,舒张期开放受限,瓣口面积 0.8 cm^2,二尖瓣瓣下腱索增粗,均提示风湿性二尖瓣损害,以狭窄为主,同时右房、右室扩大,三尖瓣中度反流及肺动脉压力增高,说明二尖瓣狭窄已经继发右心系统的损害。

(四)初步诊断

分析上述病史、体格检查、实验室检查结果,支持以下诊断:风湿性心脏瓣膜病、二尖瓣狭窄(重度)、心脏扩大、肺动脉高压、心房颤动、心功能Ⅲ级(NYHA 分级)。

二、治疗经过

(一)初步治疗

(1)吸氧(3 L/min)。

(2)呋塞米注射液 20 mg iv qd。

(3)螺内酯片 20 mg po qd。

(4)西地兰 0.2 mg iv st,后改为地高辛 0.125 mg po qd。

(5)美托洛尔 23.75 mg po qd。

(6)低分子肝素皮下注射+华法林抗凝治疗,重叠 3～5 d 后改为口服华法林,INR 值控制在 2～3。

(7)补钾,预防电解质紊乱。

治疗效果

(1)症状:呼吸困难明显减轻,活动耐量增加,夜间可平卧休息。

(2)体格检查:神志清,呼吸20 次/min,可平卧,无颈静脉怒张,肝颈静脉回流征阴性,双肺呼吸音粗,未闻及干、湿啰音,心率94 次/min,心律不齐,心尖区可闻及舒张中晚期隆隆样杂音,肝肋下未触及,双下肢水肿明显减轻。

(3)辅助检查:复查 NT-proBNP 2 300 ng/L,INR 1.6。

(二)思维引导

患者近2周无急性扁桃体炎病史,无关节红肿、疼痛,无皮肤结节红斑,无发热等表现,检查急性炎症指标正常,不考虑急性风湿热复发。患者近2周呼吸困难加重,夜间高枕卧位休息,同时伴食欲减退及双下肢水肿、肝颈静脉回流征阳性,肺部听诊有湿啰音,提示肺淤血、右心衰竭,给予呋塞米、螺内酯利尿,同时注意电解质;患者心房颤动持续时间不明,同时合并二尖瓣重度狭窄,不考虑转复窦性心律,首选控制心室率及抗凝治疗,入院时心室率快,使用洋地黄联合β受体阻滞剂控制心室率。二尖瓣狭窄合并心房颤动是发生血栓栓塞的高危人群,若无禁忌,无论是阵发性还是持续性心房颤动,均应长期口服华法林抗凝,使INR控制在2~3,以预防血栓形成及栓塞事件的发生。

(三)下一步治疗

对于二尖瓣瓣口面积小于1.5 cm²且伴有心力衰竭等临床表现,尤其是症状进行性加重的患者,应考虑介入(经皮球囊二尖瓣成形术)或外科人工瓣膜置换术。

经皮球囊二尖瓣成形术为缓解单纯二尖瓣狭窄的首选方法,长期疗效确切,费用低,可以有效地避免开胸手术的创伤。手术指征:①中到重度的二尖瓣狭窄;②二尖瓣瓣叶无钙化,弹性可;③伴有心力衰竭等临床表现,无症状的患者应伴有肺动脉高压;④排除左房血栓,无中到重度的二尖瓣反流。

外科人工瓣膜置换术手术指征:①不适合行经皮球囊二尖瓣成形术的患者;②有效的口服抗凝治疗仍存在左房血栓的患者;③二尖瓣瓣叶严重钙化或弹性减退的患者;④合并中到重度二尖瓣反流的患者。

此患者为重度二尖瓣狭窄,伴有临床症状,且二尖瓣瓣叶钙化,弹性减退,应首选外科手术治疗。

(四)病情变化

入院第5天患者大便时突然出现意识不清,摔倒在卫生间,右侧肢体无自主活动,双眼向左侧凝视,10 min后意识有所好转,但仍不能言语,双侧向左凝视,右侧肢体无法活动。体格检查:神志清楚,混合性失语,双眼向左侧凝视,右上肢肌力1+级,右下肢肌力2级,右侧巴宾斯基征(+),NIHSS评分20分。

1.病情变化的可能原因及应对　考虑急性脑血管病(脑栓死、脑出血),感染加重致中毒性脑病,严重电解质紊乱。急查血常规、血气分析、凝血功能、电解质未见明显异常,头颅CT未见出血。

> **治疗效果**
>
> 　起病小于4.5 h,给予阿替普酶溶栓,数小时后患者右侧肢体无力好转,右上肢肌力4级,右下肢肌力4+级,根据病情可行急诊脑血管造影,必要时拉栓治疗。

2.思维引导　患者血常规未见明显异常,白细胞不高,可排除急性感染加重致中毒性脑病,电解质正常,排除严重电解质紊乱所致脑病;头颅CT未见出血,但患者有一过性意识不清,混合性失语、双眼向左凝视、右侧肢体偏瘫,考虑定性诊断:缺血性脑血管病(心源性栓塞);定位诊断:左侧大脑中动脉供血区,需进一步完善头颅磁共振+脑动脉成像明确诊断。

三、思考与讨论

患者有慢性呼吸困难病史,逐渐加重并出现食欲减退、双下肢水肿,需先鉴别心源性呼吸困难及肺源性呼吸困难,患者无慢性咳嗽、咳痰病史,胸部影像学无肺纹理增粗、紊乱、肺气肿等征象,不考虑肺源性,考虑为心力衰竭所致。所有心力衰竭患者都需要寻找原因,常见病因包括冠心病、高血压病、心肌病、心脏瓣膜病、肺源性心脏病、先天性心脏病、心包炎、心包积液等,询问病史时应注意有无心绞痛病史,有无高血压病病史,有无长期慢性咳嗽、咳痰病史,有无自幼口唇发绀、心脏杂音等。

患者胸部 X 射线片提示心影呈梨形心,肺动脉段突出,心尖向左侧移位,心脏彩超提示二尖瓣重度狭窄、三尖瓣反流(中度)、肺动脉高压(中度),故患者心力衰竭病因考虑为二尖瓣狭窄。心房颤动为二尖瓣狭窄患者最常合并的心律失常,在治疗心力衰竭的同时要抗凝治疗,患者突然出现一过性意识不清、一侧肢体无力、混合性失语,首先考虑急性脑血管病可能性大,因患者应用抗凝药物可致脑出血、心房颤动还可致脑栓塞,故需先完善头颅 CT 排除出血。

四、练习题

1. 正常二尖瓣瓣口的面积是多少? 二尖瓣狭窄程度如何分级?
2. 二尖瓣狭窄有哪些并发症? 二尖瓣狭窄合并心房颤动患者的抗凝策略有哪些?
3. 地高辛应用在此例患者的主要目的是什么? 是否可以大量使用? 为什么?

五、推荐阅读

[1] 陈灏珠,林果为,王吉耀. 实用内科学[M]. 14 版. 北京:人民卫生出版社,2013.
[2] 王华,梁延春. 中国心力衰竭诊断及治疗指南 2018[J]. 中华心血管病杂志,2018,46(10):760-789.

(李彦明)

案例 35 二尖瓣脱垂

一、病历资料

（一）门诊接诊

1. 主诉 间断腹胀伴反酸 7 月余，双下肢水肿 15 d。

2. 问诊重点 患者间断腹胀伴反酸 7 月余，双下肢水肿 15 d，问诊时应注意腹胀及双下肢水肿可能病因，结合主要症状及伴随症状特点、疾病演变过程、诊治经过、治疗效果等。

3. 问诊内容

（1）诱发因素：有无着凉、感冒、劳累等诱发因素。

（2）主要症状：腹胀是一种常见的消化系统症状，是主观上感觉腹部的一部分或全腹部胀满，通常伴有相关症状，如呕吐、腹泻、嗳气等。引起腹胀的原因主要见于胃肠道疾病，但需要考虑其他系统疾病，如心、肾、内分泌等引起的胃肠道及肝淤血、腹水等。右心衰竭常见的症状是消化道症状，表现为胃肠道及肝淤血引起腹胀、食欲缺乏、恶性、呕吐等。

（3）伴随症状：有无水肿，心力衰竭的水肿特点是首先出现于身体低垂部位。能起床活动者，最早出现于下肢，行走活动后明显，休息后减轻或消失；经常卧床者以腰骶部较为明显。颜面部一般不出现水肿，水肿为对称性、凹陷性。此外，通常有颈静脉怒张、肝大、静脉压升高，严重时还出现胸腔积液、腹水等右心衰竭的其他表现。有无肝大，可为心源性、肝源性与营养不良性。而同时有颈静脉怒张者则为心源性。有重度蛋白尿，常为肾源性，而轻度蛋白尿也可见于心源性。有呼吸困难与发绀，常提示由于心脏病、上腔静脉阻塞综合征等所致。有心跳缓慢、血压偏低，可见于甲状腺功能减退症。有消瘦、体重减轻，可见于营养不良。

（4）诊治经过：在外院诊断如何，是否用药、用何种药、具体剂量、效果如何。

（5）既往史：当出现一个症状或体征时，不能只认为是某一种病所致，有可能是多种疾病逐步进展、恶化的结果。注意询问既往身体状况及疾病史。

（6）个人史：久居本地，无疫区、疫情、疫水接触史，无牧区、矿山、高氟区、低碘区居住史，无化学性物质、放射性物质、有毒物质接触史，无吸毒史，无吸烟史，饮酒 20 年，以饮用白酒为主，平均 100～150 mL/d，已戒酒 6 个月。否认冶游史。

（7）家族史：无与患者类似疾病，无家族性遗传病史。

问诊结果

7 个多月前无明显诱因出现腹胀伴反酸，至当地医院诊治，完善相关检查，心电图提示心房颤动，C^{13} 呼气试验阳性，给予抗幽门螺杆菌治疗后症状较前明显好转。15 d 前无明显诱因出现双下肢水肿，伴腹胀、乏力等症状，就诊于当地医院，完善相关检查。ECG：①心房颤动伴快速心室率；②T 波异常。心脏彩超：①全心扩张伴收缩功能减低；②二、三尖瓣重度关闭不全；③主动脉瓣轻度关闭不全；④心包腔积液。胸部 CT：①双肺数个结节影；②心影增大；③右侧胸膜增厚；④腹水。胃肠镜：①慢性红斑性全胃炎伴糜烂；②回盲部息肉；③升结肠憩室。给予"替米沙坦、呋塞米"等药物治疗后症状较前好转，今为求进一步诊治，门诊以"扩张型心肌病、心律失常"收入院。自发病以来,食欲差,睡眠正常,大便不成形且次数增多,每日 4～5 次,精神正常,体重近 7 个月下降 10 kg。既往无高血压、心脏疾病病史,无糖尿病、脑血管疾病病史,无肝炎、结核、疟疾病史,预防接种史随社会计划免疫接种,10 年前因痔疮行手术治疗(具体不详)。无食物、药物过敏史。饮酒 20 年,以饮用白酒为主,平均 100～150 mL/d,已戒酒 6 个月。

4. 思维引导　患者 7 个多月前无明显诱因出现腹胀伴反酸,至当地医院消化科诊治,心电图提示心房颤动,C^{13} 呼气试验阳性,给予抗幽门螺杆菌治疗后症状较前明显好转。因无明显胸闷、心悸、水肿等症状,仅给予消化科药物治疗。15 d 前无明显诱因出现双下肢水肿,伴腹胀、乏力等症状,患者仍就诊于当地医院消化科,胃肠镜结果异常,心电图提示快室率心房颤动,心脏超声提示全心扩大。结合患者症状、体征及检查结果,考虑患者心脏扩大、心房颤动、心力衰竭,所以患者腹胀、水肿体征是右心衰竭表现。

(二)体格检查

1. 重点检查内容及目的　患者初步诊断为心力衰竭,应注意心脏及腹部体格检查。心脏体格检查首先听诊是否有心脏杂音,二尖瓣重度关闭不全可由风湿热导致单纯性二尖瓣关闭不全,但单纯风湿性二尖瓣关闭不全的发病率较低。非风湿性单纯性二尖瓣关闭不全的病因,以腱索断裂最常见,其次是感染性心内膜炎、二尖瓣黏液样变性、缺血性心脏病等。腹部体格检查有无肝大,肝淤血肿大常伴压痛,持续慢性右心衰竭可致心源性肝硬化。有无颈静脉征阳性。体格检查患者身体低垂部位有无对称性凹陷性水肿。也可表现为胸腔积液,以双侧多见,常以右侧为甚,单侧者以右侧多见。

体格检查结果

T 36.5 ℃,R 20 次/min,P 80 次/min,BP 108/78 mmHg

发育正常,营养中等,体型偏瘦,神志清楚,自主体位,体格检查合作。胸壁无静脉曲张、皮下气肿。胸骨无叩痛。呼吸运动正常,肋间隙正常,语颤正常,无胸膜摩擦感,无皮下捻发感,叩诊清音,双肺呼吸音清,无干、湿啰音,无胸膜摩擦音,语音共振正常。心前区无隆起,心浊音界向左下扩大,心率 102 次/min,心律绝对不齐,心音强弱不等,心尖区可闻及 3/6 级收缩期吹风样杂音,余各瓣膜听诊区未闻及杂音,无心包摩擦音。腹部肝肋缘下可触及 7 cm 肿大,剑突下可触及 5 cm 肿大,有压痛。双下肢轻度水肿。余体格检查正常。

2. 思维引导　经上述检查患者心界向左下扩大,心尖搏动向下向左移位,收缩期可触及高动力性心尖搏动;右心衰竭时可见颈静脉怒张、肝颈回流征阳性、肝大及双下肢水肿等。听诊二尖瓣关闭不全的典型杂音为心尖区全收缩期吹风样杂音,杂音强度 ≥3/6 级,可伴有收缩期震颤。前叶损害为主者杂音向左腋下或左肩胛下传导,后叶损害为主者杂音向心底部传导。二尖瓣脱垂时收缩期杂音出现在喀喇音之后,腱索断裂时杂音可似海鸥鸣或乐音性。严重反流时,由于舒张期大量血液通过二尖瓣口,导致相对性二尖瓣狭窄,故心尖区可闻及短促的舒张中期隆隆样杂音。相对性二尖瓣关闭不全杂音与心功能状况呈正相关,心功能改善和左心室缩小时杂音减轻,而器质性二尖瓣关闭不全产生的收缩期杂音,心功能不全时杂音减轻,心功能改善时杂音增强,可伴二尖瓣狭窄产生的舒张期隆隆样杂音。患者肝大,考虑有肝淤血;体格检查双下肢水肿,都考虑为体循环淤血的主要表现。先给予扩血管、利尿等纠正心力衰竭治疗,心力衰竭好转时杂音增强,考虑为器质性二尖瓣关闭不全产生的收缩期杂音。

(三)辅助检查

1. 主要内容及目的

(1)血常规、尿常规、凝血功能、血生化、糖化血红蛋白、心肌酶、肌钙蛋白、BNP等指标：进一步明确基本情况及心力衰竭情况。

(2)心脏彩超：主要用于测量左心室超容量负荷改变，如左心房、左心室增大。可显示二尖瓣装置的形态特征，如瓣叶或瓣叶下结构的增厚、缩短、钙化。瓣叶冗长脱垂、连枷样瓣叶、瓣环扩大或钙化。赘生物、左心室扩大和室壁矛盾运动等，有助于明确病因。

(3)X射线检查：轻度二尖瓣关闭不全者，可无明显异常发现。严重者左心房、左心室明显增大，明显增大的左心房可推移和压迫食管。左心衰竭者可见肺淤血及肺间质水肿。晚期可见右心室增大，二尖瓣环钙化者可见钙化阴影。急性者心影正常或左心房轻度增大，伴肺淤血甚至肺水肿征。

(4)心电图：了解有无合并心律失常。

(5)动态心电图：进一步明确心肌缺血及心律失常等情况。

辅助检查结果

(1)血常规：白细胞 5.94×10^9/L，红细胞 4.53×10^9/L，血红蛋白 149.0 g/L，血小板 154×10^9/L。

(2)血生化：丙氨酸转氨酶 47 U/L，天冬氨酸转氨酶 25 U/L，葡萄糖 3.64 mmol/L，总胆固醇 5.51 mmol/L，甘油三酯 1.13 mmol/L，高密度脂蛋白 1.08 mmol/L，低密度脂蛋白 3.95 mmol/L。钾 4.86 mmol/L，钠 136.0 mmol/L，尿素 6.7 mmol/L，肌酐 76 μmol/L，尿酸 625 μmol/L，肾小球滤过率 102.554 mL/(min·1.73m²)。糖化血红蛋白 5.90%，肌酸激酶同工酶 12.5 U/L，pro-BNP 1377 ng/L。甲状腺功能正常。

(3)心电图：心室率 98 次/min，心房颤动，ST-T异常。

(4)动态心电图：基础心律为异位心律；全程心搏总数、平均心率及最慢心率均高于正常范围；持续性心房颤动；偶发室性期前收缩，偶呈二联律及成对出现。ST-T未见明显异常的动态变化。

(5)心脏彩超：双房、左心室增大，二尖瓣后瓣脱垂并重度关闭不全(考虑腱索断裂)，主动脉瓣轻度关闭不全，三尖瓣中度关闭不全，左心收缩功能下降，心律失常(心房颤动)；左心室径 71 mm，左心房径 45 mm，EF值49%。

(6)腹部彩超：肝淤血，胆囊壁厚、毛糙。

(7)X射线检查：心影增大，肺动脉段膨出，请结合临床。

---

2. 思维引导　患者间断腹胀伴反酸7月余，双下肢水肿15 d。曾按消化道疾病给予检查及药物治疗。近半个月出现双下肢水肿，查心脏彩超及心电图发现心脏扩大、心房颤动、心力衰竭，遂来医院。入院后完善进一步检查，同时给予扩血管、利尿、控制心室率、抗凝、抗重塑等治疗，患者心力衰竭症状好转，无腹胀及双下肢水肿。体格检查发现心功能情况好转，但心脏二尖瓣关闭不全杂音反而增强，再结合心脏彩超复查结果示左室增大，二尖瓣后瓣脱垂并重度关闭不全(考虑腱索断裂)，考虑二尖瓣关闭不全心脏杂音为器质性瓣膜病导致，而不是扩张型心肌病引起的瓣环扩张导致。同时患者为中年男性，有高脂血症病史，不排除冠心病、心肌缺血、乳头肌功能不全引起的二尖瓣关闭不全；患者既往饮酒20年，以饮用白酒为主，平均 100～150 mL/d，已戒酒6个月。不排除酒精性

心肌病引起心脏扩大。

(四)初步诊断

分析病史、体格检查、实验室及影像检查结果,支持以下诊断:①心脏瓣膜病——二尖瓣脱垂并重度关闭不全、心脏扩大、心律失常、心房颤动、心功能Ⅲ级(NYHA 分级);②酒精性心肌病待排;③冠心病待排;④高脂血症;⑤高尿酸血症。

二、治疗经过 »»»

(一)初始治疗

1. 纠正心力衰竭治疗 给予重组人脑钠肽(新活素)静脉泵入纠正心力衰竭;螺内酯、呋塞米利尿剂应用;沙库巴曲缬沙坦、倍他乐克缓释片等抗重塑;辅酶 Q10 胶囊、曲美他嗪改善心肌代谢等治疗。

2. 控制心室率、抗凝治疗 倍他乐克缓释片控制心室率,低分子肝素抗凝预防血栓。

3. 降血脂治疗 阿托伐他汀联合依折麦布。

4. 降尿酸治疗 非布司他。

5. 联系心外科会诊 考虑瓣膜手术。

6. 完善冠脉造影检查 未见明显异常。

(二)思维引导

先给予患者纠正心力衰竭治疗,其腹胀及双下肢水肿明显好转,同时因患者为心房颤动心率,给予抗凝及控制心室率治疗。请心外科会诊,建议行外科瓣膜手术。因患者不排除冠心病,外科手术前建议先行冠状动脉造影明确心脏血管情况。患者高脂血症服用他汀类联合胆固醇吸收抑制剂依折麦布降血脂、稳定斑块。患者冠状动脉造影结果示心脏血管未见明显狭窄,冠心病诊断排除。

患者经综合评估,建议转至心外科手术治疗。患者及家属表示先出院择期至外科手术治疗。院外口服沙库巴曲缬沙坦钠片 25 mg bid;琥珀酸美托洛尔缓释片 23.75 mg qd;呋塞米片 20 mg qd;螺内酯片 20 mg qd;利伐沙班片 15 mg qd;阿托伐他汀钙片 20 mg qd;依折麦布片 10 mg qd;曲美他嗪缓释片 35 mg bid;辅酶 Q10 片 10 mg tid;非布司他片 40 mg qd。

三、思考与讨论 »»»

患者慢性心功能不全,急性发病,入院体格检查发现心尖区可闻及 3/6 级收缩期吹风样杂音,考虑为二尖瓣关闭不全引起杂音。经治疗患者心力衰竭症状好转,无腹胀及双下肢水肿。再体格检查发现心功能情况好转,但心脏二尖瓣关闭不全杂音反而增强,再结合心脏彩超复查结果示左心室增大,二尖瓣后瓣脱垂并重度关闭不全(考虑腱索断裂),考虑二尖瓣关闭不全心脏杂音为器质性瓣膜病导致,而不是扩张型心肌病引起的瓣环扩张导致。对于临床上体格检查听诊的重要性,患者心脏杂音的变化,我们要思考患者为什么心功能好转了,杂音反而增强了?因为心肌收缩力增强了,本身瓣膜有器质性病变,反而杂音增强了。那么对于下一步的治疗策略是不同的,有器质性瓣膜病,就要外科对瓣膜进行手术治疗来改善预后。

手术是治疗二尖瓣关闭不全的根本性措施,应在左心室功能发生不可逆损害之前进行。急性二尖瓣关闭不全应在药物控制症状的基础上,采取紧急或择期手术治疗。慢性二尖瓣关闭不全的手术适应证:①重度二尖瓣关闭不全伴 NYHA 心功能分级Ⅲ或Ⅳ级;②NYHA 心功能分级Ⅱ级伴心脏大,左心室收缩末期容量指数(LVESVI)>30 mL/m^2;③重度二尖瓣关闭不全,LVEF 减低,左心室收缩及舒张末期内径增大,LVESVI 高达 60 mL/m^2,虽无症状也应考虑手术治疗。常用的手术方法有二尖瓣修补术和二尖瓣置换术。前者适用于瓣膜损坏较轻,瓣叶无钙化,瓣环有扩大,但瓣下腱索无严重增厚者,手术死亡率低,术后射血分数的改善较好,不需终生抗凝治疗,占所有适合手术患者的70%。后者适用于瓣膜损坏严重者,其手术死亡率约为5%。

患者为中年男性,有高脂血症病史,不排除冠心病、心肌缺血、乳头肌功能不全引起的二尖瓣关闭不全,进一步完善冠状动脉造影明确心脏、血管情况,排除了这一诊断;患者既往饮酒20年,以饮用白酒为主,平均100~150 mL/d,目前心脏扩大,那么心脏扩大的病因也不排除酒精性心肌病占一部分原因,建议患者完全戒酒,同时规范内科药物治疗。

四、练习题

1. 二尖瓣关闭不全常见的病因有哪些?
2. 器质性二尖瓣关闭不全和功能性二尖瓣瓣环扩张导致的关闭不全杂音特点有什么不同?
3. 二尖瓣关闭不全治疗原则有哪些?

五、推荐阅读

[1] 葛均波,徐永健,王辰.内科学[M].9版.北京:人民卫生出版社,2018.
[2] WRIFING COMMITTEE MEMBERS,OTTO O M,NISHIMURA R A,et al. 2020ACC/AHA guideline for the management of patients with valvular heart disease:a report of the American College of Cardiology/American Heart Association Joint committee on clinical practice guidelines [J]. J Am Coll Cardiol,2021,77(4):e25-e197.

(杨　帆)

案例 36 二尖瓣关闭不全

一、病历资料

(一)门诊接诊

1. **主诉** 活动后胸闷、气喘、乏力1年,加重1周。

2. **问诊重点** 胸闷、气喘、乏力为呼吸系统及心血管系统常见症状,患者慢性病程,近期加重,问诊时应注意慢性病程中主要症状及伴随症状特点、疾病演变过程、诊治经过、治疗效果,以及此次加重有无明显诱发因素,与既往发作相比有无特征性改变。

3. **问诊内容**

(1)诱发因素:有无受凉、感冒、劳累、情绪激动等诱发因素。

(2)主要症状:活动后胸闷、气喘主要见于呼吸系统及心血管系统疾病。应注意询问胸闷、气喘的好发时间、发作持续时间、加重或缓解方式。好发时间,若于夜间睡眠时发作,多考虑心力衰竭;若有明显季节相关性,支气管哮喘、慢性支气管炎或慢性阻塞性肺疾病可能性较大;加重或缓解方式,若符合"动重坐轻、卧重立轻"特点,强心、利尿、扩血管药物有效,多为心力衰竭;肺部感染性或阻塞性疾病,抗感染、解痉、平喘治疗多有效。患者近期病情加重,明确此次加重有无相关诱因或病因,与既往发作相比有无新发伴随症状及特征性改变,既往治疗方式是否有效等。

(3)伴随症状:有无咳嗽、咳痰,若有多见于肺部感染、支气管扩张、肺脓肿、慢性阻塞性肺疾病等,伴粉红色泡沫痰见于急性左心衰竭;有无发热,若有多见于肺炎、肺脓肿、急性心包炎等;有无咯血,若有咯血表明有血管的破坏、侵蚀或有微血管瘤的形成,应考虑肺栓塞、支气管扩张、肺癌等;有无伴哮鸣音,若有多见于支气管哮喘、心源性哮喘,突发重度呼吸困难见于急性肺栓塞、喉头水肿、自发性气胸等。

(4)诊治经过:是否用药,用何种药、具体剂量、效果如何,以利于选择针对性药物进行下一步治疗。

(5)既往史:老年人大多有多种基础疾病,当出现一个症状或体征时,不能单纯考虑某一种疾病所致,也有可能是多种疾病逐步进展、恶化的结果,如患者既往有高血压、冠心病等相关病史,心功能不全或恶化时可出现活动后胸闷、气喘;如有糖尿病病史,血糖控制不佳导致糖尿病酮症酸中毒也可引起胸闷、气喘、乏力症状;如有慢性肾功能不全,恶化加重时也可出现乏力、气喘、水肿症状。

(6)个人史:有无有毒、有害物质长期接触病史;有无吸烟、饮酒等增加呼吸及心血管引发疾病风险相关病史;有无高血压、糖尿病等基础疾病病史。

(7)家族史:有无支气管哮喘、早发冠心病等有家族遗传倾向的疾病史。

问诊结果

患者为老年男性,退休工人,既往无高血压、高血脂、糖尿病、冠心病、肺栓塞、脑血管疾病病史,无肝炎、慢性肾病、结核病史。吸烟30年余,平均每天10支,未戒烟;饮酒30年余,以白酒为主,平均每天50 mL左右,已戒酒1个月。患者于1年前活动后出现胸闷、气喘、乏力症状,无咳嗽、咳痰、心慌、头晕、黑矇等伴随症状,休息后可自行缓解。曾至当地医院就诊,心脏彩超:左心增大、二尖瓣中重度关闭不全,室间隔增厚;诊断为"二尖瓣关闭不全、心力衰竭、心功能Ⅱ级",给予强心、利尿、纠正心力衰竭等对症治疗。院外间断口服呋塞米、地高辛及诺欣妥药物。1周前患者上述症状再发加重,运动耐量较前明显下降,伴夜间阵发性呼吸困难、双下肢轻度凹陷性水肿,口服药物后症状缓解不明显。遂来医院行进一步治疗。

4.思维引导　患者既往反复活动后胸闷、气喘、乏力1年,加重1周。支气管哮喘春夏季多发,青少年发病,与上述症状不符,待肺功能结果回报后明确是否合并支气管哮喘;该患者既往无咳嗽、咳痰、发热病史,胸部X射线或CT可证实有无支气管扩张或肺部感染;既往彩超结果提示二尖瓣关闭不全,注意心界改变,S_1、S_2心音变化,二尖瓣听诊区特征性杂音等;患者此次再发加重,新发夜间阵发性呼吸困难、双下肢轻度凹陷性水肿症状体征,心力衰竭可能性较大,注意有无肺部啰音、心脏扩大等左心衰竭体征及颈静脉怒张、肝颈静脉回流征、肝脾大、双下肢水肿等右心衰竭甚至全心衰竭体征。

(二)体格检查

1.重点检查内容及目的　患者二尖瓣关闭不全、心力衰竭的可能性较大,呼吸系统疾病支气管哮喘、慢性阻塞性肺疾病不能排除。应注意肺部及心脏相关体格检查。如胸廓有无隆起、肋间隙增宽、呼吸运动减弱;肺部有无啰音,哮鸣音提示有气道痉挛或阻塞,心力衰竭多为肺底湿啰音,严重时可遍布大部分肺野,若闻及局限性湿啰音,则考虑肺炎、肺结核、支气管扩张可能性大;心脏体格检查注意有无抬举样搏动,心界是否扩大,心音是否正常,各瓣膜听诊区有无心脏杂音,明确瓣膜病变部位及严重程度;有无上下肢水肿、是否可触及足背动脉搏动,明确有无严重心力衰竭。

体格检查结果

T 36.5 ℃,R 21 次/min,P 75 次/min,BP 115/70 mmHg

神志清,精神可,皮肤巩膜无黄染,球结膜无水肿,颈软,颈静脉充盈。胸廓对称,无畸形,双肺底可闻及细湿啰音。心前区可见抬举样搏动,心界增大,心率75次/min,律齐,心脉率一致,S_1减弱,S_2分裂,心尖区可闻及>3/6级的收缩期粗糙的吹风样杂音,伴有收缩期震颤。各瓣膜区未闻及杂音、额外心音及心包摩擦音。腹平软,无压痛及反跳痛,移动性浊音阴性,肝肋下2横指,质软,无压痛,脾未触及,肝颈静脉回流征阳性,肠鸣音3~4次/min,双下肢轻度凹陷性水肿,双侧足背动脉搏动良好。

2.思维引导　经上述体格检查有肺循环及体循环淤血表现,肺部啰音、肝颈静脉回流征、心前区抬举样搏动,心界增大、肝大及双下肢水肿等;有二尖瓣关闭不全表现,S_1减弱,S_2分裂,心尖区可闻及>3/6级的收缩期粗糙的吹风样杂音,伴有收缩期震颤;需进一步排除支气管哮喘、肝硬化所致水肿、慢性肾功能不全、缩窄性心包炎等相关疾病,可进一步行实验室检查(常规生化、NT-proBNP及心肌酶、肌钙蛋白等)及影像学检查(心电图、X射线或肺部CT、心脏及消化系统彩超,必要时行冠状动脉CTA或冠状动脉造影)明确诊断。

(三)辅助检查

1.主要内容及目的

(1)常规生化:包括血常规、尿常规、肝肾功能、血糖、血脂、电解质、炎症指标等,对于患者及长期服用利尿剂、RAAS抑制剂尤为重要,也有利于后续随访监测。

(2)动脉血气分析:明确是否有呼吸衰竭,判断病情的严重程度。

(3)NT-proBNP:是心力衰竭诊断、临床管理及风险事件评估的重要指标。

(4)心肌酶及肌钙蛋白:部分严重心力衰竭或感染患者可轻度升高,主要是为明确是否合并急性冠脉综合征。

(5)心电图:一般无特异性改变,帮助判断是否存在心肌缺血、心律失常等。

(6)X射线或胸部CT:明确是否存在左心衰竭肺水肿,有助于心力衰竭和肺部疾病的鉴别。

(7)心脏及消化系统:评估各心腔大小及心脏瓣膜结构、功能等,方便快捷评估心功能和瓣膜病变。

（8）冠脉 CTA 或冠脉造影：评估有无心肌缺血，排除二尖瓣关闭不全的继发病因。

（9）肺功能：明确有无肺功能异常，有利于鉴别诊断。

辅助检查结果

（1）血常规：白细胞 8.3×10^9/L，中性粒细胞百分比 55.5%，淋巴细胞百分比 31.8%，红细胞 4.28×10^{12}/L，血红蛋白 110 g/L，血小板 290×10^9/L。

（2）尿常规：未见明显异常。

（3）血生化：丙氨酸转氨酶 128 U/L（↑），天冬氨酸转氨酶 48 U/L（↑），尿素氮 7.0 mmol/L，肌酐 62 μmol/L，尿酸 318 μmol/L，肾小球滤过率 112.46；钾 3.8 mmol/L，钠 144 mmol/L，氯 107 mmol/L，钙 2.35 mmol/L；总胆固醇 4.06 mmol/L，甘油三酯 1.34 mmol/L，高密度脂蛋白 0.71 mmol/L，低密度脂蛋白 2.93 mmol/L。

（4）CRP、ESR：未见明显异常。

（5）动脉血气分析：pH 7.52，$PaCO_2$ 25.4 mmHg，PaO_2 50 mmHg，HCO_3^- 21 mmol/L，血红蛋白 106 g/L，SaO_2 87%，钾 3.6 mmol/L。

（6）心肌损伤标志物：NT-proBNP 2 068 ng/L（↑），Myo 324 μg/L，CK-MB 14.2 U/L，cTnI< 0.012 μg/L。

（7）心电图：窦性心律，大致正常心电图（图 36-1）。

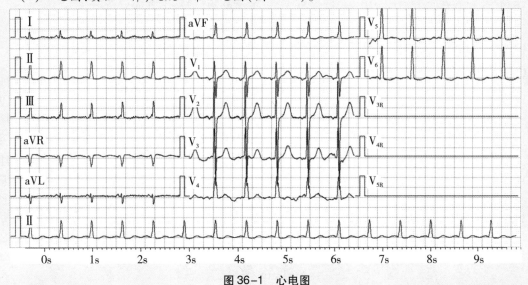

图 36-1　心电图

（8）肺部 X 射线：左心房及左心室明显增大，肺门血管影增强，肺血稍增多，肺野模糊，可见 KeLeyB 线。

（9）胸部 CT：左肺下叶轻微慢性炎症，两下肺渗出性改变，可见胸腔积液；可见胆囊结石，肝内低密度灶，考虑囊肿。

（10）心脏及消化系统彩超：左心增大，二尖瓣后叶脱垂伴重度关闭不全，二尖瓣局部稍厚，二尖瓣回声活动可，余瓣膜形态、回声、运动正常；房间隔连续性完整；肺动脉高压（轻度）；肝淤血，轻度脂肪肝；胆囊多发结石；胰腺及脾未见明显异常。

（11）冠脉 CTA：左冠状动脉优势冠脉，右冠状动脉稍纤细，管腔未见斑块及明显狭窄。

（12）肺功能：肺通气功能轻度减低，弥散功能正常。

2.思维引导　根据该患者反复胸闷、气喘、乏力1年,加重1周病史及心脏体格检查、心脏彩超结果,二尖瓣重度关闭不全诊断明确,无缩窄性心包炎指向;X射线及胸部CT提示存在肺淤血,考虑心功能不全引起,支持心力衰竭诊断;NT-proBNP异常升高,进一步明确了诊断;余胸部CT结果提示可能存在胆囊结石、肝囊肿;生化、肾功能支持,暂不考虑慢性肾疾病;肺功能未见明显异常,排除了支气管哮喘急性发作或其他阻塞性肺通气功能障碍;炎症指标正常,胸部CT未见明显炎症改变,暂不考虑肺部感染性疾病。

(四)初步诊断

分析上述病史、体格检查、实验室检验及检查结果,支持以下诊断:①心脏瓣膜病、二尖瓣重度关闭不全、肺动脉高压、心功能Ⅲ级(NYHA分级);②Ⅰ型呼吸衰竭、呼吸性碱中毒;③胆囊结石;④肝囊肿。

二、治疗经过

(一)初步治疗

(1)嘱患者半卧位或端坐位,以减少静脉回流。

(2)持续高流量吸氧。

(3)利尿,呋塞米20 mg q 8~12 h静脉注射,利尿、扩血管,缓解肺水肿。

(4)氯化钾1000 mg tid,补钾,防止电解质紊乱。

(5)扩张血管药,硝酸甘油10 mg缓慢泵入,扩张动静脉,减轻心脏前后负荷。

(6)正性肌力药,米力农10 mg缓慢泵入,增强心肌收缩力并降低外周血管阻力。

(7)多索茶碱注射液0.3 g qd静脉滴注,平喘,解除支气管痉挛。

(二)思维引导

患者有夜间阵发性呼吸困难症状,嘱患者半卧位或端坐位,以减少静脉回流;血气分析提示氧分压下降,氧饱和度不足,给予高浓度吸氧;胸片、胸部CT提示肺淤血征象,BNP大于正常范围,考虑心力衰竭急性加重,针对性应用呋塞米利尿、硝酸酯类扩血管、磷酸二酯酶抑制剂强心、多索茶碱平喘、解除气道平滑肌痉挛。若患者呼吸道症状较重,氧化恢复不佳,可雾化吸入支气管舒张剂,改善肺功能;血流动力学不稳定,发生严重低血压或休克时,可行IABP,提高循环舒张压的同时,降低心脏后负荷。待患者病情稳定后,可采用心力衰竭"新四联疗法"纠正心功能,改善心室重构,防止心力衰竭再发作。

治疗效果

(1)症状:治疗后胸闷、气喘较前明显缓解,未再发作夜间阵发性呼吸困难。

(2)体格检查:神志清楚,精神可,呼吸17次/min,颈静脉未见明显充盈,肺部未闻及干、湿啰音,心前区无隆起,心界大,心率69次/min,律齐,第一心音减弱,第二心音分裂,心尖区可闻及>3/6级收缩期粗糙的吹风样杂音,肝、胰未触及,未见肝颈静脉回流,双下肢无明显凹陷性水肿,双侧足背动脉搏动良好。

(3)血气分析:pH 7.40,PaCO$_2$ 38 mmHg,PaO$_2$ 94 mmHg,SaO$_2$ 98%。

(4)BNP:NT-proBNP 460 ng/L。

(5)肝功能:丙氨酸转氨酶52 U/L,天冬氨酸转氨酶38 U/L。

(6)肾功能:未见明显异常。

（7）电解质：钾 3.7 mmol/L，钠 142 mmol/L，氯 1032 mmol/L，钙 2.03 mmol/L。

（8）院外治疗：沙库巴曲缬沙坦 50 mg bid po，伊伐布雷定 5 mg bid po，呋塞米 20 mg qd po，螺内酯 20 mg qd po，地高辛 0.125 mg qd po。

三、思考与讨论

1. **二尖瓣定量诊断标准**　轻度是指射流面积 <4 cm^2，每次搏动的反流量 <30 mL、反流分数 $<30\%$；中度是指射流面积 $4 \sim 8$ cm^2，每次搏动的反流量 $30 \sim 60$ mL、反流分数 $30\% \sim 49\%$；重度是指射流面积 >8 cm^2，每次搏动的反流量 >60 mL、反流分数 $>50\%$。

2. **外科手术治疗**　人工瓣膜替换术是大部分二尖瓣关闭不全病例的首选治疗方案。手术指征为：①心功能Ⅲ～Ⅳ级，Ⅲ级为理想指征，Ⅳ级病死率高，预后差，内科疗法准备后应行手术。②心功能Ⅱ级或以下，缺乏症状者，若心脏进行性肥大，左心功能下降，应行手术。③EF $>50\%$，左心室舒张末期直径 <8.0 cm，收缩末期直径 <5.0 cm，心排指数 >2.0 L/（min·m^2），左心室舒张末压 <12 mmHg，收缩末容积指数 <50 mL/m^2 患者，适于手术，效果好。④中度以上二尖瓣反流。

3. **微创介入治疗**　近年来 Mitraclip 技术迅速发展，为那些高龄、心功能差、外科手术耐受力差，易发生手术并发症的高危患者带来了新的选择。Mitraclip 治疗二尖瓣关闭不全的标准如下：左心室收缩末径 <55 mm；左室射血分数 $>25\%$；二尖瓣瓣口面积 >4.0 mm^2；二尖瓣瓣叶 A$_2$、P$_2$ 处无钙化；无严重瓣叶裂。对于非二尖瓣脱垂患者，瓣尖接合长度 >2 mm，瓣尖接合处相对于瓣环的深度 <11 mm；二尖瓣脱垂患者，瓣叶呈连枷样改变，还需满足连枷间隙 <10 mm，连枷宽度 <15 mm，后叶 >8 mm。

四、练习题

1. 二尖瓣关闭不全有哪些常见并发症？
2. 二尖瓣关闭不全需要与哪些疾病鉴别？
3. 二尖瓣关闭不全的外科手术适应证包括哪些？

五、推荐阅读

[1] MOHAN J C, SHUKLA M. Mitral regurgitation following balloon mitral valvuloplasty：a new twist on an old problem[J]. JACC Cardiovasc Imaging, 2020, 13(12)：2527–2529.

[2] 刘欢, 刘顺, 魏来, 等. 2020 更新版《ACC 二尖瓣关闭不全管理途径专家共识》解读[J]. 中国胸心血管外科临床杂志, 2020, 27(12)：1389–1392.

（梁　翠）

案例 37　主动脉瓣狭窄

一、病历资料 >>>

（一）门诊接诊

1. 主诉　劳力性胸痛 7 个月,加重 10 d。

2. 问诊重点　注意询问有无病因和诱因、主要症状的特点、病情的发展和演变过程、其他伴随症状、诊治经过和转归等。

3. 问诊内容

（1）诱发因素:了解与本次发病有关的病因（如外伤、中毒、感染）和诱因（如气候变化、环境变化、情绪等）,有助于明确诊断和拟定治疗措施。

（2）主要症状:接诊"胸痛"患者,首先应考虑引起胸痛的可能原因,问诊时应询问胸痛的部位（心前区或者剑突下）;胸痛的性质（如针刺样、压榨性、刀绞样、撕裂样）;发作的持续时间;有无放射（急性心肌梗死胸痛可放射至左上肢、颈部、颌下或肩胛区）;有无颈部发紧感;胸痛发作时持续时间;胸痛发作以来演变过程及缓解因素。

（3）伴随症状:有无咳嗽、咳痰、发热等症状。若有则常见于气管、支气管和肺部疾病。胸痛伴呼吸困难,常提示病变累及范围较大,如自发性气胸、渗出性胸膜炎和肺栓塞等。胸痛伴咯血主要见于肺栓塞、支气管肺癌等。胸痛伴苍白、大汗、血压下降多见于心肌梗死、夹层动脉瘤、主动脉窦瘤破裂和大块肺栓塞。胸痛伴吞咽困难多提示食管疾病,如反流性食管炎等。

（4）诊治经过:有无明确诊断过,是否用药,如有用药,具体的种类、剂量和治疗效果如何,以利于迅速选择药物。

（5）既往史:老年人大多有基础疾病,当出现症状或体征时,有可能是基础疾病进展、恶化的结果,如患者既往有高血压、糖尿病、高脂血症等冠心病的危险因素,则心绞痛或心肌梗死的可能性较大。

（6）个人史:包括职业、生活习惯等与疾病有关的个人史,如吸烟史和饮酒史等。

（7）家族史:询问双亲、兄弟姐妹及子女的健康和疾病情况,尤其是家族中是否有人患同样的疾病,是否与遗传有关。

问诊结果

患者为老年男性,7 个月前劳累时出现胸部疼痛,持续约 10 min,休息后缓解,无恶心、呕吐、头晕、黑矇、晕厥等症状,未就诊未治疗。5 个月前在当地医院行心脏彩超显示主动脉瓣重度狭窄并中度关闭不全;冠状动脉造影显示:左优势型,LAD 近中段弥漫性病变,钙化明显,狭窄 30% ~40%;LCX 近中段狭窄 40% ~50%;RCA 细小,中段狭窄 60% ~70%。未行介入或外科治疗,给予口服药物治疗。10 d 前上述症状加重,性质同前,来医院就诊,门诊以"冠心病、不稳定型心绞痛、心功能Ⅲ级,主动脉瓣狭窄合并关闭不全"为诊断收入院。患者自发病以来,神智清,精神可,饮食、睡眠可,大小便正常,体重无明显变化。既往患肺气肿多年,无传染病接触史,无高血压、糖尿病、冠心病等慢性病史。吸烟 40 年余,平均 20 支/d,饮酒 30 年余,平均 100 ~250 g/d,无其他不良嗜好。无食物、药物过敏史,无家族遗传病史。

4.**思维引导**　患者劳力性胸痛7个月,加重10 d。无恶心、呕吐、头晕、黑矇、晕厥等症状。结合患者既往肺气肿病史、外院心脏超声及冠状动脉造影结果,考虑活动后心脏的氧供失衡可能性大,体格检查时重点进行心肺体格检查,如心肺体格检查有阳性症状,进一步查胸部X射线、心电图,复查超声心动图、心脏彩色多普勒超声等,明确具体情况。同时实验室检查血常规、尿常规、肝功能、肾功能、电解质,了解肝肾功能等情况。

(二)体格检查

1.**重点检查内容及目的**　注意心脏体格检查、肺部体格检查。肺部是否有湿啰音/干啰音,心力衰竭多为肺底湿啰音,若闻及局限性湿啰音,则考虑肺炎、支气管扩张,若双肺闻及大量湿啰音,急性肺水肿的可能性大。心脏体格检查关注心尖搏动有无移位、心律、是否有心音分裂、额外心音、心脏杂音、心包摩擦音。颈静脉有无充盈或怒张,有无外周血管征。若有异常体征,进一步查胸部X射线、心电图、超声心动图等影像学检查以辅助诊断。

体格检查结果

T 36.5 ℃,R 21 次/min,P 79 次/min,BP 137/80 mmHg

患者发育正常,营养良好,神志清楚,自主体位,表情自如,体格检查合作。皮肤巩膜无黄染。肝颈静脉回流征阴性。心尖抬举样搏动,心界向左下明显扩大,心尖搏动点位于左锁骨中线外1.0 cm,心律齐,心尖区第一心音正常,主动脉瓣区第二心音减弱,主动脉瓣第二听诊区可闻及收缩期粗糙杂音,3/6级。双肺呼吸音粗,无干、湿啰音,无胸膜摩擦音,语音传导无异常。双下肢无水肿。余体格检查正常。

2.**思维引导**　经上述体格检查发现主动脉瓣听诊区可闻及收缩期粗糙杂音,考虑主动脉瓣狭窄、心脏扩大,确诊有赖于超声心动图。主动脉瓣狭窄左心室增大应注意与梗阻性肥厚型心肌病相鉴别,高血压心脏病也有左心室增大,但临床上有明显高血压病史;听诊一般无心脏杂音;超声可见左心室壁普遍增厚;心脏磁共振检查有助于鉴别诊断。

(三)辅助检查

1.**主要内容及目的**

(1)血常规及炎症指标:排除感染性疾病。

(2)心肌损伤标志物:了解心功能情况。

(3)胸部X射线:通过肺部影像进一步排除肺部感染,了解心脏大小、形态。

(4)心电图:明确是否有心肌缺血、心律失常等。

(5)心脏彩超:了解心脏大小及心脏内部结构,间接测量肺动脉压,判断有无瓣膜狭窄、关闭不全和腔内血液分流及其程度,排除其他心脏疾病。

(6)肝、肾功能,电解质:了解是否有肝肾功能的损害、内环境紊乱。

辅助检查结果

(1)血常规及炎症指标:未见异常。

(2)心肌损伤标志物:正常范围。

(3)胸部正位片:心影增大,呈靴形,未见肺淤血、肺水肿倾向(图37-1)。

(4)心电图:窦性心律,左心室高电压,部分导联ST-T异常。

（5）心脏彩超：左心房增大，余房室腔内径正常，升主动脉增宽。左心室射血分数61%，左心室舒张末期内径52 mm，左心室收缩末期内径41 mm，主动脉窦部及肺动脉内径正常。主动脉瓣环径约25 mm。主动脉瓣为三窦三叶，三瓣叶显著钙化，瓣叶开放受限，关闭欠佳，瓣口面积0.54 cm^2。余瓣叶回声光滑，启闭正常。房、室间隔连续，左心室壁对称性增厚，整体运动协调，左心室流出道未见梗阻。心包腔内未见液性暗区；主动脉瓣前向血流增快，最大流速4.3 m/s，最大压差77 mmHg，舒张期主动脉瓣下探及反流信号，反流面积7.3 cm^2（图37-2）。

（6）肝、肾功能，电解质：均无异常。

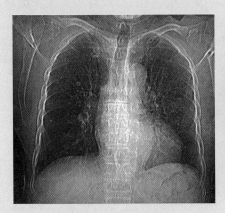

图37-1　胸部后前位片

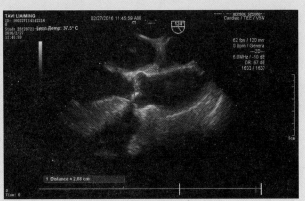

图37-2　左心室长轴切面

2.思维引导　根据该患者劳力性胸痛，听诊可闻及主动脉收缩期杂音，结合辅助检查结果：超声心动图检查显示主动脉瓣前向血流增快，瓣口面积狭窄；胸部X射线见心影增大，呈靴形，未见肺淤血、肺水肿征象。心电图提示窦性心律，未见病理性Q波及R波递增不良。肝功能及血肌酐正常。排除肺动脉高压、心肌梗死、肝肾功能异常。结合患者年龄考虑为主动脉瓣老年退行性病变导致的主动脉瓣重度狭窄。主动脉瓣狭窄需与以下疾病鉴别诊断：①梗阻性肥厚型心肌病、收缩期二尖瓣前叶前移，导致左心室流出道梗阻，可在胸骨左缘第4肋间闻及中或晚期喷射性收缩期杂音。超声心动图提示左心室壁不对称增厚，与左心室后壁之比≥1.3。②其他，先天性主动脉瓣上狭窄、先天性主动脉瓣下狭窄等均可闻及收缩期杂音，如杂音传导至胸骨左下缘或心尖区时，应与二尖瓣关闭不全、三尖瓣关闭不全或室间隔缺损的全收缩期杂音区别。

（四）初步诊断

分析上述病史、体格检查、实验室和影像学检查结果，支持以下诊断：①主动脉瓣重度狭窄合并中度关闭不全；②冠心病、心功能Ⅲ级；③慢性支气管炎、肺气肿。

二、治疗经过

（一）治疗方案

（1）减少活动，限盐、限水。

（2）完善升主动脉的增强CT扫描及三维重建，评估升主动脉情况。

（3）择期行经皮主动脉瓣置换术（TAVR）或心外科人工瓣膜置换术（SAVR）。

（二）思维引导

凡是出现临床症状的主动脉瓣重度狭窄，均应考虑手术治疗。若不行主动脉瓣置换，3年病死率可高达75%。主动脉瓣置换后，存活率接近正常。

《2020 ACC/AHA 心脏瓣膜病管理指南》指出,对于拟行生物瓣置换的重度主动脉瓣狭窄患者,选择 SAVR 还是经股动脉 TAVR 需评估患者的症状、年龄、预期寿命、瓣膜耐久性和解剖条件等因素。若无经股动脉 TAVR 解剖禁忌,以下患者可优先选择 TAVR:①有症状,年龄>80 岁或预期寿命<10 年(Ⅰ类推荐,A 级证据);②有症状,外科手术风险高或禁忌,且预计 TAVR 术后预期寿命至少12 个月,生活质量得以改善(Ⅰ类推荐,A 级证据)。对于无经股动脉 TAVR 解剖禁忌、年龄 65 ~ 80 岁的症状性重度主动脉瓣狭窄患者,应由医患双方共同抉择行 SAVR 还是 TAVR(Ⅰ类推荐,A 级证据)。患者为老年男性,冠状动脉造影显示冠脉轻中度狭窄,无须介入治疗。该患者合并慢性支气管炎、肺气肿等因素,外科手术风险较高:STS 评分 4.36%,属于中高危。结合患者升主动脉的增强 CT 扫描及三维重建的结果,与患者及家属沟通后一致同意行 TAVR 治疗。

三、思考与讨论

主动脉瓣狭窄作为最常见的瓣膜病之一,可引起晕厥、猝死等体循环缺血相关症状。经导管主动脉瓣置换术 TAVR 技术的出现使得主动脉瓣狭窄的治疗进入新的时代。目前,TAVR 凭借其安全、创伤小、有效性高的优势,逐渐取代外科瓣膜置换术,成为不同外科手术风险的重度症状性主动脉瓣狭窄患者首选治疗方式。该例患者为劳力性胸痛,有主动脉收缩期杂音,心脏彩超提示主动脉瓣重度狭窄,支持主动脉瓣重度狭窄的诊断。患者是有症状的重度主动脉瓣狭窄,病情发展快,药物治疗效果欠佳,心脏外科手术风险较高,评估 TAVR 手术入路合适的情况下,应尽快行 TAVR 术治疗。

四、练习题

1. 主动脉瓣狭窄的分类和病因有哪些?
2. 主动脉瓣狭窄时,应注意心脏哪些结构的相应改变?
3. 主动脉瓣狭窄的患者如何进行治疗方式的选择?

五、推荐阅读

[1] 陈灏珠. 实用心脏病学[M].5 版.上海:上海科学技术出版,2016.
[2] 王斌,杨杰,王焱.《2020 ACC/AHA 心脏瓣膜病管理指南》解读[J].华西医学,2021,36(9):1184-1190.
[3] 张倩,王墨扬,吴永健.《经导管主动脉瓣置换术中国专家共识(2020 更新版)》解读[J].华西医学,2021,36(9):1191-1195.

(高传玉 齐大屯 杨 威)

案例 38　主动脉瓣关闭不全(介入治疗)

一、病历资料

(一)门诊接诊

1. 主诉　间断胸闷、气短9年,加重1周。

2. 问诊重点　胸闷、气短为循环系统疾病常见症状,患者慢性发病急性加重,问诊时应注意数年病程中主要症状及伴随症状特点、疾病演变过程、诊治经过、治疗效果等。

3. 问诊内容

(1)诱发因素:有无着凉、感冒、劳累等诱发因素。

(2)主要症状:胸闷、气短常见于冠心病、心力衰竭、心脏瓣膜病等心血管系统疾病;也可见于慢性阻塞性肺疾病、支气管哮喘、肺部感染、气胸等呼吸系统疾病;亦可见于消化性溃疡、反流性食管炎等消化系统疾病。同时应该询问胸闷发作有无规律性,如劳力后、夜间发作多为心血管系统疾病,餐后发作多为消化系统疾病,受凉后发作多为呼吸系统疾病;同时询问发作的持续时间及缓解方式。根据患者病程数年,疾病的演变过程,本次疾病加重的特点来考虑初步的诊断。

(3)伴随症状:是否伴有胸痛,胸痛提示可能伴有冠状动脉病变、肺炎、胸膜炎、气胸、肺栓塞等;如有腹胀、呕吐,应考虑肝淤血、肝功能不全、肾衰竭、腹水等;尿量是否正常;若伴有晕厥、头晕等,应考虑心律失常或者神经系统病变。

(4)诊治经过:是否用药,用何种药、具体剂量、效果如何,以利于迅速选择药物。

(5)既往史:老年人大多有多种基础疾病,当出现一个症状或体征时,不能认为是某一种病所致,有可能是多种疾病逐步进展、恶化的结果,如患者既往有高血压、心功能不全时可出现胸闷、气短、水肿,如有慢性肾功能不全,也可出现水肿、气短。

(6)个人史:吸烟、饮酒史,一些心血管疾病如冠心病、高血压与长期大量吸烟、饮酒史相关。

(7)家族史:如冠心病、高血压、肥厚型心肌病、扩张型心肌病有家族遗传倾向。

> **问诊结果**
>
> 　　老年男性患者,有高血压病史20年,无冠心病、糖尿病病史,吸烟40年,平均10支/d。患者9年前劳力后、情绪激动时出现胸闷、气短,初期持续数秒至数分钟,休息后可缓解,未在意;此后发现胸闷、气短呈加重趋势,出现夜间阵发性呼吸困难、端坐呼吸,至当地医院完善心脏彩超提示左心增大,主动脉瓣钙化并中重度关闭不全。按心力衰竭给予改善心功能、利尿等治疗,效果尚可。1周前症状加重,夜间突发呼吸困难,不能平卧,全身大汗,烦躁不安,再次至当地医院住院治疗,给予扩张血管、利尿对症处理后,病情略有好转,但仍有胸闷发作。

4. 思维引导　老年男性患者,有胸闷、气短症状9年,多于劳力后及情绪激动时发作,且呈加重趋势,逐渐出现"夜间阵发性呼吸困难、端坐呼吸"心力衰竭的表现。该患者需要完善心脏彩超、心肌损伤标志物检查来确定心力衰竭的存在,当地医院行心脏彩超提示左心增大,主动脉瓣钙化并中重度关闭不全。接下来需完善冠状动脉造影排除患者是否合并有冠状动脉病变;同时完善胸部CT检查排除肺部疾病。

(二)体格检查

1. 重点检查内容及目的　患者主动脉瓣关闭不全导致心力衰竭的可能性大,应注意心脏肺部的体征。注意观察心尖搏动是否向左下移位、颈动脉搏动是否增强;心界是否向左下扩大;听诊有无杂音,杂音的性质及时期;肺部听诊有无啰音;若双肺闻及大量湿啰音,急性肺水肿的可能性大。同时检查是否存在周围血管征。

体格检查结果

T 36.2 ℃,R 24 次/min,P 96 次/min,BP 141/62 mmHg

神志清,呼吸急促,端坐位,颈静脉怒张,肝颈静脉回流征阳性,气管居中,浅表淋巴结不大,胸廓对称,肋间隙正常,呼吸运动增强,两肺呼吸音粗,双肺可闻及湿啰音。心界向左下扩大,心率96 次/min,律齐,心脉率一致,主动脉瓣第二听诊区可闻及舒张期杂音,无心包摩擦音。周围血管征阳性,上肢动脉可闻及水冲脉,股动脉可闻及枪击音,无毛细血管搏动征,无杜氏双重杂音,双下肢轻度水肿。

2. 思维引导　患者间断胸闷、气短 9 年,加重 1 周,应完善冠状动脉造影检查排除冠状动脉病变;患者多于劳力后及情绪激动时发作,且呈加重趋势,逐渐出现“夜间阵发性呼吸困难、端坐呼吸”心力衰竭的表现。住院后体格检查发现心界向左下扩大,主动脉瓣第二听诊区可闻及舒张期杂音,无心包摩擦音。周围血管征阳性,上肢动脉可闻及水冲脉,股动脉可闻及枪击音。患者心脏彩超提示主动脉瓣钙化并中重度关闭不全,体征与检查结果相符。

(三)辅助检查

1. 主要内容及目的

(1)血常规:明确患者是否存在贫血。

(2)肝、肾功能,电解质:明确是否有肝、肾功能的损害,内环境紊乱。

(3)凝血功能:明确是否存在凝血功能障碍。

(4)传染病检测:明确患者是否合并梅毒等疾病。

(5)心肌损伤标志物:明确是否合并心力衰竭及心肌损伤情况。

(6)胸部 X 射线检查:了解心影的形状及大小,明确是否存在肺部病变。

(7)心电图、动态心电图:明确是否有心肌缺血、心律失常等。

(8)心脏彩超:了解心脏大小、各瓣膜的状态、心脏结构及功能,进一步明确主动脉瓣是否存在病变。

(9)冠状动脉造影或冠状动脉 CTA 及主动脉 CTA:明确冠状动脉病变情况,明确是否合并冠心病,测量主动脉瓣环与冠状动脉左主干开口之间的距离,进一步明确是否适合行经皮主动脉瓣置换术。

辅助检查结果

(1)血常规:白细胞8.45×10⁹/L,中性粒细胞百分比63.2%,淋巴细胞百分比27.4%,红细胞4.3×10¹²/L,血红蛋白115 g/L,血小板240×10⁹/L。

(2)血生化:丙氨酸转氨酶40 U/L,天冬氨酸转氨酶26 U/L,谷氨酰转移酶62 U/L,总蛋白58 g/L,白蛋白37.2 g/L,尿素 3 mmol/L,肌酐100 μmol/L,尿酸446 μmol/L,钾3.01 mmol/L,钠144 mmol/L,氯108 mmol/L。

（3）凝血功能：PT 10.9 s，PT 100.4%，APTT 272 s，Fib 2.64 g/L，TT 18.2 s，D-二聚体 0.5 mg/L。

（4）传染病：全阴性。

（5）心肌损伤标志物：BNP 4 350 ng/L，cTnT 0.03 ng/mL，CK-MB 8 U/L，CK 96 U/L，LDH 269 U/L。

（6）胸片：心影增大，两肺内未见实质性病变（图38-1）。

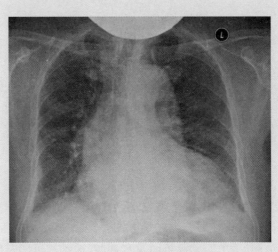

图38-1　胸部后前位片

（7）心电图：窦性心律，频发房性期前收缩，下壁、前侧壁导联ST-T改变（图38-2）。

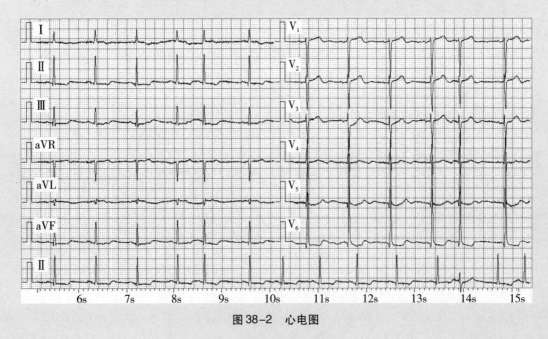

图38-2　心电图

（8）动态心电图：窦性心律，频发房性期前收缩，短阵性房性心动过速，偶发室性期前收缩，短阵性室性心动过速，持续性ST-T改变，心率变异性正常。

(9)心脏彩超:左室舒张末期内径60 mm,右心室内径16 mm,左心房内径45 mm,升主动脉内径38 mm,EF 50%,主动脉瓣二瓣畸形并重度关闭不全,主动脉窦部及升主动脉增宽,左心增大,左心功能减低(收缩+舒张)。

(10)冠状动脉、主动脉CTA:左冠状动脉主干钙斑,管腔轻度狭窄;前降支近段钙斑,局部管腔轻中度狭窄;升主动脉增粗,主动脉及双侧髂总、髂内动脉粥样硬化,管腔轻中度狭窄。

(四)初步诊断

分析上述病史、结合患者体格检查及检验检查结果,支持以下诊断:心脏瓣膜病——主动脉瓣二瓣畸形并重度关闭不全、心力衰竭,心功能Ⅳ级;低钾血症。

二、治疗经过

(一)初步治疗

(1)吸氧、心电监护。

(2)硝普钠扩张动静脉减轻心脏前后负荷、呋塞米减轻心脏容量负荷。

(3)纠正电解质紊乱,给予氯化钾颗粒3.0 g口服,同时长期口服氯化钾缓释片1.0 g bid。

(4)给予口服螺内酯20 mg qd;呋塞米片20 mg qd;沙库巴曲缬沙坦25 mg bid,依据患者血压及耐受性逐渐加量。

(5)每日监测出入水量,前期使患者处于容量负平衡状态,依据患者容量状态调整利尿剂的剂量。

治疗效果

(1)症状:患者胸闷、气喘症状有所缓解。

(2)体格检查:神志清,呼吸趋于平稳,20 次/min,可半卧位,颈静脉充盈,肝颈静脉回流征阳性,两肺呼吸音粗,双下肺可闻及少许湿啰音。心界向左下扩大,心率82 次/min,律齐,心脉率一致,主动脉瓣第二听诊区可闻及舒张期杂音,无心包摩擦音。周围血管征阳性,双下肢轻度水肿。

(二)病情变化

1.患者病情变化的可能原因及应对　患者于入院第3天再次出现胸闷、呼吸困难,心率108 次/min,呼吸23 次/min,血压158/96 mmHg,两肺呼吸音粗,可闻及干、湿啰音。患者系再发急性左心衰竭。询问患者发病前状态,家属诉患者至卫生间排大便后出现胸闷、呼吸困难加重,考虑大便费力诱发急性左心衰竭发作。听诊两肺干、湿啰音较前增多,给予吸氧、3 mg吗啡静脉注射、静脉应用硝普钠及注射利尿剂后患者胸闷症状明显缓解。

2.思维引导　患者住院后给予减轻心脏负荷等治疗,胸闷症状有所缓解,后停用硝普钠,间断静脉应用呋塞米,口服呋塞米、螺内酯、沙库巴曲缬沙坦;患者症状趋于稳定,在病情发作当天,仔细询问病史为大便稍干结,用力所诱发急性心力衰竭。发作时心率108 次/min,呼吸23 次/min,血压158/96 mmHg,两肺呼吸音粗,可闻及干、湿啰音。立即终止活动,吸氧、心电监护、3 mg吗啡静脉注射、静脉应用硝普钠及注射利尿剂后患者胸闷症状明显缓解。常规治疗同前。

治疗效果

　　患者反复出现心力衰竭症状,内科治疗 7 d 后,与家属充分沟通,给予经皮主动脉瓣置换术。

三、思考与讨论

　　主动脉瓣关闭不全主要由主动脉瓣膜本身病变、主动脉根部疾病所致,根据发病情况又分为急性和慢性两种。对于慢性患者,无症状且左心室功能正常者不需要内科治疗,但需随访;轻中度主动脉瓣关闭不全,每 1~2 年随访一次;重度者,每半年随访一次。左心功能有减低的患者应限制重体力活动,左心室扩大但收缩功能正常者,可应用 ACEI 延迟或减少主动脉瓣手术的需要。患者在入院后病情有所控制的情况下,用力解大便后再发急性心力衰竭,医护人员应告知此类患者避免劳累、受凉、大便干结。一旦心力衰竭发作,应立即给予吸氧、吗啡镇静、利尿剂、酌情应用硝普钠减轻心脏负荷治疗。

　　主动脉瓣关闭不全一旦出现症状,内科治疗效果往往较差,结合主动脉瓣关闭不全的指南,提示若出现下列情况应外科手术治疗:①有症状和左心室功能不全者;②无症状伴左心功能不全者,经系列无创检查显示持续或进行性左心室收缩末期容量增加或静息射血分数降低者应手术;③若症状明显,即使左心室功能正常者,仍需接受外科手术。

　　该患者 80 岁,高龄,行外科手术的风险极高,这也是我们面对的棘手问题。然而随着科技发展和医学进步,重度主动脉瓣狭窄与关闭不全患者的治疗方法也快速进展,自《2017 年 ESC/EACTS 心脏瓣膜病管理指南》发布以来,大量新的临床证据涌现,经导管主动脉瓣置换术(TAVR)在临床上的应用,给高危、虚弱状态、无法耐受外科手术的患者带来了希望。该患者在入院治疗 7 d 后,给予了经导管主动脉瓣置换术,术后恢复良好,术后第 4 天顺利出院。

四、练习题

　　1. 哪些症状、体征提示主动脉瓣关闭不全?
　　2. 主动脉瓣关闭不全的内科治疗与外科治疗方法有哪些?
　　3. 主动脉瓣关闭不全的预后如何?

五、推荐阅读

[1]陈灏珠. 实用心脏病学[M]. 5 版. 上海:上海科学技术出版社,2016.
[2]中国医师协会心血管内科医师分会结构性心脏病专业委员会. 经导管主动脉瓣置换术中国专家共识(2020 更新版)[J]. 中国介入心脏病学杂志,2020,28(6):301-309.
[3]葛均波,徐永健,王辰. 内科学[M]. 9 版. 北京:人民卫生出版社,2018.

（肖莉丽）

一、病历资料

(一)门诊接诊

1. **主诉** 活动后气促 5 个月,加重伴下肢水肿 3 个月。

2. **问诊重点** 注意询问病程中主要症状的特点、病情的发展和演变过程、有无病因与诱因、其他伴随症状、诊治经过等。

3. **问诊内容**

(1)诱发因素:了解与本次发病有关的病因(如外伤、中毒、感染)和诱因(如气候变化、环境变化、情绪、起居饮食失调等),有助于明确诊断和拟定治疗措施。

(2)主要症状:活动后气促、心悸临床上可见于多种疾病,如呼吸系统的阻塞性肺疾病、肺组织疾病、胸膜和胸廓病变等。心血管系统疾病如各种原因导致的心功能不全、心脏压塞、肺动脉高压等。下肢水肿分急性、慢性,单侧、双侧,凹陷性、非凹陷性,慢性双下肢凹陷性水肿可见于下肢静脉疾病、慢性心力衰竭、睡眠呼吸暂停综合征、肾疾病、肝疾病、营养不良等。下肢静脉疾病常与体位和时间段有关,一般不伴其他不适症状;心功能不全可有胸闷、气促等症状,后期可以合并颈静脉怒张、肝大。肾功能不全导致的水肿往往从眼睑开始向下,常合并泡沫尿、乏力、食欲减退等症状。营养不良性水肿在水肿发生前常有体重减轻,水肿常从足部开始蔓延至全身。

(3)伴随症状:有无胸痛、咳嗽、咳痰、发热。若有胸痛提示有心肌缺血的可能性,应考虑患者年龄、疼痛部位、疼痛性质、影响疼痛的因素以寻找原因。咳嗽、咳痰可见于呼吸系统的呼吸道疾病、胸膜疾病,以及心血管系统疾病左心衰竭引起的肺淤血、肺水肿,右心或体循环静脉栓子脱落引起的肺栓塞。发热分为感染性和非感染性,心血管科室常见的导致发热的疾病有感染性心内膜炎、心力衰竭合并肺部感染。

(4)诊治经过:有无明确诊断过,是否用药,如有用药,具体的种类、剂量和治疗效果如何,以利于迅速选择药物。

(5)既往史:老年人大多有多种基础疾病,当出现一个症状或体征时,不能认为是某一种病所致,有可能是多种疾病逐步进展、恶化的结果,如患者既往有高血压、冠心病心功能不全时可出现水肿、气短,如有慢性肾功能不全,也可出现水肿、气短等。

(6)个人史:包括职业、生活习惯等与疾病有关的个人史。

(7)家族史:询问双亲、兄弟姐妹及子女的健康和疾病情况,尤其是家族中是否有人患同样的疾病,是否与遗传有关。

问诊结果

患者为中年女性,5 个月前开始出现活动耐量降低,重体力活动后感觉气促、心悸不适,无胸痛,休息后缓解,未重视,活动耐量逐渐下降。3 个月前开始出现下肢水肿,活动耐量进一步降低并出现夜间阵发性呼吸困难,无咳嗽、咯血,其间出现多次低热,体温38.0 ℃。未予诊治。患者自发病以来,神智清,精神可,饮食、睡眠可,大小便正常,体重无明显变化。平素身体健康,无传染病接触史,无"高血压、糖尿病、冠心病"等慢性病史,无烟酒史,无食物、药物过敏史、无家族遗传病病史。

4.思维引导　患者活动后气促 5 个月,加重伴下肢水肿 3 个月。有不规律低热,无咳嗽、咯血,无腹胀、腹痛。考虑心功能不全造成活动后供氧不足的可能性大,体格检查时重点进行心肺体格检查,如心肺体格检查有阳性症状,进一步查胸部 X 射线、心电图、超声心动图、心脏彩色多普勒超声等,明确具体情况。同时实验室检查血常规、尿常规、肝功能、肾功能、电解质,了解机体感染指标、脏器功能和内环境稳态情况。

(二)体格检查

1.重点检查内容及目的　注意心脏体格检查、肺部体格检查。肺部是否有湿啰音/干啰音,心力衰竭多为肺底湿啰音,若闻及局限性湿啰音,则考虑肺炎、肺结核、支气管扩张,若双肺闻及大量湿啰音,急性肺水肿的可能性大。心脏体格检查关注心尖搏动有无移位,是否有心音分裂、额外心音、心脏杂音、心包摩擦音。颈静脉有无充盈或怒张,有无外周血管征。下肢水肿的性质。若有异常体征,进一步查胸部 X 射线、心电图、超声心动图等影像学检查以辅助诊断。

体格检查结果

T 37.0 ℃,R 23 次/min,P 99 次/min,BP 122/46 mmHg

患者发育正常,营养良好,神志清楚,自主体位,表情自如,体格检查合作。皮肤巩膜无黄染。坐位下颈静脉充盈,肝颈静脉回流征阳性。心尖抬举样搏动,心界向左下明显扩大,心尖搏动点位于左锁骨中线外 1.0 cm,心律齐,心尖区第一心音减弱,主动脉瓣区第二心音减弱,主动脉瓣第二听诊区可闻及舒张早期叹气样杂音。双肺呼吸音清,无干、湿啰音,无胸膜摩擦音,语音传导无异常。双下肢水肿,指压痕阳性。周围血管征:水冲脉阳性,毛细血管搏动征阳性。余体格检查正常。

2.思维引导　经上述体格检查发现主动脉瓣听诊区舒张期杂音伴周围血管征,考虑主动脉瓣关闭不全、心脏扩大、窦性心律、心功能Ⅲ级(NYHA 分级),确诊有赖于超声心动图。主动脉瓣狭窄与关闭不全引起的左心室增大应注意与高血压性心脏病相鉴别,高血压心脏病也有左心室增大,但临床上有明显高血压病史;听诊一般无心脏杂音;CT 可见左心室壁普遍增厚;超声心电图检查有助于鉴别诊断。病程中出现不明原因的发热,应注意排除感染性心内膜炎(IE)。排查思路:在使用抗生素治疗前,连续送检 3 次血培养,从不同的静脉采血,每次采血量应>10 mL,最好 20 mL/次;经胸超声心动图或经食管超声心动图了解瓣膜有无赘生物;监测体温;检查有无外周栓塞、罗特斑、奥斯勒结节、詹韦损害。

(三)辅助检查

1.主要内容及目的

(1)血常规及炎症指标:排除感染性疾病。

(2)胸部 X 射线:通过肺部影像进一步排除肺部感染,了解心脏大小、形态。

(3)心电图:明确是否有心肌缺血、心律失常等。

(4)心脏彩超:了解心脏大小及心脏内部结构,间接测量肺动脉压,心腔内血流定性或半定量分析,判断有无瓣膜狭窄、关闭不全和腔内血液分流及其程度,排除其他心脏疾病。

(5)经食管心脏超声:探查赘生物,排除感染性心内膜炎。

(6)肝、肾功能,电解质:了解是否有肝、肾功能的损害,内环境紊乱。

辅助检查结果

（1）血常规：白细胞总数 $8.6\times10^9/L$，中性分类白细胞比例 77%。ESR 及 CRP 正常。

（2）胸部正位片：心影增大，呈靴型，未见肺淤血、肺水肿倾向（图 39-1）。

（3）心电图：窦性心律，左前分支传导阻滞，左心室高电压。

（4）心脏彩超：左心房内径 40 mm，右心室内径 21 mm，右心房内径 42 mm，左室射血分数 61%，左心室舒张末期内径 62 mm，左心室收缩末期内径 41 mm，升主动脉内径 42 mm。左心增大，右房室大小正常。升主动脉内径增宽，主动脉窦部及肺动脉内径正常。主动脉瓣环径约 25 mm。主动脉瓣二叶式，呈右前左后排列，后联合处回声增强，瓣膜开

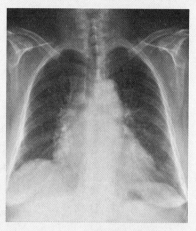

图 39-1　胸部后前位片

放可，关闭不佳。余瓣膜结构未见明显的异常。房、室间隔连续，室间隔与左心室后壁搏动幅度正常。左心室壁整体运动协调。心包腔内未见积液；主动脉瓣前向血流稍加速，瓣下探及大量反流，三尖瓣少量反流，余瓣膜口两侧未见明显异常血流信号（图 39-2、图 39-3）。

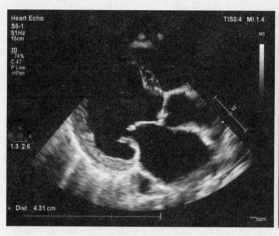

图 39-2　左室长轴切面

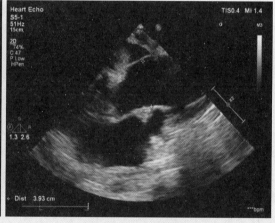

图 39-3　升主动脉增宽

（5）经食管心脏超声：先天性主动脉二叶畸形，主动脉反流（重度），三尖瓣反流（轻度），二尖瓣及主动脉瓣均未见赘生物附着。

（6）肝、肾功能，电解质：均无异常。

2. 思维引导　根据该患者活动后气促加重伴下肢水肿，主动脉反流杂音、周围血管征阳性，结合辅助检查结果：超声心动图检查显示主动脉瓣前向血流稍加速、瓣下探及大量反流；胸部 X 射线见心影增大，呈靴形，未见肺淤血、肺水肿征象；经胸超声心动图显示左心室扩大，主动脉瓣二叶畸形伴重度关闭不全；未见感染性心内膜炎的征象；连续 3 次血培养结果均无细菌生长；体温监测正常。肝功能及血肌酐正常。排除肺动脉高压、感染性心内膜炎、肝肾功能异常，考虑为主动脉瓣先天性畸形导致的慢性主动脉瓣关闭不全，重度反流。

（四）初步诊断

分析上述病史、体格检查、实验室和影像学检查结果，支持以下诊断：重度主动脉瓣关闭不全、心功能Ⅲ级（NYHA 分级）。

二、治疗经过

（一）初步治疗

（1）减少活动，限盐、限水。

（2）使用血管扩张剂，密切监测血压的前提下静脉持续泵入硝普钠或硝酸酯类。

（3）心力衰竭症状稳定后静脉扩血管药物可考换为 ACEI 或 ARB，口服最小剂量维持。

（4）使用利尿剂，同时监测 24 h 尿量、体重变化、电解质等。

（5）完善升主动脉的增强 CT 扫描及三维重建，评估升主动脉情况。

（6）择期行主动脉瓣瓣膜置换术，如有必要同期行 Bentall 手术。

（二）思维引导

患者有心力衰竭症状，要减少活动量、减轻体液潴留，应用血管扩张剂使心脏前后负荷均降低，心排量减少对心力衰竭有益，后负荷降低可改善主动脉瓣反流，但可能导致严重低血压，因此需要严密检测。ACEI 药物是心力衰竭治疗的基石，有独立于降压作用之外的心血管保护作用。

2020 年 ACC/AHA VHD 指南指出，对于有症状的合并升主动脉扩张的 BAV 患者来说，外科手术是首选治疗手段；2021 ESC/EACTS 心脏瓣膜病管理指南重度主动脉瓣反流的手术指征为：出现症状；无症状但 EF≤50% 和/或左心室收缩末期内径>50 mm。患者重度主动脉瓣关闭不全伴明显的升主动脉扩张，且有临床症状，故选择外科主动脉瓣置换手术（SAVR）。对于既往有心脏病史或怀疑合并心肌缺血、左心功能不全或多种心血管系统危险因素的心脏瓣膜病患者，术前应行冠状动脉造影检查。患者为中年女性，无冠心病危险因素及胸痛等症状，术前不需要冠状动脉造影检查。

三、思考与讨论

主动脉瓣二叶畸形是成人先天性心脏病中最常见的瓣膜畸形，发生率约为 1.30%。患者临床表现种类多样，以主动脉瓣病变和大血管病变最常见，前者以主动脉瓣狭窄和反流最为常见，可导致左心室重构和心功能不全，也可合并感染性心内膜炎，后者表现为主动脉瘤甚至急性主动脉夹层，严重威胁患者的生命。

该患者活动后气促、下肢水肿，主动脉反流杂音、周围血管征阳性，胸片示靴形心，心脏彩超提示先天性主动脉二叶式畸形，主动脉反流（重度），支持主动脉瓣关闭不全的诊断。因患者有发热，应注意排除感染性心内膜炎。

主动脉瓣二瓣化畸形需与以下疾病进行鉴别：先天性主动脉瓣上狭窄和先天性主动脉瓣下狭窄，超声心动图检查可明确诊断；风湿性、退行性变、老年钙化等原因导致的主动脉瓣狭窄，超声心动图可明确诊断；梗阻性肥厚型心肌病，超声心动图可见室间隔肥厚，左心室流出道狭窄、血流增快，以及二尖瓣前叶 SAM 征现象，可明确诊断。

患者是有症状的严重主动脉瓣关闭不全伴升主动脉扩张，病情发展快，应对症治疗，减轻心脏负荷，缓解心力衰竭症状，同时尽快行外科手术治疗。最主要的治疗手段仍为开放性心脏外科手术，手术方式为主动脉瓣置换术，其中合并升主动脉瘤样扩张同时实行人工血管置换术。

四、练习题

1. 主动脉瓣关闭不全的分类和病因有哪些?

2. 主动脉瓣反流时,应注意心脏哪些结构的相应改变?

3. 主动脉瓣关闭不全的患者中哪些需要手术治疗?

五、推荐阅读

[1]陈灏珠.实用心脏病学[M].5 版.上海:上海科学技术出版,2016.

[2]王斌,杨杰,王焱.《2020 ACC/AHA 心脏瓣膜病管理指南》解读[J].华西医学,2021,36(9):1184-1190.

[3]张倩,王墨扬,吴永健.《经导管主动脉瓣置换术中国专家共识(2020 更新版)》解读[J].华西医学,2021,36(9):1191-1195.

（张　娟）

案例 40　急性心包炎

一、病历资料

(一)门诊接诊

1.主诉　胸闷、胸痛2月余,加重伴气短5 d。

2.问诊重点　胸闷、胸痛为循环系统疾病常见症状,问诊时应注意胸痛、胸闷的临床表现,注意询问伴随症状特点、诊治经过及治疗效果等。

3.问诊内容

(1)诱发因素:有无感冒、劳累、活动等诱发因素。

(2)主要症状:胸闷、胸痛常见于冠心病、心肌病、急性心包炎、胸膜炎、自发性气胸、支气管炎等,同时应询问胸闷、胸痛的具体部位、程度、性质、持续时间、是否可自行缓解及诱发因素等,与体位、呼吸是否有关等。

(3)伴随症状:有无头晕、黑矇、心慌、发热、恶心、呕吐等症状。有无体重下降、长期低热、盗汗等症状。

(4)诊治经过:是否用药,用何种药、具体剂量、效果如何,以利于迅速选择用药。

(5)既往史:是否有基础疾病,如高血压、糖尿病、冠心病等。

(6)个人史:患者是否暴露于具有传染性疾病的环境等。

(7)家族史:患者是否有家族遗传倾向的疾病。

问诊结果

患者男性,28岁,工人。因"胸闷、胸痛2月余,加重伴气短5 d"入院,患者自诉2个月前曾"感冒",鼻塞、流涕、咳嗽、发热,最高温度39.3 ℃,当地按"感冒"治疗,咳嗽未见好转,胸闷逐渐加重,上午体温波动37.0~37.6 ℃,午后体温38.1~38.6 ℃。5 d前出现持续性胸闷、胸痛,前胸具有压迫感,伴气短,明显乏力,不能平卧被迫坐起,前倾坐位可稍缓解,无心慌、头晕、恶心、呕吐等伴随症状,无腹痛。1 d前于当地医院行超声心动图检查提示大量心包积液,为进一步诊治入院。自发病来睡眠差,体重无下降,大小便正常。既往体健,否认肝炎等传染病史,否认外伤史。无烟酒嗜好。无遗传病家族史。

4.思维引导　患者以胸闷、胸痛2个月入院,当地医院超声心动图检查提示大量心包积液,可考虑急性心包炎。胸骨后、心前区疼痛为急性心包炎的特征,常见于炎症变化的纤维蛋白渗出期。疼痛可放射至颈部、左肩、左臂,也可以达上腹部,偶尔可向下颌、左前臂和手部放射;疼痛性质尖锐,多表现为刺痛或刀割痛,与呼吸运动有关,常因咳嗽、深呼吸、变换体位、仰卧或左侧卧位、吞咽而加重;坐位或前倾位时减轻。

(二)体格检查

1.重点检查内容及目的　患者心包炎的可能性大,应注意心脏体征。有无颈静脉充盈或怒张,若有提示颈静脉压升高,见于右心衰竭、心包积液、缩窄性心包炎以及胸腔、腹腔压力增加等;肺部是否有啰音,是湿啰音还是干啰音;有无心包摩擦音,急性心包炎早期出现心包摩擦音;心脏体格检查首先观察心尖搏动情况,心尖搏动是否正常,心脏浊音界是否扩大,心音是否存在低钝,大量心包积液甚至心包填塞时出现心尖搏动减弱,心脏浊音界可扩大,心音低钝遥远;心脏听诊是否有杂音,不同瓣膜听诊区的杂音可提示不同的心脏疾病。

体格检查结果

T 37.8 ℃,P 110 次/min,R 19 次/min,BP 122/72 mmHg

神志清,精神可,半卧位,口唇无发绀。颈静脉充盈,双肺呼吸音清,未闻及干、湿啰音,未闻及胸膜摩擦音及心包摩擦音。心尖搏动减弱,律齐,心脏相对浊音界向两侧扩大,心音低钝遥远,各瓣膜听诊区未闻及异常杂音。腹平软,无压痛及反跳痛,移动性浊音(-),肝脾肋下未及,脊柱、四肢未见异常。奇脉(+)。

2.思维引导　经上述检查有颈静脉充盈,双肺呼吸音清,心尖搏动减弱,心脏相对浊音界扩大,心音低钝遥远,提示急性心包炎、心包积液。患者颈静脉充盈不排除缩窄性心包炎及胸腔、腹腔压力增加等情况;心脏相对浊音界向两侧扩大不排除扩张型心肌病;进一步实验室检查及影像学检查,明确诊断。

急性心包炎最具诊断价值的体征是心包摩擦音,呈抓刮样粗糙的高频音。多位于心前区,以胸骨左缘第 3~4 肋间、胸骨下端、剑突区较为明显。典型的摩擦音与心房收缩、心室收缩和心室舒张相一致的三个成分,称为三相摩擦音。身体前倾坐位、深吸气或将听诊器胸件加压后可能听到摩擦音增强。心包摩擦音常见于急性心包炎早期,可持续数小时、数天甚至数周,当心包积液逐渐增加并将脏层和壁层心包完全分开时,心包摩擦音消失,心尖搏动减弱,心脏叩诊浊音界扩大,心音低弱遥远。

(三)辅助检查

1.主要内容及目的

(1)心电图:明确是否有心肌缺血、心律失常等,是否有特征性改变。

(2)血清肌钙蛋白:明确肌钙蛋白是否有改变,明显升高常提示有急性心肌梗死的可能。

(3)血常规、红细胞沉降率:白细胞计数及中性粒细胞增加、红细胞沉降率增快等提示存在感染。

(4)抗结核抗体、结核感染 T 细胞斑点试验:明确是否与结核相关。

(5)胸片:胸部 X 射线可显示出肺部和心脏的情况。如心包积液较多,则可见心影增大,可呈"烧瓶样"心影。成人心包积液量少于 250 mL、儿童少于 150 mL 时,X 射线难以检出其积液。

(6)超声心动图:可检测心脏血管位置、形态与活动,血流动力学及心脏功能,也可探测出心包内积液、心包钙化及增厚等情况。是诊断心包积液简便、安全、灵敏和可靠的无创性方法。超声引导下行心包穿刺引流可增加其成功率和安全性。

(7)心包穿刺液检查:包括常规、生化、结核和肿瘤检查,明确心包积液的可能原因。

(8)胸部 CT 或心包 MRI:二者均可敏感地检测到心包积液和测量心包的厚度。胸部 CT 可探测心包的厚度及检查并发症,心包 MRI 延迟显像可见心包强化,如果有心包积液,可对心包积液的性质进行初步判断,同时对心包邻近组织器官进行检查。

辅助检查结果

（1）心电图：窦性心律，心率66次/min，Ⅰ、Ⅱ、aVF、aVL、$V_2 \sim V_6$导联弓背向下抬高0.1～0.4 mV，aVR导联PR水平抬高，ST段压低，T波均直立。

（2）血清肌钙蛋白：0.02 μg/L。

（3）血常规、ESR：白细胞计数9.55×10^9/L，中性粒细胞百分比69%，血红蛋白155 g/L，血小板计数233×10^9/L；ESR 36 mm/h。

（4）结核相关检查：抗结核抗体阴性；结核感染T细胞斑点试验阳性。

（5）胸片：纵隔增宽，心脏阴影向两侧扩大，双肺野未见明显异常。

（6）超声心动图：LVEF 61%，各房室内径及大血管内径未见明显异常；左心室收缩功能正常，三尖瓣及二尖瓣轻度反流。大量心包积液（舒张期右心室壁轻度塌陷，心包填塞早期不排除）。

（7）心包穿刺液常规、生化、结核和肿瘤检查：有核细胞数2370×10^6/L，单个核74%、多个核26%，李凡他试验（+），不凝固；葡萄糖2.5 mmol/L，蛋白66.9 g/L，氯化物106.5 mmol/L，乳酸脱氢酶277 U/L，腺苷脱氨酶68.76 U/L；心包积液中未见抗酸杆菌，病理检查未见肿瘤细胞。

2.思维引导　根据该患者胸闷胸痛2周，加重5 d，典型胸痛，与体位有关，大量心包积液，支持急性心包炎的诊断。患者心包积液为血性，蛋白>30 g/L，葡萄糖水平低于血糖水平，积液/血清总蛋白>0.5，积液/血清乳酸脱氢酶>0.6，乳酸脱氢酶>200 IU，则积液为渗出性，多见于炎症、肿瘤等。患者青年男性，有午后低热症状，虽然抗结核抗体阴性，心包积液中未查见抗酸杆菌，但红细胞沉降率增加、心包积液李凡他试验阳性、结核感染T细胞斑点试验阳性，考虑为急性结核性心包炎。

心前区听到心包摩擦音，则需考虑心包炎的诊断。在可能并发心包炎的疾病过程中，如出现胸痛、呼吸困难、心动过速和原因不明的体循环静脉淤血或心影扩大，应考虑心包炎伴有渗液的可能，辅以超声心动图检查可确诊。临床上，急性非特异性心包炎有剧烈胸痛时，应与急性心肌梗死和主动脉夹层动脉瘤破裂相鉴别。心包渗液应与引起心脏扩大的心肌病和心肌炎等疾病鉴别。

急性心包炎的诊断必须符合以下4条标准中的2条：①典型的心包性胸痛；②心包摩擦音；③新出现的广泛的ST段抬高或PR段压低；④超声心动图显示新出现或恶化的心包积液。炎症标志物（CRP、ESR及白细胞数量）水平升高及心包炎症成像（CT及CMR）证据也有助诊断。

急性心肌梗死心电图改变导联与梗死部位相对应，范围通常不如心包炎时广泛，心肌酶常明显升高，不考虑急性心肌梗死；夹层动脉瘤破裂患者常有高血压史，疼痛为撕裂样，多位于胸骨后或背部，可向下肢放射，超声心动图常可观察到剥脱的动脉内膜片而明确诊断，该患者不考虑夹层动脉瘤破裂；肺栓塞患者可出现胸痛、胸闷、咯血、发绀甚至晕厥等表现，心电图典型表现为$S_IQ_{III}T_{III}$，也可见ST-T改变，D-二聚体通常升高，目前不考虑。

（四）初步诊断

分析上述病史、体格检查、血液化验结果，支持以下诊断：急性结核性心包炎。

二、治疗经过

（一）初始治疗

（1）休息，对症治疗。

（2）患者心包穿刺，缓解压迫症状。

（3）诊断明确后应立即转入结核专科病房给予规范抗结核治疗，"早期、规律、全程、适量、联合"原则抗结核治疗，嘱规律口服药物。异烟肼 300 mg/d+利福平 450 mg/d（体重<50 kg）或 600 mg/d（体重>50 kg）+乙胺丁醇 15 mg/（kg·d），使用 6~9 个月。在有效抗结核的基础上，也可加用泼尼松，每日 20 mg，以促进渗液的吸收、减少粘连，并逐渐减量，激素疗程一般不超过 6 周。

（4）定期门诊复查肝肾功能、超声心动图和胸部 CT 等。

（二）思维引导

对症治疗，患者宜卧床休息。结核性心包炎的治疗要按照结核病治疗的基本原则，尽早开始抗结核治疗。急性期，抗结核治疗的同时，应用糖皮质激素能明显改善临床症状，减少心包穿刺，显著降低缩窄性心包炎的发生，减少心包切除术和降低死亡率。治疗时应注意激素的禁忌证和不良反应。当心包产生大量积液出现心包填塞时，需要及时抽液治疗。首次抽液量以 100 mL 为好，过多过少均不利于病情康复，以后每次抽液量 300~500 mL。目前主张留置导管引流，操作方便、安全。根据病情掌握心包剥离术的指征，一般渗出性心包炎在 3 个月的抗结核治疗后，渗液基本吸收。部分心包炎患者，PPD 阳性，但心包积液、心包或身体其他部位组织学、细菌学检查未明确病因，仍有发热和进行性或持续性心包渗出，可给予抗结核诊断性治疗。

治疗效果

（1）患者心包积液引流出 1000 mL 后，缓解压迫症状。

（2）定期复查未再见大量心包积液。

三、思考与讨论

在美国，结核性心包炎占急性和亚急性心包炎的 5%，但在结核病的高发地区，如印度、非洲，则结核性心包炎占大多数。目前心包方面的疾病诊断较困难，特别是结核性心包炎，主要原因是由于结核性心包炎通常不是结核分枝杆菌在心包上直接生长和浸润，即使生长，也不易被检出，通常难以培养出结核分枝杆菌。结核性心包炎多由纵隔或肺、胸膜结核病变直接蔓延而来，但本例患者没有发现结核的原发灶，还应做进一步的检查明确。患者心前区疼痛主要因心包炎所致，后期出现大量心包积液后疼痛缓解。其他如肿瘤及心力衰竭的患者，也可产生心包积液。

传统检查手段在诊断方面特异性及灵敏性均较差，心包活检虽为"金标准"，但此法对患者伤害较大，受限于取材部位和临床技术，难以在各级医疗单位普遍开展，不易为患者接受，且不易动态观察病情及疗效。临床上可通过腺苷脱氢酶和结核感染 T 细胞斑点试验来帮助诊断结核性心包炎，更易被患者接受。本案例通过间接方法，患者症状、实验室检查来辅助诊疗过程，为临床用药提供可靠的依据。糖皮质激素对积液的吸收与病情的改善有一定的作用。

四、练习题

1. 结核性心包炎的鉴别诊断有哪些？
2. 结核性心包炎患者还需哪些方面的检查？
3. 结核性心包炎的治愈标准是什么？

五、推荐阅读

[1]陈灏珠,钟南山,陆再英.内科学[M].8 版.北京:人民卫生出版社,2013.

[2]ADLER Y,CHARRON P,IMAZIO M,et al. 2015 ESC guidelines for the diagnosis and management of

pericardial diseases：the task force for the diagnosis and management of pericardial diseases of the European Society of Cardiology（ESC）. Endorsed by：The European Association for Cardio-Thoracic Surgery（EACTS）[J]. Eur Heart J,2015,36（42）:2921-2964.

[3]陈鲁原.2015 年《ESC 心包疾病诊断和管理指南》中心包炎诊断和管理的新推荐[J].中国循环杂志,2015,30(A2):48-49.

（张欣欣）

案例 41 结核性心包积液

（一）门诊接诊

1. 主诉　发作性气短乏力 2 月余,加重 10 天余。

2. 问诊重点　胸闷、气促、乏力均为心血管系统疾病常见症状,患者急性发病,问诊时应注意近期有无突发诱因,主要症状及伴随症状特点、疾病演变过程、诊治经过、治疗效果等。

3. 问诊内容

(1)诱发因素:有无着凉、感冒、劳累、失眠等诱发因素。

(2)主要症状:气短乏力常见于冠心病、心功能不全、心包积液、胸腔积液、肺部疾病等,同时应该询问气短乏力有何特点,与活动有无关系,活动后多发与心脏病变相关,肺部疾病则与活动相关性不敏感;体位关系,心力衰竭一般平躺较重,冠心病则与体位无关;发作时间,夜间多发常见于心力衰竭、部分肺部疾病;患者病程较短,寻找发作诱因较重要,有无发热、劳累、咳嗽、咳痰等诱因。

(3)伴随症状:有无胸痛,若胸痛,表明有心肌供血不足情况,或者心包炎症,应考虑冠心病、心包炎等;有无发热,发热需警惕心肌炎、心包炎、肺炎等情况;如有腹胀、恶心,应考虑肝淤血、肝功能不全、肾衰竭、腹水等;尿量是否正常;是否有意识障碍,如脑血管病、心血管病、肺性脑病等均可引起意识障碍。

(4)诊治经过:是否用药,用何种药、具体剂量、效果如何,以利于迅速选择药物。

(5)既往史:中年人一般基础疾病较少,当出现一个症状或体征时,需尽量详细咨询,是否为单一疾病所致,但仍需警惕,认真询问患者既往有无相关疾病。

(6)个人史:患者暴露于某种易患疾病的因素,如吸烟与 COPD、肺癌、冠心病等疾病关系密切。

(7)家族史:如高血压、冠心病、COPD 等有家族遗传倾向。

> **问诊结果**
>
> 　　中年女性,49 岁,2 月余前出现发热,最高达 38.5℃,伴有胸闷、气短及周身乏力,无胸痛、恶心、呕吐,无下肢水肿,无头晕头痛,夜间平躺较重。至当地医院给予头孢抗感染治疗,体温恢复,胸闷气短稍缓解。但此后间断体温仍升高,37.0~38.0 ℃。10 d 前胸闷气促再发加重,伴中上腹胀满感,遂再次来医院就诊。自病后食欲缺乏,大小便正常,夜眠稍差。既往无高血压、糖尿病、脑血管病史,无吸烟饮酒史,无毒物、药物接触史。

4. 思维引导　患者近 2 个月出现胸闷气短伴乏力,且夜间平躺较重,需警惕心力衰竭、心肌炎、心包积液等可能;但患者无明显下肢及颜面部水肿,这点与急性左心衰竭不符合;且该患者既往无高血压、心肌病病史,需进一步行心脏彩超明确,同时注意体格检查时心音的听诊;出现上腹部胀满感加重,考虑胃肠道及肝淤血可能,须查腹部彩超及肝肾功能;患者此次发病诱因有低热,且病程中仍有反复低热、食欲缺乏等结核中毒症状,注意 CT、ESR 及 PCT、纯蛋白衍化物(PPD)等结果,并注意体格检查时双肺呼吸音有无啰音等。

（二）体格检查

1. 重点检查内容及目的　患者为发热诱发的症状的可能性大,应注意血压有无下降,颈静脉有无怒张。肺部有无呼吸音减弱,肺部是否有啰音,是湿啰音还是干啰音,有无呼吸音消失,心力衰竭多为肺底湿啰音,若闻及局限性湿啰音,则考虑肺炎、肺结核、支气管扩张,若双肺闻及大量湿啰音,急性肺水肿的可能性大,若呼吸音消失则考虑胸腔积液。心脏体格检查首先观察是否有剑突下心脏搏动,是否有心脏杂音,心音有无远钝。腹部有无肝大,下肢水肿是凹陷性还是非凹陷性等。

体格检查结果

T 37.0 ℃,R 16 次/min,P 90 次/min,BP 100/75 mmHg

神志清,精神稍差,呼吸急促,端坐位,颈静脉怒张,气管居中,浅表淋巴结不大。胸廓对称,双肺下叶听诊少量湿啰音,无胸膜摩擦音。触诊心尖搏动减弱,心界增大,心率 90 次/min,律齐,心音远钝,未闻及奔马律。腹软,无压痛,脾未触及,移动性浊音阴性。双下肢无水肿,无杵状指(趾),余体格检查正常。

---

2. 思维引导　经上述检查有收缩压下降,脉压差减小,颈静脉怒张,肝大,提示心功能不全;心尖搏动减弱,心浊音界增大,心音远钝,提示心包积液。需进一步行实验室检查(肝肾功能、NT-proBNP 检查等)及心脏彩超、腹部彩超等影像学检查,以明确诊断。

(三)辅助检查

1. 主要内容及目的

(1)血常规、炎症指标、结核筛查、肿瘤标志物、结缔组织疾病全套:进一步证实有无感染性疾病。

(2)心肌酶、肌钙蛋白:明确有无急性冠脉综合征可能,血凝明确有无血栓可能。

(3)NT-proBNP、肝功能、肾功能、电解质:进一步明确有无心力衰竭、低蛋白血症或电解质紊乱。

(4)心脏彩超:明确心脏大小及心脏内部结构,心包积液及心脏运动情况。

(5)冠脉 CTA、肺动脉 CTA:明确是否存在冠心病或肺栓塞问题。

(6)胸部影像学:明确肺部感染情况。

(7)心电图:明确是否有心肌缺血、心律失常等。

辅助检查结果

(1)血常规:白细胞 8.78×10⁹/L,中性粒细胞百分比 75%,淋巴细胞百分比 14%,红细胞 3.87×10⁹/L,血红蛋白 107 g/L,血小板 229×10⁹/L。

(2)炎症指标:CRP 12 mg/L;ESR 25 mm/h;肿瘤大全套未见异常,PPD 及结核感染 T 细胞斑点试验阳性,结缔组织全套阴性。

(3)心肌损伤标志物:正常范围。

(4)凝血功能:D-二聚体 0.59 mg/L,FDP 5.61 mg/L。

(5)血生化:肝、肾功能均正常,血钾 3.82 mmol/L。

(6)心脏彩超:各房室大小正常,EF 65%,心包积液中、大量,舒张末期可探及液性暗区,左心室后壁后深约 20 mm,左心室侧壁旁深约 19 mm,右心室前壁前深约 8 mm,心尖部深约 9 mm,房顶深约 18 mm。三支肝静脉增宽。

(7)冠脉 CTA:LAD 中段非钙化斑块形成伴管腔轻微狭窄,大量心包积液。

(8)胸部 CT:左肺上叶磨玻璃结节,双肺底炎症,心包积液。

(9)心电图:大致正常心电图。

2. 思维引导　根据该患者发作性气短乏力 2 月余,加重 10 天余,发病时长较短,需考虑急性事件。经冠脉 CTA、CT 排除急性冠脉综合征及肺部大面积感染情况。超声心电图及腹部彩超提示大量心包积液及 CRP、ESR 的增高提示仍有炎症。肿瘤标志物正常,PPD 及结核感染 T 细胞斑点试验阳性,故高度怀疑结核心包积液可能。

(四)初步诊断

分析上述病史、体格检查、实验室检查结果,支持以下诊断:①心包积液待查(结核性);②肺部感染。

二、治疗经过

(一)初步治疗

(1)利尿:呋塞米、螺内酯。
(2)心包超声引流穿刺,并送检。

(二)思维引导

患者肝静脉增宽,心包大量积液,可给予适当利尿以改善症状。但心包积液量较大,穿刺引流为迅速改善症状治疗方法。且抽出液体可送检进一步明确性质。

治疗效果

(1)症状:胸闷气促迅速缓解。
(2)体格检查:神志清楚,颈静脉怒张好转,心音正常,双下肢无水肿。
(3)心包积液:腺苷脱氨酶 17 U/L,肿瘤标志物在正常范围;常规、生化见图 41-1、图 41-2。

外观	淡黄色,清晰
凝块	无凝块
蛋白定性	阴性
体液有核细胞数	$1\,015.00 \times 10^6$/L
白细胞计数	$1\,009.00 \times 10^6$/L
红细胞计数	0×10^{12}/L
单个核细胞计数	994.00×10^6/L
单个核细胞比率	98.50%
多个核细胞计数	15.00×10^6/L
多个核细胞比率	1.50%
间皮细胞计数	6.00×10^6L
间皮细胞比率	0.60%

葡萄糖	6.98 mmol/L
氯	107.2 mmol/L
碱性磷酸酶	7 U/L
总蛋白	60.1 g/L
乳酸脱氢酶	164 U/L
C 反应蛋白	1.30 mg/L
淀粉酶	31.00 mol/L
乳酸	1.20 mmol/L

图 41-1　心包积液常规　　　　图 41-2　心包积液生化

(4)PET/CT:左肺上叶磨玻璃结节代谢未见异常,建议密切随访,必要时可行穿刺活检;双肺底炎症,心包少量积液;心包置管引流术后改变;前纵隔胸骨左旁少许软组织影代谢稍活跃,多考虑炎症。
(5)细胞学检查:(心包积液)镜下见少量淋巴细胞、间皮细胞及组织细胞;(心包积液沉渣包埋)见少量淋巴细胞、吞噬细胞。

（三）病情变化

患者经治疗胸闷气促明显缓解,心包积液符合渗出性,PET/CT 符合结核改变,TSPOT–TB 升高。经呼吸科会诊后转至感染科进一步抗结核治疗。

三、思考与讨论 >>>

患者急性发病,胸闷气促,病程较短,症状不典型,需警惕肺部感染、冠心病、肺栓塞、心包积液等容易产生危重症疾病;冠脉 CTA 排除冠心病;胸部 CT 提示排除急性肺部感染;心脏彩超提示大量心包积液;而心包引流液常规生化提示渗出液,风湿、肿瘤指标均为阴性,结核试验阳性,高度怀疑结核可能;引流心包积液症状好转后,可请呼吸科进一步抗结核治疗。

四、练习题 >>>

1. 渗出性心包积液与漏出性心包积液的鉴别是什么?
2. 心包积液穿刺治疗指征有哪些?

五、推荐阅读 >>>

[1]葛均波,徐永健,王辰.内科学[M].9 版.北京:人民卫生出版社,2018.
[2]胡品津,谢灿茂.内科疾病鉴别诊断[M].7 版.北京:人民卫生出版社,2021.

（郑　璐）

案例 42 肿瘤性心包积液

一、病历资料

(一)门诊接诊

1. **主诉** 胸闷、呼吸困难半个月,加重 3 d。

2. **问诊重点** 胸闷、气促、乏力均为心血管常见症状,患者急性发病,问诊时应注意近期有无突发诱因,主要症状及伴随症状特点、疾病演变过程、诊治经过、治疗效果等。

3. **问诊内容**

(1)诱发因素:有无着凉、感冒、劳累、失眠等诱发因素。

(2)主要症状:气短乏力常见于冠心病、心功能不全、心包积液、胸腔积液、肺部疾病等,同时应该询问气短乏力有何特点,与活动有无关系,活动后多发与心脏病变相关,肺部疾病则与活动相关性不敏感;体位关系,心力衰竭一般平躺较重,冠心病则与体位无关;发作时间,夜间多发常见于心力衰竭、部分肺部疾病;患者病程较短,寻找发作诱因较重要,有无发热、劳累、咳嗽、咳痰等诱因。

(3)伴随症状:有无胸痛,若胸痛,表明有心肌供血不足情况,或者心包炎症,应考虑冠心病、心包炎等;有无发热,发热需警惕心肌炎、心包炎、肺炎等情况;如有腹胀、恶心,应考虑肝淤血、肝功能不全、肾衰竭、腹水等;尿量是否正常;是否有意识障碍,如脑血管病、心血管病、肺性脑病等均可引起意识障碍。

(4)诊治经过:是否用药,用何种药、具体剂量、效果如何,以利于迅速选择药物。

(5)既往史:老年人大多有多种基础疾病,当出现一个症状或体征时,不能认为是某一种病所致,有可能是多种疾病逐步进展、恶化的结果,当出现一个症状或体征时,需尽量详细咨询,如患者既往有高血压、冠心病心功能不全时可出现水肿、气短,如有慢性肾脏功能不全,也可出现水肿、气短,需认真询问患者既往有无相关疾病。

(6)个人史:患者暴露于某种易患疾病的因素,如吸烟与 COPD、肺癌、冠心病等疾病关系密切。

(7)家族史:如高血压、冠心病、COPD 等有家族遗传倾向。

问诊结果

老年男性,68 岁,半个月前出现胸闷伴呼吸困难,无胸痛、咯血及晕厥,休息后可缓解。多于活动后出现,自觉活动耐力下降,无胸痛、发热、咳嗽,无下肢水肿,无头晕、头痛,夜间平躺亦较重。3 d 来自觉中上腹胀满感,遂再次来医院就诊。自病后食欲缺乏,大小便正常,夜眠稍差。既往吸烟史 20 年余,20 支/d,无毒物、药物接触史。

---

4. **思维引导** 患者近半个月出现胸闷气伴呼吸困难,活动后加重,夜间平躺较重,须警惕冠心病、心力衰竭、心肌炎、心包积液等可能;但患者无明显下肢及颜面部水肿,这点与急性左心衰竭不符合;且该患者既往无高血压、心肌病病史,需进一步行心脏彩超明确诊断,同时注意体格检查时心音的听诊;出现上腹部胀满感加重,考虑胃肠道及肝淤血可能,须查腹部彩超及肝、肾功能;患者有长期吸烟病史,注意 CT、ESR 及 CRP 等结果,明确有无肺部疾病。

(二)体格检查

1. **重点检查内容及目的** 肺部有无呼吸音减弱,肺部是否有啰音,是湿啰音还是干啰音,有无呼吸音消失,心力衰竭多为肺底湿啰音,若闻及局限性湿啰音,则考虑肺炎、肺结核、支气管扩张,若双肺闻及大量湿啰音,急性肺水肿的可能性大,若呼吸音消失则考虑胸腔积液;心脏体格检查首先观察是否有剑突下心脏搏动,是否有心脏杂音,心音有无远钝。腹部有无肝大,下肢水肿是凹陷性还是非凹陷性等。

体格检查结果

T 36.8 ℃,R 16 次/min,P 93 次/min,BP 152/90 mmHg

神志清,精神稍差,呼吸急促,端坐位,颈静脉怒张,气管居中,浅表淋巴结不大。胸廓对称,桶状胸,肋间隙增宽,双肺下叶听诊少量湿啰音,无胸膜摩擦音。触诊心尖搏动减弱,心界增大,心率90 次/min,律齐,心音远钝,未闻及奔马律。腹软,无压痛,脾未触及,移动性浊音阴性。双下肢无水肿,无杵状指(趾),余体格检查正常。

2. 思维引导　经上述检查有收缩压下降,脉压减小,颈静脉怒张,肝大,提示心功能不全;心尖搏动减弱,心浊音界增大,心音远钝,提示心包积液。需进一步行实验室检查(肝肾功能、NT-proBNP检查等)及心脏彩超、腹部彩超等影像学检查,明确诊断。

(三)辅助检查

1. 主要内容及目的

(1)血常规、炎症指标、结核筛查、肿瘤标志物、结缔组织疾病全套:进一步证实有无感染性疾病。

(2)心肌酶、肌钙蛋白:明确有无急性冠脉综合征可能,血凝检测明确有无血栓可能。

(3)NT-proBNP、肝功能、肾功能、电解质:进一步明确有无心力衰竭,低蛋白血症或电解质紊乱。

(4)心脏彩超:了解心脏大小及心脏内部结构,心包积液及心脏运动情况。

(5)冠脉CTA、肺动脉CTA:明确是否存在冠心病或肺栓塞问题。

(6)胸部影像学:明确肺部感染情况。

(7)心电图:明确是否有心肌缺血、心律失常等。

辅助检查结果

(1)血常规:白细胞 11.9×10^9/L,中性粒细胞百分比92.4%,淋巴细胞百分比2.4%,红细胞 3.84×10^9/L,血红蛋白116 g/L,血小板 229×10^9/L。

(2)炎症指标:CRP 15 mg/L,ESR 25 mm/h。

(3)肿瘤标志物:CA125 149 U/mL。

(4)结核筛查:PPD 及 T-spot 阴性。

(5)结缔组织全套:阴性。

(6)心肌损伤标志物:心肌酶、肌钙蛋白 I 正常,Pro-BNP 180 ng/L。

(7)凝血功能:D-二聚体 1.67 mg/L,FDP 13.65 mg/L。

(8)血生化:丙氨酸转氨酶72 U/L,天冬氨酸转氨酶56 U/L,谷氨酰转移酶111 U/L。肾功能正常,血钾3.82 mmol/L。

(9)心脏彩超:各房室大小正常,EF 65%,心包少量积液,舒张末期可探及液性暗区,左心室后壁后深约20 mm,左心室侧壁旁深约14 mm,右心室前壁深约8 mm,心尖部深约8 mm,房顶深约18 mm。左侧胸腔积液。

(10)冠脉CTA:LAD 及 LCX 可见管腔轻微狭窄,心包积液。

(11)胸部CT:右肺占位,纵隔淋巴结肿大,肺癌可能;双侧胸腔积液,右侧为著,心包积液。

(12)心电图:肢体低电压。

2.思维引导　根据该患者发作性气短乏力半个月,发病时间较短,需考虑急性事件。经冠状动脉CTA、CT排除急性冠脉综合征及肺部大面积感染情况。超声心电图及腹部彩超提示大量心包积液,CRP及ESR的增高提示仍有炎症。CA125升高,PPD及结核感染T细胞斑点试验阴性,故高度怀疑肿瘤心包积液。

(四)初步诊断

分析上述病史、体格检查、实验室检查结果,支持以下诊断:①心包积液待查;②多浆膜腔积液待查;③肝功能受损。

二、治疗经过

(一)初步治疗

(1)利尿:呋塞米、螺内酯。
(2)心包超声引流穿刺,并送检。

(二)思维引导

患者心包大量积液,可给予适当利尿剂改善症状。但心包积液量较大,穿刺引流为迅速改善症状治疗方法。且抽取液体可送检以进一步明确性质。患者肿瘤标志物升高,须警惕肿瘤可能;肝功能异常,减轻肝淤血,保肝处理。

治疗效果

(1)症状:胸闷、气促迅速缓解。
(2)体格检查:神志清楚,颈静脉怒张好转,心音正常,双下肢无水肿。
(3)辅助检查:心包积液常规、生化见图42-1、图42-2,心包积液腺苷脱氨酶36 U/L,心包积液肿瘤标志物462 U/mL。

外观	血性,浑浊		
凝块	无凝块		
蛋白定性	阴性		
体液有核细胞数	$1\,505.00 \times 10^6$ /L		
白细胞计数	$1\,488.00 \times 10^6$ /L	葡萄糖	5.14 mmol/L
红细胞计数	0.259×10^{12} /L	氯	91.2 mmol/L
单个核细胞计数	679.00×10^6 /L	碱性磷酸酶	68 mol/L
单个核细胞比率	45.70%	总蛋白	40.6 g/L
多个核细胞计数	809.00×10^6 /L	乳酸脱氢酶	7 302 mol/L
多个核细胞比率	54.30%	C反应蛋白	13.30 mg/L
间皮细胞计数	17.00×10^6 /L	淀粉酶	45.00 mol/L
间皮细胞比率	1.10%	乳酸	7.80 mmol/L

图 42-1　心包积液常规　　　　　图 42-2　心包积液生化

(4)细胞学检查:(心包积液)镜下见少量淋巴细胞、间皮细胞及中性粒细胞,可见少数肿瘤细胞。

(三)病情变化

患者经治疗胸闷、气促明显缓解,心包积液符合渗出性,CT 提示肺部占位,肿瘤标志物 CA125 高。经呼吸科会诊后转至感染科进一步肿瘤治疗。

三、思考与讨论 ▶▶▶

患者急性发病,胸闷、气促,病程较短,症状不典型,须警惕肺部感染、冠心病、肺栓塞、心包积液等容易产生危重症疾病;冠状动脉 CTA 排除冠心病;胸部 CT 提示排除急性肺部感染,存在肺部占位;心脏彩超提示大量心包积液,胸水彩超提示左侧胸腔积液;而心包引流液常规生化提示渗出液,风湿及结核指标阴性,肿瘤 CA125 阳性,高度怀疑肿瘤可能;引流心包积液症状好转后,可转入呼吸科进一步明确肿瘤治疗。

四、练习题 ▶▶▶

1. 渗出性心包积液与漏出性心包积液如何鉴别?
2. 心包积液穿刺治疗指征有哪些?

五、推荐阅读 ▶▶▶

[1]葛均波,徐永健,王辰.内科学[M].9 版.北京:人民卫生出版社,2018.
[2]胡品津,谢灿茂.内科疾病鉴别诊断[M].7 版.北京:人民卫生出版社,2021.

(郑　璐)

案例 43 感染性心内膜炎

一、病历资料

（一）门诊接诊

1. 主诉 间断发热，伴食欲减退、乏力 4 月余。

2. 问诊重点 间断发热 4 月余，患者慢性发病，问诊时应注意发热待查可能病因，结合主要症状及伴随症状特点、疾病演变过程、诊治经过、治疗效果等。

3. 问诊内容

（1）诱发因素：有无着凉、感冒、劳累等诱发因素。

（2）主要症状：患者慢性发热，问诊发热的温度（低热 37.3～38.0 ℃、中等度热 38.1～39.0 ℃、高热 39.1～41.0 ℃、超高热 41 ℃以上）；发热的临床过程及特点（体温上升期常有疲乏无力、肌肉酸痛、畏寒或寒战等现象，高热期持续时间等）。

（3）伴随症状：有无寒战，见于大叶性肺炎、败血症、急性胆囊炎、急性肾盂肾炎等；有无结膜充血，见于麻疹、流行性出血热、斑疹伤寒等；有无单纯疱疹，见于大叶性肺炎、流行性脑脊髓膜炎等；有无淋巴结肿大，见于传染性单核细胞增多症、风疹、淋巴结结核、白血病、淋巴瘤等；有无肝脾大，见于传染性单核细胞增多症、病毒性肝炎、布鲁菌病、结缔组织病、白血病、淋巴瘤等；有无出血，发热伴皮肤黏膜出血见于重症感染及某些急性传染病，也可见于某些血液病；有无关节肿痛，见于败血症、布鲁菌病、风湿热、结缔组织病等；有无皮疹，见于麻疹、风湿热、结缔组织病等；有无昏迷，见于流行性乙型脑炎、流行性脑脊髓膜炎等。

（4）诊治经过：在外院诊断如何，是否用药，用何种药、具体剂量、效果如何。

（5）既往史：老年人大多有多种基础疾病，当出现一个症状或体征时，不能认为是某一种病所致，有可能是多种疾病逐步进展、恶化的结果，如患者既往有高血压、糖尿病、腔隙性脑梗死病史，体质差。外院诊断有低蛋白血症、贫血、低钾血症。

（6）个人史：久居本地，无疫区、疫情、疫水接触史，无牧区、矿山、高氟区、低碘区居住史，无化学性物质、放射性物质、有毒物质接触史，无吸毒史，有吸烟史，持续时间不详，20 支/d，已戒烟 8 年；有饮酒史，持续时间不详，100 mL/d，已戒酒半年。否认冶游史。

（7）家族史：无与患者类似疾病，无家族性遗传病病史。

问诊结果

患者为中老年女性，4 个月前无明显诱因出现间断发热，伴食欲减退、乏力，体温最高达 38.5 ℃，偶伴咳嗽、咳痰，无头晕、头痛、胸闷、胸痛、心悸等其他明显不适，持续不缓解，遂至当地医院就诊，诊断为"①社区获得性肺炎；②高血压病 2 级、高危；③腔隙性脑梗死；④低蛋白血症；⑤缺铁性贫血；⑥2 型糖尿病；⑦肺大疱；⑧周围动脉粥样硬化；⑨前列腺增生；⑩脂肪肝"，给予抗感染等药物治疗，效果差。2 个月前无明显诱因双下肢出现紫癜，未予诊治。1 个月前无明显诱因上述症状较前加重，性质同前，遂至当地医院就诊，诊断为"①二尖瓣脱垂并关闭不全；②心律失常、室性期前收缩、室性并行心律；③过敏性紫癜；④社区获得性肺炎；⑤自身免疫病；⑥高血压病 2 级、高危；⑦2 型糖尿病；⑧贫血；⑨低蛋白血症；⑩低钾血症"，给予药物对症治疗（具体不详），效果差。今为求进一步诊治前来院。

4. 思维引导　患者无明显诱因出现间断发热,伴食欲减退、乏力4月余。按社区获得性肺炎给予抗感染等药物治疗。当时已有低蛋白血症、贫血。患者仍间断发热,需进一步完善检查明确发热原因。排除感染性及非感染性原因导致的发热。患者2个月前无明显诱因双下肢出现紫癜,1个月前心脏彩超发现心脏瓣膜病——二尖瓣脱垂并关闭不全。患者有心脏瓣膜病,此前间断发热,食欲减退、乏力,需考虑感染性心内膜炎可能。体格检查时注意有无贫血貌,听诊有无心脏杂音,腹部触诊有无脾大,全身皮肤黏膜有无周围微栓塞或微血管炎体征等。

(二)体格检查

1. 重点检查内容及目的　患者感染性心内膜炎(infective endocarditis,IE)可能性大,应注意心脏及周围体征。心脏体格检查首先听诊是否有心脏杂音,可由基础心脏病和/或心内膜炎导致瓣膜损害所致。急性者要比亚急性者更易出现杂音强度和性质的变化,或出现新的杂音。检查全身皮肤、口腔黏膜和睑结膜是否出现瘀点,指甲和趾甲下有无线状出血,有无视网膜卵圆形出血斑(罗特斑),指趾垫有无出现豌豆大的红色或紫色痛性结节(奥斯勒结节),有无手掌和足底处无痛性出血红斑(詹韦损害)等。腹部体格检查有无脾大。

体格检查结果

T 36.5 ℃,R 20 次/min,P 92 次/min,BP 128/84 mmHg

贫血貌,营养中等,体型匀称,神志清楚,自主体位,体格检查合作。下腹部可见散在出血点,双下肢皮肤可见散在瘀斑,心浊音界正常,心率92 次/min,律齐,心尖区可闻及3/6级收缩期杂音,余各瓣膜听诊区未闻及杂音,无心包摩擦音。腹部无压痛、反跳痛。腹部柔软、无包块。肝肋缘下未触及,脾肋缘下可触及中度肿大。余体格检查正常。

2. 思维引导　经上述检查患者呈贫血貌,下腹部可见散在出血点,双下肢皮肤可见散在瘀斑,心浊音界正常,心率92 次/min,律齐,心尖区可闻及3/6级收缩期杂音,余各瓣膜听诊区未闻及杂音,无心包摩擦音。肝肋缘下未触及,脾肋缘下可触及中度肿大。患者病程4个月,提示亚急性感染性心内膜炎可能性大。需进一步行血培养及超声心动图等检查,明确诊断。

(三)辅助检查

1. 主要内容及目的

(1)血常规、炎症指标:进一步证实感染性疾病。

(2)血培养:是诊断菌血症和感染性心内膜炎的最重要的方法。

(3)心脏彩超:如心脏彩超发现赘生物、瓣周并发症等支持心内膜炎的证据,可帮助明确IE诊断;有无脾大。

(4)心电图:明确是否有心肌缺血、心律失常、房室传导阻滞等;动态心电图进一步明确心肌缺血及心律失常情况。

(5)X 射线检查:排除有无肺部浸润阴影、肺淤血、肺水肿征。主动脉细菌性动脉瘤可致主动脉增宽。CT 扫描有助于脑梗死、脓肿和出血的诊断。

(6)血生化:是否有异常及内环境紊乱失衡。

(7)颈部动脉、上腹部彩超及胸部CT:排除颈部动脉病变及上腹部等相关疾病。

辅助检查结果

(1) 血常规:白细胞 $4.49 \times 10^9/L$,红细胞 $2.48 \times 10^{12}/L$,血红蛋白 73.0 g/L,血小板 $131 \times 10^9/L$。

(2) 炎症指标:CRP 119.34 mg/L;ESR 142.00 mm/h;PCT 1.93 ng/mL。

(3) 心电图:窦性心动过速,ST-T 异常。

(4) 动态心电图:基础心律为窦性心律,全程心搏总数、平均心率及最慢心率均高于正常范围;偶发房性期前收缩;短阵性房性心动过速:共检出 1 阵,持续 3 次/阵;频发室性期前收缩,部分呈二联律及三联律出现;ST-T 未见明显异常的动态变化;心率变异性低于正常范围。

(5) 血培养:检出伴放线菌凝聚杆菌,涂片可见革兰氏阴性杆菌。

(6) 心脏彩超:二尖瓣后瓣脱垂并重度关闭不全,二尖瓣后瓣瓣缘强回声(赘生物不排外,请结合临床),左心增大(左室舒张末期内径63 mm)。

(7) 颈部动脉彩超:双侧颈总动脉内中膜增厚并斑块形成。

(8) 上腹部彩超:肝囊肿,脾大。

(9) 胸部 CT:双肺局限性肺气肿或肺大疱;双肺底少许炎症;右肺及左上肺小类结节、钙化灶;纵隔及左肺门钙化灶;双侧胸膜稍增厚。

(10) 血生化:丙氨酸转氨酶 7 U/L,天冬氨酸转氨酶 16 U/L,葡萄糖 5.47 mmol/L,总胆固醇 2.80 mmol/L,甘油三酯 0.94 mmol/L,高密度脂蛋白 0.69 mmol/L,低密度脂蛋白 1.76 mmol/L,钾 4.13 mmol/L,钠 137.0 mmol/L,尿素 3.8 mmol/L,肌酐 69 μmol/L,尿酸 329 μmol/L,肾小球滤过率 92.723 mL/(min · 1.73m²)。

2. 思维引导　根据该患者间断发热,伴食欲减退、乏力 4 月余。曾按社区获得性肺炎给予抗感染等药物治疗。当时已有低蛋白血症、贫血。患者仍间断发热。2 个月前无明显诱因双下肢出现紫癜,1 个月前心脏彩超发现心脏瓣膜病——二尖瓣脱垂并关闭不全。

感染性心内膜炎 Duke 诊断标准主要标准为:血培养阳性;主要是超声心动图异常;该患者满足 2 项主要标准,经血常规、血培养、心脏彩超及腹部彩超等检查支持感染性心内膜炎的诊断。

(四)初步诊断

分析上述病史、体格检查、实验室及影像学检查结果,支持以下诊断:①感染性心内膜炎、二尖瓣赘生物、二尖瓣后瓣脱垂并重度关闭不全、心功能Ⅲ级;②心律失常、短阵房性心动过速、频发室性期前收缩;③贫血;④颈动脉粥样硬化;⑤脾大。

二、治疗经过

(一)初步治疗

(1) 抗微生物治疗:患者入院后完善血培养检查,因血培养结果滞后,患者心脏彩超发现二尖瓣后瓣瓣缘强回声,赘生物不除外,先给予广谱抗生素头孢哌酮/舒巴坦钠注射液 3.0 g,q12h 静脉滴注;待血培养结果回示为放线菌凝聚杆菌,再联合左氧氟沙星氯化钠注射液 0.5 g 100 mL qd 静脉滴注。一般 4~6 周长疗程治疗。

(2) 控制心室率,纠正心律失常:倍他乐克缓释片 47.5 mg qd。

(3) 抗动脉粥样硬化:阿托伐他汀 20 mg qd。

(4) 择期外科手术。

(二)思维引导

患者感染性心内膜炎诊断明确,先给予抗生素应用。抗生素选用的基本原则:杀菌剂;联合应用,包括至少2种具协同作用的抗生素;大剂量;静脉给药;长疗程,一般为4~6周,人工瓣膜心内膜炎需6~8周或更长,以降低复发率。

患者慢性起病,入院前一周未使用抗生素,每日下午发热大约2 h,最高38.4 ℃,物理降温后自行退热。入院后第1天间隔1 h采血1次,共3次血培养。等待血培养结果,先给予广谱抗生素头孢哌酮/舒巴坦钠注射液3.0 g,q12h静脉滴注;待血培养结果回示为放线菌凝聚杆菌,再联合左氧氟沙星氯化钠注射液0.5 g 100 mL qd静脉滴注。拟两联抗生素长疗程4~6周抗感染治疗以降低复发率。若病情相对稳定,考虑择期外科手术。患者心率快,心电图示短阵房性心动过速频发室性期前收缩,给予倍他乐克缓释片47.5 mg qd应用。患者双侧颈总动脉内中膜增厚并斑块形成,外院规律服用他汀类降血脂、稳定斑块,继续给予阿托伐他汀应用。

治疗效果

(1)症状:3 d后未再发热,自诉症状好转。

(2)体格检查:T 36.4 ℃,R 18 次/min,P 74 次/min,BP 116/78 mmHg,贫血貌,神志清楚。下腹部可见散在出血点,双下肢皮肤可见散在瘀斑,心浊音界正常,心率74 次/min,律齐,心尖区可闻及3/6级收缩期杂音。

(3)辅助检查:1周复查心脏彩超较前变化不大:二尖瓣后瓣脱垂并重度关闭不全,二尖瓣后瓣瓣缘强回声(赘生物不排除,请结合临床),左心增大(左室舒张末期内径62 mm)。

(三)病情变化

1. 病情变化的可能原因及应对　入院第10天,患者活动后出现双下肢大面积瘀斑加重,体格检查:血压120/76 mmHg,T 36.8 ℃,神志清楚,心率84 次/min,律不齐,可闻及期前收缩,心尖区可闻及3/6级收缩期杂音。皮肤瘀斑可能为感染性心内膜炎引起免疫系统激活相关微血管炎、过敏性紫癜。急查血常规、凝血功能、肝功能、肾功能等。并请皮肤科及血液内科会诊。

检查结果

(1)血常规:白细胞4.22×10^9/L,红细胞2.25×10^{12}/L,血红蛋白65.6 g/L,血小板151×10^9/L。

(2)凝血功能:未见明显异常。

(3)血生化:未见明显异常。

---

2. 思维引导　患者双下肢瘀斑加重,可能与感染性心内膜炎引起免疫相关血管炎有关,但不能排除过敏,停用除抗感染药物以外的药物,急查血常规、凝血功能、肝功能、肾功能,请血液内科及皮肤科会诊。

给予输注悬浮红细胞2 U;复方甘草酸苷针160 mg+0.9%氯化钠注射液250 mL qd ivgtt,葡萄糖酸钙1.0 g+5%葡萄糖注射液250 mL qd ivgtt,维生素C片1片 tid po治疗。输注悬浮红细胞后第2日复查血常规白细胞5.16×10^9/L,红细胞2.74×10^9/L,血红蛋白80.0 g/L,血小板155×10^9/L。

继续治疗3周后

无发热,乏力好转,双下肢皮肤瘀斑好转,颜色变淡。体格检查:T 36.4 ℃,R 18 次/min,P 75 次/min,BP 112/76 mmHg,贫血貌,神志清楚。下腹部可见散在出血点,双下肢皮肤可见瘀斑减轻,心浊音界正常,心率75 次/min,律齐,心尖区可闻及3/6级收缩期杂音。

血常规:白细胞 $4.46×10^9/L$,红细胞 $2.92×10^{12}/L$,血红蛋白88.0 g/L,血小板138×$10^9/L$。

心脏彩超:二尖瓣后瓣脱垂并重度关闭不全,左心增大(左心室舒张末期内径67 mm)。未见赘生物。

三、思考与讨论

患者间断发热4月余,慢性发病,问诊时应注意发热待查可能病因,结合主要症状及伴随症状特点、疾病演变过程、诊治经过、治疗效果等。诱发因素每次发热有无着凉、感冒、劳累等诱发因素。分析发热可能的病因,是感染性发热还是非感染性发热,考虑有无白血病、淋巴瘤等血液病;系统性红斑狼疮、皮肌炎、类风湿性关节炎等结缔组织病;恶性肿瘤引起的发热等。在外院诊断如何,是否用药,用何种药、具体剂量、效果如何。外院曾按社区获得性肺炎给予抗感染等药物治疗。当时已有低蛋白血症、贫血。患者仍间断发热,需进一步完善检查明确发热原因。患者2个月前无明显诱因双下肢出现紫癜,1个月前心脏彩超发现心脏瓣膜病——二尖瓣脱垂并关闭不全。这时候就要思考:患者有心脏瓣膜病,此前间断发热,食欲减退、乏力,需考虑感染性心内膜炎可能。

感染性心内膜炎 Duke 诊断标准主要标准:血培养阳性和超声心动图异常,该患者满足2项主要标准,血常规、血培养、心脏彩超及腹部彩超等检查结果支持感染性心内膜炎的诊断。

感染性心内膜炎的临床表现涉及全身多脏器,既多样化,又缺乏特异性,需与之鉴别的疾病较多。亚急性者应与急性风湿热、系统性红斑狼疮、左房黏液瘤、淋巴瘤腹腔内感染、结核病等鉴别。急性者应与金黄色葡萄球菌、淋球菌、肺炎球菌和革兰氏阴性杆菌败血症鉴别。明确诊断后给予抗生素足量、长疗程应用4~6周以降低复发率。在抗感染治疗过程中,患者双下肢瘀斑加重,可能与感染性心内膜炎引起免疫相关血管炎有关,但不能排除过敏。继续给予抗感染、抗过敏、改善毛细血管通透性等治疗后患者双下肢皮肤瘀斑好转,颜色变淡。经过近4周治疗,复查心脏彩超二尖瓣未见赘生物。继续抗感染治疗2周,择期行外科瓣膜手术。

四、练习题

1. 急性和亚急性感染性心内膜炎的特征有哪些不同?

2. 感染性心内膜炎主要诊断标准有哪些?

3. 感染性心内膜炎抗生素治疗原则有哪些?

五、推荐阅读

[1]葛均波,徐永健,王辰.内科学[M].9 版.北京:人民卫生出版社,2018.

[2]HABIB G,LANCELLOTTI P,ANTUNES M J,et al. 2015 ESC Guidelines for the management of infective endocarditis:the task force for the management of infective endocarditis of the European Society of Cardiology (ESC). Endorsed by:European Association for Cardio-Thoracic Surgery (EACTS),the European Association of Nuclear Medicine(EANM)[J]. Eur Heart J,2015,36(44):3075-3128.

[3]中华医学会心血管病学分会,中华心血管病杂志编辑委员会.成人感染性心内膜炎预防、诊断和治疗专家共识[J].中华心血管病杂志,2014,42(10):806-816.

(杨 帆)

一、病历资料

（一）门诊接诊

1. 主诉　突发胸腹部撕裂样疼痛 5 h。

2. 问诊重点　胸腹部疼痛为临床各种急性疾病的常见症状,患者急性发病,问诊应注意发病诱因、疼痛性质、疼痛剧烈程度,伴发症状中有无活动障碍、肢体缺血等,疾病演变过程,诊疗措施及效果等。

3. 问诊内容

（1）诱发因素:有无高血压、动脉粥样硬化、外伤、情绪激动、遗传性血管病等诱发因素。

（2）主要症状:大部分患者以急性发作的剧烈胸痛起病,若病情复杂或患者高龄,则症状不典型。疼痛性质多为刀割样、撕裂样或针刺样,通常疼痛持续且剧烈,难以忍受,应用止痛药物效果不理想。疼痛的部位与夹层发生的部位有关,升主动脉夹层通常表现为前胸痛,若夹层累及主动脉弓可出现颈咽部疼痛,降主动脉夹层表现为肩胛区疼痛,若夹层累及腹主动脉可出现腹痛、背痛及下肢疼痛。疼痛部位出现变化,则提示夹层的进展迁移;疼痛减轻甚至消失提示夹层假腔进出口形成,使得内外压力平衡,撕裂范围相对固定。

（3）伴随症状:部分患者可出现面色苍白、四肢皮肤湿冷、出汗等灌注不足表现,其原因主要为剧烈疼痛刺激,供血血管因夹层假腔受压出现供血障碍;也可出现单侧肢体动脉波动减弱,系分支血供因夹层撕裂影响所致;晕厥和意识障碍也可出现,因中枢血供障碍所致;严重的伴发症状还包括低血压,可能是主动脉根部组织受累导致的急性主动脉瓣关闭不全、心包压塞所致;若夹层累及心脏冠脉开口,可出现胸闷、呼吸困难、急性心力衰竭或房室传导阻滞等。

（4）诊治经过:是否行影像学检查,了解夹层分型情况,以利于治疗方案的制订;生命体征监测情况,是否应用控制心率、血压药物,具体剂量、效果如何,以利于迅速选择药物。

（5）既往史:应询问患者是否存在高血压、高脂血症、动脉粥样硬化等情况;主动脉夹层患者既往多合并有严重高血压、动脉粥样硬化情况;高血压、动脉粥样硬化的存在可使患者主动脉顺应性减低,主动脉管壁出现斑块和溃疡情况,在主动脉内剪切力持续作用下可出现主动脉夹层。

（6）个人史:一些不良生活习惯,如吸烟、饮酒、熬夜等,会增加高血压、动脉粥样硬化的发生率,从而增加主动脉夹层的患病率。

（7）家族史:马凡综合征具有家族遗传倾向,其与主动脉夹层患病高度相关。其他与主动脉夹层相关的高血压、动脉粥样硬化也具有家族遗传倾向。

问诊结果

患者为中年男性,平时务农;无手术、外伤史,无乙肝等传染性疾病史;有高血压病史 10 年余,最高 180/120 mmHg,曾口服"硝苯地平、倍他乐克"等药物控制血压,因未规律服药,血压控制不佳;吸烟 20 年余,每天 20 支;有饮酒史,150～250 mL/次,3 次/周;经常熬夜。5 h 前突发胸腹部撕裂样疼痛,疼痛剧烈,难以忍受,无明显呼吸困难,疼痛初发于胸部,后向腹部扩展,就诊后,心电监护提示血压高,给予静脉应用"硝普钠"控制血压;同时行胸腹部增强 CT 发现"主动脉夹层",后续给予止痛药物应用。

4.思维引导　该病例涉及急性胸腹痛的鉴别诊断,导致急性胸腹痛常见病有急性心肌梗死、气胸、消化道溃疡穿孔、急性胰腺炎、主动脉夹层等。该病例特点:患者系中年男性,因突发胸腹部疼痛就诊,疼痛呈撕裂样,程度较重,且部位由胸部向腹部迁移,无明显呼吸困难。急性心肌梗死通常表现为胸痛合并呼吸困难,严重者可有休克、低血压表现,心电图可出现典型的 ST 段改变,化验可发现心肌酶、肌钙蛋白的明显升高;气胸多为剧烈活动后诱发胸痛,多伴有呼吸困难,严重者呼吸困难会进行性加重,且患者多为瘦长身材;消化道溃疡穿孔者,多有反酸、烧心症状,以腹痛为主,腹痛发作与进食有一定关系,常伴有腹肌紧张、发热等急性腹膜炎的症状,穿孔伴出血者可有休克表现;急性胰腺炎以腹痛为主,化验可出现血尿淀粉酶、脂肪酶的升高,且多合并急性腹膜炎体征;主动脉夹层则发病即呈剧烈胸痛,可因夹层进展出现腹痛,既往多有高血压病史。通过该患者临床表现,考虑主动脉夹层可能性较大。

(二)体格检查

1.重点检查内容及目的　患者主动脉夹层可能性大,应重点检查四肢动脉搏动是否对称,测量四肢血压情况,了解主动脉夹层波及范围及肢体供血情况,并辅助诊断。需要听诊心音,若主动脉瓣区有杂音,可能是夹层累及主动脉瓣膜,导致急性主动脉瓣反流;若心音低且遥远,要监测血压,主要有无心包受累出现心包积血甚至心包压塞的情况。主动脉走行区若闻及杂音,可能是主动脉夹层血管内膜片撕裂所致。听诊呼吸音并观察气管走行,若出现气管偏移及单侧呼吸音减弱,可能是夹层破裂,血液流入胸腔所致,多为左侧胸腔受累。注意观察神志情况,了解中枢器官供血有无受影响。

体格检查结果

T 38.0 ℃,R 20 次/min,P 100 次/min

BP 170/110 mmHg(右侧上肢),170/110 mmHg(左侧上肢)

神志清楚,急性病容,表情痛苦,呼吸急促。平卧位,双侧瞳孔等大等圆,对光反射灵敏。气管居中,浅表淋巴结不大。胸廓正常,胸壁无皮下气肿,双肺呼吸音对称,呈清音,未闻及明显干、湿啰音。心音可,心率 100 次/min,律齐,各瓣膜听诊区未闻及明显病理性杂音。左侧上肢脉搏减弱。腹部软,无明显压痛、反跳痛,可闻及血管杂音,移动性浊音阴性。四肢活动可,肌张力正常,双下肢无凹陷性水肿,无杵状指(趾),余体格检查正常。

2.思维引导　经上述检查有四肢搏动不对称体征,左上肢动脉波动减弱,提示分支血管供血受到影响。患者突发剧烈胸腹痛,但无腹膜刺激征表现,考虑急腹症可能性小。病因集中在气胸、急性心肌梗死及主动脉夹层等方面,可进一步行实验室检查(心肌酶、肌钙蛋白等)心电图及影像学检查(主动脉全程 CTA),明确诊断。

(三)辅助检查

1.主要内容及目的

(1)血常规、血生化:了解患者基本情况及重要脏器功能;是否有肝功能、肾功能的损害、内环境紊乱。

(2)动脉血气分析:明确是否有微循环灌注不足,判断病情的严重程度。

(3)胸部及主动脉全程影像学:明确胸部及主动脉病变情况。

(4)心脏及大血管超声:了解心脏功能及心包情况,了解大血管有无内膜片撕裂。

(5)心肌酶、肌钙蛋白和 BNP:了解有无心肌损伤及心功能情况。

(6)心电图:明确是否有心肌缺血、心律失常及 ST 段有无改变及动态演变等。

(7)炎症指标:了解体内炎症情况及应急刺激对患者的影响。

辅助检查结果

(1)血常规:白细胞 $12.6×10^9/L$,中性粒细胞百分比 79%,淋巴细胞百分比 17%,红细胞 $4.86×10^{12}/L$,血红蛋白 136 g/L,血小板 $256×10^9/L$。

(2)炎症指标:CRP 79 mg/L,ESR 69 mm/h。

(3)心电图:窦性心动过速,未见明显 ST 段改变。

(4)动脉血气分析:pH 7.42,$PaCO_2$ 26 mmHg,PaO_2 89 mmHg,HCO_3^- 25 mmol/L。

(5)肺部影像学:肺部 CT 提示未见气胸及胸腔积液。

(6)主动脉全程 CTA:可见左锁骨下以远内膜片撕裂,假腔对左锁骨下起始部受压,考虑Ⅲ型主动脉夹层。

(7)心脏彩超:各心腔在正常范围,未见明显心包积液。

(8)血生化:肝、肾功能均正常,钾 3.3 mmol/L,钠 136 mmol/L,氯 80 mmol/L,肌酐 96 μmol/L,BUN 6.5 mmol/L。

(9)心肌损伤标志物:心肌酶、肌钙蛋白和 BNP 正常。

2.思维引导　根据该患者突发剧烈胸腹痛 5 h,既往有高血压病史,体格检查合并单侧肢体动脉搏动减弱,且大血管走行区可闻及杂音,考虑主动脉夹层的诊断,经心电图、心脏彩超及主动脉影像学检查明确主动脉夹层的诊断。肺部影像学检查未见气体影,不考虑气胸的诊断;心肌酶、肌钙蛋白等心肌损伤标志物无异常,不考虑急性心肌梗死的诊断;体格检查无腹膜刺激征存在,不考虑消化道溃疡穿孔及急性胰腺炎等急腹症。

(四)初步诊断

分析上述病史、体格检查、实验室检查结果,支持以下诊断:Ⅲ型主动脉夹层。

二、治疗经过

(一)初步治疗

(1)止痛、镇静。

(2)控制心率、血压,加强心电监护,静脉应用硝普钠,可口服美托洛尔等,避免 ACEI 类药物应用。

(3)介入下行Ⅲ型主动脉夹层腔内隔绝术。

(二)思维引导

主动脉夹层患者剧烈的疼痛可使患者烦躁,不能配合治疗,因此在明确诊断、排除禁忌后应积极给予镇静、止痛治疗,减轻患者痛苦,同时降低因患者烦躁导致夹层破裂的风险,为治疗争取机会;主动脉夹层患者往往有高血压病史,明确诊断后应在维持重要脏器灌注的情况下,尽可能迅速平稳地降低心率、血压,减轻动脉血流对夹层的剪切冲击力,降低破裂风险。尽量避免选择 ACEI 类药物,避免刺激性干呕导致夹层破裂;Ⅲ型主动脉夹层其破口位于左锁骨下动脉以远,目前可采用覆膜支架植入隔绝夹层假腔入口的方法,从而降低假腔内部压力,降低夹层继续发展甚至破裂的风险。

治疗效果

（1）症状：应用镇静、止痛药物后患者情绪稳定，疼痛减轻；进行控制性降压及控制心率后，血压维持在 110/76 mmHg 左右，心率 60 次/min 左右；入院后第 3 天在全身麻醉下行经皮主动脉夹层腔内隔绝术，手术顺利。

（2）体格检查：神志清楚，表情自然，呼吸 18 次/min，平卧位，腹部未闻及血管杂音。

（三）病情变化

1. 病情变化的可能原因及应对　入院第 5 天，患者出现发热，体温约 38.2 ℃，神志清楚，未诉胸痛不适，双下肢远端肢体搏动正常，血压 125/80 mmHg。考虑肺部感染、植入物感染。急查动脉血气分析、血常规、电解质、ESR、CRP、PCT、血培养、肺部 CT。

检查结果

（1）动脉血气：pH 7.40，$PaCO_2$ 30 mmHg，PaO_2 90 mmHg，SaO_2 98%。

（2）血常规：白细胞 $16.6×10^9$/L，中性粒细胞百分比 86%，淋巴细胞百分比 20%，红细胞 $5.38×10^{12}$/L，血红蛋白 126 g/L，血小板 $310×10^9$/L。

（3）电解质：钾 4.5 mmol/L，钠 143 mmol/L，氯 105 mmol/L。

（4）肺部 CT：基本正常。

（5）炎症指标：CRP 82 mg/L，ESR 76 mm/h。

2. 思维引导　患者行介入手术，植入覆膜支架隔绝夹层假腔后第 2 天出现体温升高，体格检查见手术穿刺点无感染及异常分泌物，可排除穿刺口感染可能；肺部 CT 未见明显异常，体格检查未闻及明显干、湿啰音，患者无咳痰情况，考虑肺部感染可能性小；介入术中植入异物覆膜支架，不排除急性排斥反应可能，但可能性较小；患者夹层假腔封闭后大量血液凝固机化，可产生吸收热，此可能性较大。遂给予物理降温，必要时应用抗炎药物。

治疗 1 周后

（1）症状：无胸腹痛，体温逐渐正常。

（2）体格检查：神志清，呼吸平稳。

（3）动脉血气分析：pH 7.36，$PaCO_2$ 31 mmHg，PaO_2 80 mmHg。

（4）血常规：白细胞 $5.7×10^9$/L，中性粒细胞百分比 70%，淋巴细胞百分比 22%，红细胞 $4.60×10^{12}$/L，血红蛋白 145 g/L，血小板 $266×10^9$/L。

三、思考与讨论

根据该患者突发剧烈胸腹痛 5 h，既往有高血压病史，体格检查合并单侧肢体动脉搏动减弱，且大血管走行区可闻及杂音，考虑主动脉夹层的诊断，经心电图、心脏彩超及主动脉影像学检查明确主动脉夹层的诊断；肺部影像学检查未见气体影，不考虑气胸；心肌酶、肌钙蛋白等心肌损伤标志物无异常，不考虑急性心肌梗死的诊断；体格检查无腹膜刺激征存在，不考虑消化道溃疡穿孔及急性胰腺炎等急腹症。

　　入院后在明确诊断基础上,给予控制心率、血压治疗,在积极术前准备后行介入主动脉夹层的腔内隔绝治疗,使夹层假腔入口得到封闭,从而降低了夹层破裂风险;术后出现体温升高,经过化验及检查,考虑系假腔血液凝固机化的吸收热所致,经过对症处理后患者体温逐渐恢复正常。

　　针对急性胸痛患者,要抓住鉴别诊断要点,针对性给予相应检查,给予早期诊治。

四、练习题 >>>

　　1. 哪些症状、体征提示主动脉夹层可能性大?

　　2. 主动脉夹层治疗原则有哪些?

五、推荐阅读 >>>

冯翔,景在平. 主动脉夹层腔内隔绝术[M].北京:人民军医出版社,2008.

（杜彬彬）